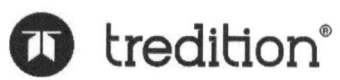

www.tredition.de

AF154432

Christian Albrecht May

Das Informationssystem

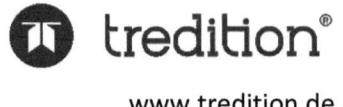

www.tredition.de

© 2019 Christian Albrecht May

Verlag und Druck: tredition GmbH, Hamburg

ISBN
Paperback: 978-3-7482-3741-9
Hardcover: 978-3-7482-3742-6
e-Book: 978-3-7482-3743-3

Das Werk, einschließlich seiner Teile, ist urheberrechtlich geschützt. Jede Verwertung ist ohne Zustimmung des Verlages und des Autors unzulässig. Dies gilt insbesondere für die elektronische oder sonstige Vervielfältigung, Übersetzung, Verbreitung und öffentliche Zugänglichmachung.

Vorwort

In der Einführungsveranstaltung zum ersten Semester des Medizinstudiums versuche ich den Studenten zu erklären, was es heißt zu studieren. Der wichtigste Punkt, den ich ihnen mit auf den Weg geben möchte, ist für mich dabei der, dass sie zunächst selber Fragen entwickeln sollen, deren Antworten sie dann suchen. Studieren ist in meinen Augen ein Prozess, bei dem es nicht darum geht, in kürzester Zeit viele Fakten zu erhalten, sondern ein tieferes Verständnis der zu studierenden Materie. In der Medizin ist das der Mensch, und die Grundfrage, die uns bewegt, ist die nach dem Wesen des Menschen schlechthin. Es geht um das Erlernen von Methoden, wie man die Grundfrage beleuchten kann und welche Ergebnisse man mit unterschiedlichen Fragevoraussetzungen jeweils bekommt.

Um die Grundfrage überschaubar werden zu lassen, muss man Teilaspekte betrachten, d.h. eine Zergliederung vornehmen. Die Antworten, die man dort findet, dürfen jedoch nicht als Teillösungen befriedigen, sondern sollten in den ganzen Zusammenhang zurück integriert werden.

Das vorliegende Lehrbuch hat den Anspruch, diese Methode des Studierens für das Informationssystem darzustellen. Es gliedert sich deshalb nach funktionell motivierten Fragen, für die mehr oder weniger klare Antworten aus den verschiedenen Bereichen der Wissenschaft vorliegen. Soweit möglich, wird am Ende eines Fragenkomplexes der Zusammenhang zum ganzen Menschen wieder hergestellt und der Teilbereich im Konzert der menschlichen Funktionen beleuchtet und gewürdigt.

Um nicht zu schnell von vorgegebenen Bildern beeinflusst zu werden, wurden die graphischen Darstellungen vom Text entkoppelt; das vorliegende Textbuch enthält deshalb keine Abbildungen. Ein zweiter Teil zu diesem Buch in Form eines Abbildungsatlas ist in Vorbereitung. Um eine eigene Gewichtung des Textes zu ermöglichen, wurde auf eine Hervorhebung von Schlagworten verzichtet. Einzig die unterschiedlichen Sichtweisen wurden mit unterschiedlichen Schriften abgegrenzt: **fette Texte stehen für klinische**, *kursive für funktionelle*, einfache für morphologische und diese eigene Schrift für erweiterte Aspekte.

Ich hoffe mit dieser bisher in Lehrbüchern nicht realisierten Methode der Darstellung einen neuen Impuls zu setzen. Für kritische Bemerkungen und Ergänzungen bin ich jederzeit dankbar und aufgeschlossen, denn ein solches Lehrbuch alleine zu schreiben ist ob der Fülle an Daten heute fast nicht mehr ohne Lücken möglich.

Ich wünsche allen Lesern viel Freude und bin fast sicher, dass jeder etwas Neues, und sei es nur eine ungewöhnliche Betrachtungsweise von bekannten Tatsachen, darin finden wird.

Dresden, im Frühjahr 2019

Christian Albrecht May

Einleitung. Funktionelle Elementargliederung des Informationssystems

Das Informationssystem hat als zentrales Organ das Nervensystem, ist jedoch weit umfangreicher und findet sich in vielen anderen Prozessen im Körper. Auf der anderen Seite ist das Nervensystem auch vom Stoffwechselsystem und dem rhythmisch-prozessualen System durchwoben.

Das Nervensystem nimmt innerhalb des menschlichen Organismus eine Sonderstellung ein, insofern es die organische Grundlage für unser bewusstes Erleben bildet. Selbstverständlich sind auch die übrigen Organsysteme als biologische Grundlagen für die Entfaltung unserer Persönlichkeit von Bedeutung, aber nur durch die Tätigkeit des Nervensystems werden wir uns unseres Selbst und unserer Umwelt bewusst. Das Nervensystem besitzt die bemerkenswerte Fähigkeit, Informationen aufzunehmen, zu verarbeiten und zu speichern. Da Information als Ordnungsprinzip verstanden werden kann, greift das Nervensystem durch den Austausch von Informationen regelnd und steuernd in die Lebensprozesse der Organe und Gewebe unseres Körpers ein und setzt den Organismus als Ganzes zur Umwelt in Beziehung.

Diesen beiden großen Funktionsbereichen lassen sich zwei strukturelle Abschnitte des Nervensystems zuordnen: zum einen das autonome oder viszerale Nervensystem, das die innerhalb des Organismus ablaufenden biologischen Prozesse regelt, ohne dass uns diese Vorgänge primär bewusst oder von uns willkürlich beeinflusst werden, zum anderen der Teil das zentrale Nervensystems, das durch die Sinnesorgane die Verbindung zur Außenwelt herstellt. Zwischen diesen beiden Polen liegt der Bereich der Sensomotorik. Hierbei handelt es sich um einen Funktionsbereich, in dem körperliche Bewegungen so gesteuert werden, dass sie sich einerseits richtig in die Umwelt einpassen, andererseits aber auch unseren bewussten Vorstellungen entsprechen.

Vom morphologischen und entwicklungsgeschichtlichen Standpunkt aus lassen sich so am Nervensystem drei Strukturbereiche beschreiben:

- der zentrale Bereich (Kopfgebiet), in dem sich Nervenzellen und ihre Fortsätze sehr stark vermehren (Konzentration); dies steht in unmittelbarem Zusammenhang mit der Entwicklung der großen Sinnessysteme (visuell, auditiv, olfaktorisch)

- der mittlere segmentale Bereich (Rückenmark), der vornehmlich über die Spinalnerven die Muskulatur des Rumpfes und der Extremitäten versorgt und durch die Somitenbildung eine metamere Gliederung erhält

- der periphere Bereich (Organbereich), in dem sich Nervenzellhaufen (Ganglien) und Geflechte von Nervenfortsätzen (Plexus) entwickeln, die einen unmittelbaren Kontakt mit den Körpergeweben bekommen und dort autonom regulieren können

In einem ersten Themenkomplex (Kapitel 1-4) soll den Verbindungen der drei Funktionsbereiche des menschlichen Körpers im Detail nachgespürt werden.

1. Die allgemeinen Grundlagen für die Informationsprozesse im Informationssystem sollen zunächst in ihrem Entstehen aufgezeigt werden: die Entwicklung des Nervensystems als Organ und seine Gliederung.

2. Auf zellulärer Ebene gilt es dann die besonderen Stoffwechselfunktionen des Nervensystems, die ganz in das Intrazelluläre zurückgezogen werden, von den Informationsanteilen, die überwiegend an der Zelloberfläche erscheinen und eine rhythmische Komponente aufweißen, abzugrenzen.

3. Rhythmisch-prozessuale Vorgänge auf Organebene betreffen überwiegend die Flüssigkeitsbewegungen (Durchblutung, Lymphabfluss, Hirnflüssigkeit).

4. Um das Informationssystem als Ganzes zu verstehen, müssen die spezifischen Informations-Prozesse auch im Stoffwechselsystem und im rhythmisch-prozessualen System aufgezeigt werden. Im Stoffwechselsystem findet man dabei besonders das Prinzip der hormonellen Regulation.

Die großen Funktionsbereiche des Nervensystems bilden den zweiten Themenkomplex (Kapitel 5-7), der um die Themen von Regulation und Interaktion kreist.

5. Die Abstimmung des Inneren (viszerale Regulation) erfolgt in mehreren, aufeinander aufgebauten Regelkreisen: peripher am Organ (intramural), peripher übergeordnet (para- und prävertebral), zentral im Rückenmark (spino-medullär) und im Zwischenhirn (diencephal).

6. Die für die Sensomotorik gewählte Einteilung beschreibt das komplexe System mit fünf Stufen: Muskeltonus – spinale Regulation – cerebelläre Adjustierung – subcorticale Vorbereitung – corticale Ergänzung

7. Bei der Betrachtung der Sinne wird nach qualitativen Merkmalen eine Differenzierung des Sensoriums versucht. Neben den bekannteren Sinnen (Tastsinn, Gleichgewicht, Geruch, Geschmack, Sehen, Hören) finden sich auch unbekanntere Qualitäten (Lebenssinn, Temperatur, Sprache-, Gedanken-, Ich-Sinn, ausstrahlende Wärme, schöpferische Synthese).

Das Informationssystem wäre nicht vollständig betrachtet, ließe man die individualisierenden Aspekte des Menschen außen vor. Sie werden in neuerer Zeit insbesondere mit dem Endhirn in Zusammenhang gebracht, welches im dritten Themenkomplex (Kapitel 8-10) einer genaueren Betrachtung unterworfen werden soll. Wichtig wird hier vor allem die unterschiedliche Betrachtungsweise (je nach Festlegung der Prämissen) und die sprachlichen Beschreibungen, die mit großer Vorsicht auf ihre Analogie hin untersucht werden müssen.

8. Strukturell bildet das limbische System einen eigenen Komplex, der mit funktionellen Aspekten des Gedächtnis und der Emotionen in Zusammenhang gebracht wird.

9. Eine der wesentlichen Voraussetzungen für das spezifisch menschliche Sein ist das Bewusstsein, dessen Existenz ohne die Großhirnrinde der Umwelt nicht gespiegelt werden kann.

10. Das eigentliche Individuum, die Leibnitz'sche Monade Mensch entsteht erst durch das kognitive Erkennen des Ich-Seins. Der Beginn

dieses Prozesses ist schwer zu definieren; scheinbar leichter ist es, sein Ende mit dem Hirntod zu erfassen.

Inhaltsverzeichnis

5. Kapitel. Viszerale Regulation   **141**

1. Kapitel. Entwicklung und Struktur des Nervensystems – Grundlagen für die Aufgabe als Informationssystem

1.1 Warum bildet sich überhaupt ein Nervensystem?

Als erste Anlage des Nervensystems lassen sich die senso-motorischen Systeme nachweisen. Bei den Kammquallen (Ctenophoren) findet sich erstmals eine Zellverbindung zwischen der apikal gelegenen Statozyste, einem einfachen Sinnesorgan auf dessen Sinneszellen sich Mineralablagerungen (Kalziumcarbonat-Kristalle) befinden, und den zur Fortbewegung dienenden Tentakeln. Diese Grundeinheit zeigt, dass das Nervensystem als Information-weiterleitende Verbindungsstrecke zwischen einem Wahrnehmungsorgan und einem Bewegungsapparat angelegt wird. Der Grund dafür ist wahrscheinlich in der Orientierungsfähigkeit im irdischen Raum zu suchen. Das primitive Vestibularorgan kann in diesem einfachen Entwicklungsstadium durch Mineralablagerungen Strömungsbewegungen im Wasser wahrnehmen. Ein weiteres einfaches Sinnessystem nimmt Licht wahr und kann so im Wasser oben und unten differenzieren. Die Sinneseindrücke führen zu einer Bewegungsreaktion an einer anderen Stelle des Organismus, an der sich primitive Muskelanlagen ausbilden. Einzelne langgezogene Zellen vermitteln zwischen beiden Bereichen; dies sind die ersten Nervenzellen (Neurone).

Mit Zunahme der Komplexität des Organismus vermehrt sich die Zahl der Neurone und die Dichte ihrer Verschaltung untereinander: so wird die materielle Grundlage für übergreifende Funktionselemente geschaffen, die beim Menschen in der Großhirnrinde ihren (vorläufigen) Höhepunkt erreicht.

Die Notwendigkeit eines Informationsorgans entsteht bei Lebewesen, die eine Gastrulation haben, d.h. die einen Teil ihrer äußeren Kontaktfläche in ihr Inneres ziehen. Dieser für das Tierreich charakteristische Prozess führt zu zwei polar ausgerichteten Grenzflächen, die neben der auch bei Pflanzen vorhandenen äußeren Kontaktfläche einen Innenraum konstituieren (eine eingestülpte Außenwelt). Das Nervensystem bekommt die Aufgabe, die mannigfaltigen Eindrücke von außen und innen aufzunehmen, was sich in einer netzartigen Ausbreitung der Fortsätze über den gesamten Körper und in einer Bildung von Sinnesorganen für spezielle Teile wiederspiegelt. Während die äußeren Eindrücke in ihrer Intensität stark schwanken und mit zunehmender Organisation eine differenziertere Einzelbearbeitung fordern, bleiben die inneren Eindrücke aufgrund der stabileren Homöostase feiner und eigenständiger (autonom).

Beim Menschen finden wir die besondere Situation, dass er insbesondere die vom Nervensystem aufgenommenen äußeren Eindrücke auf seine Person (sein ‚Ich') bezieht; die inneren Eindrücke werden in der Regel von diesem Bezugssystem ferngehalten. Während innerhalb des Nervensystems die abstrakte Ebene der Verarbeitung von Eindrücken stark differenziert wird ohne dass es eine zusammenführende Einheit an irgend einer Stelle gibt (Prinzip der Analyse), muss das sich als Einheit empfindende ‚Ich' eine nicht-neuronale Repräsentation bekommen, die jedoch den gesamten Körper umfasst, um die Analysebausteine in den Gesamtbezug zu setzen (Prinzip der Synthese). Das einzige System, das dies im menschlichen Körper verwirklicht, ist das Blut (siehe auch Frage 10.3).

1.2 Wie bildet sich die morphologische Grundanlage des Nervensystems?

Um den 18. Tag der Entwicklung (Carnegie Stadium 8, Körperlänge 1-1,5 mm) verdickt sich durch zahlreiche Zellteilungen das Ektoderm rostral des Primitivknotens paraaxial auf beiden Seiten (Neuralplatten; Lamina neuralis) und bildet zwei Wülste (Plica neuralis), sodass sich in der Mitte eine Einfurchung bildet, die Neuralrinne (Sulcus neuralis). Diese entsteht nahezu über die gesamte Länge der Keimscheibe.

Die dicken Ektodermbereiche falten sich in die Amnionhöhle hinein auf und lassen bereits nach kurzer Zeit (um den 20. Tag, Carnegie Stadium 9) durch leichte Furchungen die späteren Abschnitte des zentralen Nervensystems erkennen. Etwa 2/3 der Neuralanlage formen das spätere Gehirn, während nur der unmittelbar am Primitivknoten entstehende Teil Anlage des Rückenmarks ist.

Mit fortschreitender Aufwulstung der Neuralplatten beginnen die in die Amnionhöhle ragenden Wülste sich zu nähern und verschmelzen schließlich miteinander. Es bildet sich so das Neuralrohr (Tubus neuralis). Der Verschluss beginnt in der Mitte der Keimanlage an der späteren Grenze von Hirnstamm und Rückenmark am 22. Tag (Carnegie Stadium 10), so dass vorne und hinten zunächst noch breite Öffnungen vorhanden sind (Neuroporus rostralis und Neuroporus caudalis). Bis zum 26. Tag (Carnegie Stadium 12) schließt sich das Neuralrohr rostral und kaudal und liegt dann dorsal der Chorda dorsalis unter dem wieder geschlossenem Ektoderm.

Durch den nicht vollständigen Schluss des Neuroporus posterior kann es zu verschiedenen Anomalien des kaudalen Rückenmarkbereichs kommen. Während bei einem Verschlussdefekt der Wirbelbögen (Spina bifida occulta, bei ca. 10% der Bevölkerung) das Rückenmark nicht betroffen ist, stülpen sich bei der Spina bifida cystica verschiedene Anteile bis an die Körperoberfläche. Die Meningozele enthält Hirnhäute und Liquor cerebrospinalis, die Meningomyelozele enthält zusätzlich nach außen verlagertes Nervengewebe, bei der Myeloschisis liegt das Neuralrohr an der Oberfläche und ist nicht durch andere Gewebe geschützt. Pränatal lassen sich diese Defekte durch einen hohen α-Fetoproteinspiegel im mütterlichen Blut und durch Ultraschalldiagnostik nachweisen.

Schon während der Abfaltung des Neuralrohres vom Ektoderm wird an der Grenzzone zwischen Neuralplatte und Ektoderm eine besondere Zellformation erkennbar, die sich kurz vor der Vereinigung der Neuralwülste vom Ektoderm löst und dann beginnt peripherwärts (d.h. in den entstehenden Körper) auszuwachsen. Dabei bleibt der Kontakt zum Neuralrohr erhalten. Die auf diese Weise gebildete Gewebsplatte stellt die Neuralleiste (Crista neuralis) dar, die im Rumpfbereich zunächst kontinuierlich, im Kopfgebiet von vornherein diskontinuierlich angelegt wird. Im Rumpfbereich gruppiert sich, ausgelöst durch die Somitenbildung, ein Teil der Zellen der Neuralleiste beiderseits des Neuralrohres zu segmental angeordneten Knoten, den späteren Spinalganglien.

Die frühe Entwicklung der Anlage des Nervensystems wird durch verschiedene Steuerproteine reguliert. Ihre Beschreibung und die funktionellen Aspekte wurden überwiegend an Tieren erforscht und punktuell als auch für den Menschen gültig verifiziert. In einem ersten Schritt induziert die direkt unter dem Ektoderm liegende Chorda dorsalis eine verstärkte Mitoserate der zukünftigen Neuralplatte. Diese Zellen, anfangs etwa 50% der ektodermalen Keimscheibe, verändern ihre Morphologie und bekommen ein langgezogenes, säulenartiges Aussehen (Verdickung); die übrigen Ektodermzellen sind flach. Neben einer Aktivierung von cAMP und Protein Kinase C scheint eine Hemmung von Signalmolekülen in den seitlichen Ektodermbereichen (besonders FGF und BMP-4) dafür notwendig zu sein, dass nicht das gesamte Ektoderm in Nervengewebe umgewandelt wird. Der Impuls der Neurulation scheint also so stark zu sein, dass er aktiv in seinen Grenzen gehalten werden muss.

Während des Aufeinanderzuwachsens der lateralen Neuralplattenanteile und dem Schluss zum Neuralrohr werden in den seitlichen, dann dorsal liegenden Neuralplattenzellen durch Proteine des epidermisbildenden Ektoderms (hauptsächlich BMP4 und BMP7) einige für die Differenzierung zu Nervengewebe wichtige Gene aktiviert, darunter dorsalin, Pax3 und msx1. Diese Genexpression wird allerdings ventral von der Chorda dorsalis durch das sonic hedgehog Signal gehemmt. Dadurch bildet sich die ventrolaterale Grundplatte, in der Aufgrund der anderen Bedingungen jetzt besondere Nervenzellen (Motoneurone) entstehen können.

1.3 Wie entsteht aus gleichförmigen Epithelzellen eine Mischung aus Nerven- und Gliazellen?

Unmittelbar nach Schluss des Neuralrohres setzt eine starke Zellvermehrung ein. Die proliferierenden Zellen sind hochprismatisch, radial orientiert und bilden einen epithelartigen, mehrreihigen Zellverband durch die gesamte Dicke der Wand des Neuralrohres. Man bezeichnet diese Schicht als Ventrikulärzone. Bereits in diesem frühen Stadium wird das Neuralrohr in ventro-dorsaler Richtung vergrößert und besteht im Querschnitt aus zwei paarig angelegten seitlichen Zellmassen (Grundplatte und Flügelplatte), die dorsal und ventral durch eine dünne Deckplatte und Bodenplatte verbunden sind. Die in der Ventrikulärzone proliferierenden Zellen differenzieren sich frühzeitig in zwei Klassen: Spongioblasten, die sich zu Gliazellen differenzieren, und Neuroblasten, die eigentlichen Neurone.

Grundsätzlich haben die Zellen des Neuralrohres die Anlage sich zu Spongioblasten zu differenzieren. Zur Bildung von Neuroblasten bedarf es deshalb zusätzlicher Impulse, die vor allem in einer Verzögerung des Proliferationszyklus bestehen. Dadurch entstehen asymmetrische Teilungen, d.h. aus einer Mutterzelle entsteht eine Tochterzelle (mit der Fähigkeit sich weiter zu teilen) und eine postmitotische Zelle, die eigentliche Nervenzelle. Getriggert wird dies durch die Ausrichtung der Teilungsachse und durch ein intrazellulär kodiertes Gen (Tis21).

Die Fähigkeit der asymmetrischen Teilung und damit der Neubildung von Neuronen (Neurogenese) bleibt beim Menschen nicht auf die Embryonalzeit beschränkt, ist im ausgereiften Gehirn jedoch nur noch an wenigen Stellen nachweisbar: dazu gehören der Hippocampus und das Riechepithel, beides Regionen in denen kontinuierlich neue Neurone entstehen. Auch in der subventrikulären Zone des Endhirns (siehe Frage 1.12) finden sich Stammzellen, aus denen nach Aktivierung neue Nervenzellen gebildet werden können. Die Neurogenese beim Erwachsenen scheint sehr sensibel gegenüber äußeren Reizen zu sein, so kann die Bildung neuer Nervenzellen z.B. durch Schlafmangel erheblich gebremst werden.

1.4 Wie spezialisieren sich die Neurone auf die Informationsvermittlung?

Morphologisches Kernelement der Nervenzelle ist der Axon genannte Fortsatz (siehe auch zweites Kapitel, dritte Frage), der am Zellkörper durch eine Nissl-Schollen freie Zone, den Ursprungskegel oder Axonhügel, deutlich von den anderen Fortsätzen (Dendriten) unterschieden werden kann.

Bei multipolaren Neuronen (häufigster Nervenzelltyp) hat der Ursprungskegel die Aufgabe, alle verschiedenen einströmenden Impulse (aktivierende und hemmende) aufzurechnen und bei einem genügend starken Summenphänomen ein erregendes Signal zu bilden, welches dann über das Axon weitergeleitet wird. Bipolare und pseudounipolare Neurone bilden ihr Signal bereits am dendritischen Axon und weisen am Zellkörper deshalb keine derartige funktionell wichtige Region auf.

Der erste Abschnitt des Axon ist zur Stabilisierung des neu gebildeten Signals noch ohne eine Markhülle und wird deshalb als Initialsegment bezeichnet. Zweigt sich das Axon in seinem myelinisierten Abschnitt auf, so spricht man von Axonkollateralen (meist die kürzeren Fortsätze), das Hauptzielgebiet wird als Terminationsgebiet bezeichnet. Dort zweigt sich das Axon in mehrere Endknöpfchen (Boutons) auf und überträgt sein Signal an die entsprechende(n) nachgeschaltete(n) Zelle(n).

Nervenzellen erfüllen ihre Aufgabe der Informationsvermittlung als Kondensatoren mit Hilfe von elektrischen Impulsen.

Die Erregbarkeit einer Zelle hängt im wesentlichen mit ihren Membraneigenschaften zusammen. Die Nervenzellen haben ein Ruhemembranpotential von −60 bis −90 mV, welches durch eine Trennung von positiven (außen) und negativen Ladungen (innen), begrenzt auf die Membranoberfläche, erreicht wird. Die Konzentrationen der Ionen sind in Ruhe innerhalb und außerhalb der Zelle ausgeglichen; es finden deshalb durch das Ruhemembranpotential keine Wasserbewegungen statt. Da die Membran für Ionen permeabel ist, im inneren der Zelle aber eine hohe Kaliumkonzentration vorhanden ist, strömen Kaliumionen entlang des Konzentrationsgefälles nach außen. Die negative Ladung im Zellinneren ist im wesentlichen von den Proteinen getragen, die nicht durch die Membran diffundieren können. Um keinen Ionenausgleich zu erhalten, muss deswegen fortlaufend Kalium aktiv wieder in die Zelle zurücktransportiert werden. Gelangen durch öffnen von Ionenkanälen sehr viele positive Ladungen in das Zellinnere, so kommt es nach überschreiten der Membranschwelle schlagartig zu einer Depolarisation mit zusätzlichem Einstrom von Natriumionen, die den Nullwert des Membranpotentials überschreiten und Aktionspotential genannt wird. Durch entfernen der übermäßigen positiven Ladung im Zellinneren wird der Ausgangszustand wiederhergestellt. Dabei kann man unmittelbar nach dem Aktionspotential kein weiteres Aktionspotential auslösen (absolute Refraktärperiode). Ist der Ausgangszustand noch nicht erreicht, das Membranpotential aber bereits negativ, kann ein erneutes Aktionspotential entstehen, das jedoch eine kleinere Amplitude aufweist (relative Refraktärperiode). Pro Sekunde können maximal 500-1000 Aktionspotentiale über ein Axon laufen.

Ist an einer Stelle der Nervenzellmembran ein Aktionspotential ausgelöst, so werden die Nachbarregionen von der Ionenverschiebung mit angeregt und das Aktionspotential breitet sich entlang der Zellmembran aus. Durch die absolute Refraktärperiode kann sich das einzelne Aktionspotential nur in eine Richtung (nämlich weg von der primären Stimulation) fortbewegen.

Die Leitungsbahnen können klinisch mit der Elektroneurographie auf ihre Funktionsfähigkeit getestet werden. Dabei werden in einem oberflächlich laufenden Nerven die Geschwindigkeit, die Amplitude (als Summenphänomen aller Axone in einem Nerven) und die Refraktärzeit abgeleitet. Veränderungen der Geschwindigkeit weisen auf eine Störung der Myelinisierung hin, Verringerungen der Amplitude auf einen Untergang von Axonen.

1.5 Woher kommen die Impulse, die zu einem Aktionspotential führen?

Es lassen sich drei verschiedene physiologische Ursprünge für die Impulse, die zu einem Aktionspotential einer Nervenzelle führen, ausmachen: nicht-neuronale Impulse als Sinnesmodalitäten führen entweder direkt oder über Hilfszellen zu neuronaler Erregung, verschiedene neuronale Impulse werden in einer nachgeschalteten Nervenzelle aufsummiert (siehe Frage 1.4) oder Neurone generieren eigenständig Aktionspotentiale.

Der wache Mensch ist dadurch charakterisiert, dass er über seine Sinnesorgane die Umgebung erkennt und sich bewusst macht. Dieser Vorgang ist auf neurobiologischer Basis so beschreibbar, dass in spezialisierten Regionen entsprechende Reize aus der Umgebung in eine Frequenz von Aktionspotentialen an afferenten Neuronen übersetzt werden, die dann zur Großhirnrinde gesendet werden. Bis auf die olfaktorischen Reize gelangen alle Afferenzen zum Thalamus, der durch tonische Folgen von Aktionspotentialen mit hoher Frequenz aber niedriger Amplitude eine ungetrübte Weiterleitung zu den primären kortikalen Regionen erlaubt (Unterschiede von Wachen und Schlafen siehe auch Frage 9.2).

Neurone weisen häufig kein stabiles Ruhemembranpotential auf, sondern generieren spontan Aktionspotentiale. Durch bestimmte Kaliumkanäle wird eine langsame Änderung des Membranpotentials bewirkt, die wenn sie an die Membranschwelle gelangt zu einer Depolarisation führt. Diese kann entweder regelmäßig oder in Form von Salven ('bursting') erfolgen. Bei der unregelmäßigen Entladung sind zusätzlich noch Kalziumkanäle beteiligt. Typische Beispiele sind das aufsteigende retikuläre Aktivierungssystem (ARAS – siehe Frage 9.3) oder die rhythmisch-oszillierenden Salven im Thalamus während des Schlafens, die eine Weiterleitung spezifischer Informationen der Sinnesmodalitäten weitgehend blockieren.

Treten größere Verbände von miteinander vernetzten Neuronen auf, die ein instabiles Membranpotential zeigen (Übererregbarkeit), dann können solche ‚Schrittmacher'-Bereiche Ausgangspunkt für epileptische Anfälle werden. Ursache dafür sind z.B. ein Missverhält-

nis von hemmenden und erregenden Transmittern oder eine Schädigung der Zellmembran. Auslösende Faktoren sind sehr unterschiedlich, ebenso die Größe der betroffenen Gebiete und damit das klinische Bild (grand mal – Anfall als Beispiel für eine generalisierte Synchronisation, petit mal – Anfall als beispiel für einen fokalen Synchronisationsprozess).

1.6 Wie wird die Impulsweiterleitung optimiert?

An einem isolierten Axon kann das Aktionspotential an der Zellmembran entlang wandern und so bis zum Ende des Fortsatzes gelangen. Solche Fortsätze werden als marklose Nervenfasern bezeichnet; ihr Axondurchmesser liegt zwischen 0,5 und 2 µm. Zur schnelleren Weiterleitung der Signale werden die meisten Nervenfaser jedoch von einer Isolierschicht umgeben, die im zentralen Nervensystem von den Oligodendrozyten, im peripheren Nervensystem von den Schwann-Zellen gebildet wird. An den zwischen den Isolierzellen entstehenden Lücken (Ranvier-Schnürringe) können die für die Erregungsvorgänge wichtigen Membranprozesse des Axons ablaufen, im Markscheidenbereich jedoch nicht. Die Erregung kann somit von Schnürring zu Schnürring springen (saltatorische Erregungsleitung). Je länger die Internodien zwischen zwei Schnürringen sind und je dicker die Markscheide ist, umso schneller ist die Leitungsgeschwindigkeit. Beim Menschen erreichen die dicksten Fasern einen Axondurchmesser von 20 µm und eine Myelindicke von bis zu 8 µm.

Die physiologische Einteilung der Nervenfasern erfolgte historisch gesehen für die efferenten (Erlanger-Gasser) und afferenten Fasern

(Lloyd-Hunt) separat. Heute kombiniert man beide Einteilungen und bildet 6 Gruppen: Aα Fasern mit einer Leitungsgeschwindigkeit von 60-120 m/s ziehen efferent zu den extrafusalen Muskelfasern, bei den afferenten Fasern werden in dieser Gruppe die Muskelspindelafferenzen (Ia Fasern) und die Golgisehnenafferenzen (Ib Fasern) unterschieden. Die schnelleitenden Hautrezeptoren für Druck und Berührung (40-90 m/s) werden in der zweiten Gruppe (Aβ- bzw. II-Fasern) zusammengefasst. In der dritten Gruppe (Aγ-Fasern, 20-50 m/s) finden sich die intrafusalen Efferenzen und in einer vierten Gruppe (III- bzw. Aδ-Fasern, 10-30 m/s) die etwas langsameren Hautafferenzen (ein Teil der Temperaturwahrnehmung). Für das vegetative Nervensystem lassen sich die B-Fasern (5-20 m/s) als Verbindung zwischen zentralem Nervensystem und peripheren Ganglien von den C-Fasern (0,5-2 m/s) unterscheiden, die von den peripheren Ganglien zu den Effektorregionen ziehen. Die C-Fasern weisen keine Myelinscheide mehr auf und decken sich mit den afferenten langsamen Leitungen (IV Fasern).

1.7 Was passiert mit den Impulsen am ‚Ende' der Nervenzelle?

Prinzipiell stehen dem Nervensystem zwei unterschiedliche Möglichkeiten zur Verfügung: bei der direkten Weiterleitung (elektrische Synapse) kommt es zu einer Kopplung benachbarter Neurone über Connexin 36. Die Information wird hierbei Kalzium-abhängig als direktes Signal an die nächste Zelle weitergegeben. Die Funktion dieser Kontakte (gap-junctions) dient vermutlich der schnellen Synchronisation von benachbarten Nervengruppen; daneben kann es auch zu einem Austausch von second messengern und anderen Stoffen kommen. Das Vorkommen von elektrischen Synapsen ist ubiquitär im gesamten menschlichen zentralen Nervensystem, besondere Häufungen finden sich jedoch im Rückenmark an den Motoneuronen, im Hirnstamm an der unteren Olive und in den Laminae IV und VI der Großhirnrinde.

Ebenfalls ubiquitär kommt auch die indirekte Weiterleitung mithilfe chemischer Botenstoffe (siehe Frage 2.5) vor. Diese chemischen Synapsen sind durch eine Reihe struktureller Besonderheiten gekennzeichnet. Die Zellmembranen sind in der Regel verdickt (prä- und postsynaptische Membranverdickungen) und durch einen 20-30nm schmalen Spaltraum (synaptischer Spalt) voneinander getrennt. Im Bereich der terminalen Axonschwellung findet man keine Neurofilamente und Neurotubuli, jedoch vermehrt Mitochondrien und Vesikel. Die synaptischen Vesikel unterscheidet man nach ihrem elektronenmikroskopischen Aussehen: kleine klare Bläschen (Durchmesser 40-60nm) enthalten häufig Azetylcholin, kleine granuläre Bläschen Monoamine und große granuläre Bläschen (Durchmesser bis 100nm) spezifische Neuropeptide.

Erreicht ein Aktionspotential die präsynaptische Axonauftreibung, verschmilzt durch einen Kalziumeinstrom die Vesikelmembran mit der präsynaptischen Zellmembran und die Transmitter gelangen in den synaptischen Spalt. Über entsprechende Rezeptoren der postsynaptischen Membran wird dann entweder ein aktivierendes (exzitatorisches) oder hemmendes (inhibitorisches) Signal aufgenommen.

Auch eine Interaktion benachbarter Synapsen (z.B. adrenerger und cholinerger Nervenenden) kann durch präsynaptische Rezeptoren vermittelt werden (cross-talk).

Die Erregungsübertragung im Bereich der Synapsen ist zwar defi-
niert, die Synapsen selber aber keine starren Strukturen. Das Nerven-
gewebe ist gerade auf dieser Ebene extrem anpassungsfähig und ver-
änderlich. In einem ersten Schritt entstehen während der Entwicklung
überschießend viele Kontakte zwischen aussprossenden Nervenfortsät-
zen, jedoch zunächst mehr zufällig. Nach Kontaktaufnahme kann dann
entschieden werden, ob sich echte Synapsen ausbilden oder die beiden
Fortsätze sich wieder zurückziehen. Durch das Verschwinden funktio-
nell ungeeigneter und überflüssiger Kontakte kann sich dann die defini-
tive funktionelle Struktur herauskristallisieren. Diese Modulationsfä-
higkeit bleibt dem Nervensystem zeitlebens erhalten. Auch strukturell
ausgebildete Synapsen können sich so wieder auflösen, sodass über
diesen Mechanismus zwei fundamentale Fähigkeiten erklärbar wer-
den: zum einen die Notwendigkeit der ‚Bereizung', zum anderen die
Möglichkeit des Funktionserhaltes trotz Zelluntergang.

1.8 Welche Grundgliederung bildet sich im Rückenmark?

Die Neurone der Grundplatte bilden ventrolaterale Fortsätze, die
das zentrale Nervensystem verlassen und frühzeitig Kontakt mit den
Muskelanlagen aus den Somiten (Myotome) gewinnen. Diese enge
Beziehung hat zu dem Namen ‚motorische Nerven' geführt. Da der
Informationsfluss in Richtung Muskulatur verläuft spricht man auch
von efferenten Bahnen. Sie senden Signale zu den Muskelfasern und
steuern so die in der Muskulatur ablaufende Bewegung.

Im Gegensatz dazu bilden die am zentralen Nervensystem verbleibenden Teile der Neuralleiste die afferenten Bahnen, sie leiten also
Informationen aus dem Körper zum zentralen Nervensystem. Die Viel-

zahl dieser verschiedenen Informationen wird mit dem Begriff Sensibilität umschrieben. Einige wenige afferente Informationen werden direkt von Teilen des zentralen Nervensystems aufgenommen: dazu zählen optische und olfaktorische Signale.

Die eigentliche Verarbeitung der afferenten Informationen erfolgt in der dorsal gelegenen Flügelplatte; die dort befindlichen Neurone projizieren streng innerhalb des zentralen Nervensystems, haben also keinen direkten Kontakt mit dem übrigen Körper. Sie werden deshalb auch Interneurone genannt.

1.9 Nach welchen Prinzipien gliedert sich das Rückenmark in den verschiedenen Dimensionen?

links-rechts. Das Rückenmark ist streng bilateral-symmetrisch aufgebaut.

Die bilaterale Symmetrie im Rückenmark ist strukturell und funktionell ausgebildet. Jede Körperregion wird ipsilateral somatotopisch über das Rückenmark dargestellt; Kommissuren verbinden nicht nur gleiche sondern auch funktionell als Einheit wirkende Rückenmarksabschnitte. So werden z.B. für die abdominelle Zuggurtung der kraniale Teil des Musculus obliquus abdominis externus der einen Seite mit dem kaudalen Teil des Musculus obliquus abdominis internus der anderen Seite verbunden.

innen-außen. Die Neuroblasten der Ventrikulärzone schieben sich zur Seite und bilden die Intermediärzone (Mantelzone, Zona intermedia), aus der die graue Substanz des Rückenmarks (Substantia grisea) hervorgeht. Sie bildet sich zuerst ventrolateral in der Grundplatte zu Beginn der fünften Entwicklungswoche. Die Zellen, die in der Ventrikulärzone verbleiben, bilden einen epithelialen Verband um den Zentralkanal (Ependym um den Canalis centralis), der zum Gliagewebe gezählt wird.

Von der Intermediärzone schieben sich Fortsätze der neu gebildeten Nervenzellen nach außen (Nervenfasern), die Verbindungen zu anderen Abschnitten des zentralen Nervensystems herstellen. Dadurch entsteht um die Intermediärzone eine hellere, faserreiche Marginalzone (Randschleier, Zona marginalis), in der sich die Faserstränge des Rückenmarks (Funiculi spinales) als weiße Substanz des Rückenmarks (Substantia alba) ausbilden. Zusätzlich sprossen Fortsätze der Grundplatten-Neuroblasten seitlich aus dem Neuralrohr und bilden die vordere Rückenmarkswurzel (Radix anterior).

ventral-dorsal. Ventrale und dorsale Anteile des Rückenmarks bilden im Querschnitt ein charakteristisches Muster: Die graue Substanz formiert ventral das Vorderhorn (Cornu anterius), in dem sich die großen α-Motoneurone befinden, und dorsal das Hinterhorn (Cornu posterius), in dem die sensiblen Informationen verschaltet werden. Zusätzlich finden sich im thorakalen und lumbalen Abschnitt zwischen den beiden Anteilen ein Seitenhorn (Cornu laterale), das sowohl motorische als auch verschaltende Neurone enthält, die jedoch ein besonderes Aufgabenfeld (innere Organe; Vegetativum) haben. Linke und rechte graue Substanz sind durch die Commissura grisea miteinander verbunden, in deren Mitte der Zentralkanal liegt.

Die weiße Substanz gliedert sich durch die ventrolateral austretende Vorderwurzel und die dorsolateral eintretende Hinterwurzel in drei Abschnitte: ventral der Vorderstrang (Funiculus anterior), lateral der

Seitenstrang (Funiculus lateralis) und dorsal der Hinterstrang (Funiculus posterior). Diese Gliederung ist rein topographisch und entspricht keiner funktionellen Einteilung. Die beiden Vorderstränge werden durch die Fissura mediana voneinander getrennt, die beiden Hinterstränge liegen dicht aneinander und sind nur durch einen kleinen Sulcus medianus posterior in der Mittellinie abgrenzbar.

rostral-kaudal. *Die rostral-kaudale Entwicklung des Rückenmarks geschieht durch eine größere Gruppe von Steuersignalen, deren komplexe in vier unterschiedlichen Bereichen der Genkarte lokalisiert sind und als Hox-Gene bezeichnet werden (HoxA, HoxB, HoxC, HoxD). Innerhalb dieser Komplexe finden sich wieder Untergruppen, die von 1-13 durchnummeriert sind. Durch die unterschiedliche Kombination der Hox-Gene entwickelt sich ein fein abgestuftes System, wobei nahezu in jedem Segment eine spezifische Kombination mehrerer Untergruppen exprimiert wird. Ein wichtiger Faktor für diese Abstufung ist die Retinoinsäure (Vitamin A1), die rostral gebildet wird und nach kaudal zu einen Konzentrationsabfall aufzeigt. Die Kombination der Hox-Einheiten beeinflusst die Differenzierung der jeweiligen Rückenmarkssegmente. Durch eine enge Beziehung werden auch die dazugehörigen Somitenderivate (Myotome, Sklerotome, Dermatome) spezifisch geprägt.*

Da die Extremitäten in den sie versorgenden Segmenten prozentual mehr Nervenzellen beanspruchen als die Brust- und Bauchwand, sind die zugehörigen Abschnitte des Rückenmarks und die sich bildenden Spinalnerven etwas dicker. Dies sieht man als Intumescentia cervicalis für den Arm und als Intumescentia lumbosacralis für das Bein bereits in der frühen Fetalperiode.

Auch das Verhältnis von grauer zu weißer Substanz und deren Anordnung im Querschnitt verändert sich von kranial nach kaudal: im oberen Zervikalmark findet sich ein schlankes Vorderhorn und sehr viel weiße Substanz. Im unteren Zervikalmark verbreitert sich das Vorderhorn, während im Thorakalmark das Seitenhorn deutlich hervortritt. Im Lumbal- und Sakralmark zeigt sich ein plumperes Aussehen der Vorder- und Hinterhörner im Querschnitt und prozentual nur wenig weiße Substanz.

1.10 In welcher Beziehung stehen Rückenmark und Rückenmarkskanal?

Während der Embryonalzeit reicht das Rückenmark durch die ganze Wirbelkette im Wirbelkanal bis zu den Schwanzsegmenten (Coccygealbereich). Der Endabschnitt des Rückenmarks rudimentiert jedoch im Lauf der Entwicklung zum Filum terminale, einem fadenförmigen Strang aus Gliagewebe. Dieser ist embryonal noch an der Haut über dem Steißbein, später nur noch an der Rückfläche des Os coccygis befestigt.

Mit Beginn des dritten Fetalmonats bleibt die Wachstumsgeschwindigkeit des Rückenmarks gegenüber der des Rumpfes zurück. Die Wirbelsegmente verbreitern sich, wodurch das untere Rückenmarksende passiv nach kranial verlagert wird. Durch diesen scheinbaren ‚Aszensus des Rückenmarks' verändert sich auch Form und Länge der Spinalnervenwurzeln. Die kaudalen Wurzelfäden werden zunehmend in die Länge gezogen, da die in den Foramina intervertebralia lokalisierten Spinalganglien ihre Lage nicht verändern. So entsteht das Bild der Cauda equina, d.h. die pferdeschweifartige Anordnung der

Spinalnervenwurzeln (Fila radicularia) im Lenden- und Sacralbereich des Wirbelkanals.

Wenn zu diagnostischen Zwecken Hirnflüssigkeit punktiert werden muss, kann man beim Erwachsenen auf Grund des Rückenmark-Aszensus ohne Gefahr der Rückenmarksverletzung unterhalb des zweiten Lendenwirbels in den Subarachnoidalraum einstechen und Liquor entnehmen (Lumbalpunktion). Über den gleichen Zugangsweg kann auch Kontrastmittel für eine Myelographie (radiologische Darstellung des Subarachnoidalraums) oder Medikamente für eine Spinalanästhesie (gleichzeitige Betäubung mehrerer Spinalnervenwurzeln) injiziert werden.

1.11 Wie entsteht das periphere Nervensystem?

Zwei unterschiedliche Prozesse laufen bei der Entstehung des peripheren Nervensystems parallel: zum einen verlängern sich Nervenzellfortsätze der Grundplattenneurone und der Spinalganglienzellen und ziehen so mit ihrem zu versorgenden Gewebe an die Endposition im Organismus, zum anderen wandern Neuralleistenzellen die nicht im Spinalganglion fixierten sind in den Organismus.

Die vom Vorderhorn und vom Spinalganglion ausgehenden Nervenfortsätze bilden in Interaktion mit den Somiten die metamer und paarig angelegten Spinalnerven. Dabei wird zunächst eine dünne Leitschiene aus wenigen Nervenfasern (Pionierfasern) oder Gliazellen zum Zielgewebe (Somiten für die somatomotorischen Fasern, Entoderm bzw. Seitenplattenmesoderm für die viszeralen Fasern) aufgebaut, die dann von weiteren Nervenfortsätzen bis zum vollständigen peripheren Nerven erweitert wird. Durch das Auswandern der Somitenderivate werden die Fasern wie ein Ariadnefaden mitgezogen und können so komplexe Verläufe zeigen: dies gilt insbesondere für die Extremitäten, bei denen die Muskelanlagen durch das Längenwachstum stark gegeneinander verschoben werden. Aus sekundären Zusammenlagerungen von Abschnitten der Nervenfortsätze entstehen die Extremitätenplexus.

Die Zellen der Neuralleiste wandern mit den viszeralen Fasern von der zentralen Einheit Neuralrohr-Spinalganglien weg und bilden die peripheren Ganglien, die alle dem autonomen Nervensystem zugehörig sind. Sie besiedeln erst nach und nach das bereits ausgebildete Gewebe. Hierbei verhalten sich die Zellen in den verschiedenen rostrokaudalen Abschnitten der Neuralleiste unterschiedlich.

Vom zerviko-thorakalen Rückenmarksbereich bleibt eine erste Gruppe dieser Zellen neben den Wirbeln (paravertebrale Ganglien), eine zweite um die großen Gefäße vor den Wirbelkörpern (prävertebrale Ganglien) liegen. Die paravertebralen Ganglien formieren sich beiderseits zu einem segmental gegliederten Strang (Grenzstrang, Truncus sympatheticus). Die prävertebralen Zellgruppen verdichten sich an den aus der Aorta ventral gelegenen Abgängen zu mächtigen Komplexen (Sonnengeflecht, Plexus solaris). Funktionell bilden beide Gruppen eine Einheit; die Nervenzellen werden als Sympathikoblasten zusammengefasst.

In Höhe der Medulla oblongata (Nervus vagus) und im lumbosakralen Rückenmarksbereich wandern die Neuralleistenzellen bis in das Parenchym der Organe selbst (intramurale Ganglien). Die Ausbreitungsgrenze des kranialen Anteils zieht sich weit nach kaudal bis an die linke Dickdarmbeuge (Flexura coli sinistra; Cannon-Böhm-Punkt); die kaudalen Darmrohrabschnitte und die Beckenorgane werden aus den sakralen Abschnitten besiedelt.

Erreicht die Besiedlung der distalen Kolonabschnitte durch Nervenzellen das Rektum nicht, so kommt es zu einer Hypo- oder Agangliose, meist im supraanalen Darmbereich. Dieser Darmabschnitt ist dann stark kontrahiert, der übrige Dickdarm übermäßig erweitert (Megakolon). Die Erkrankung nennt man Morbus Hirschsprung.

1.12 Nach welchen Prinzipien entwickeln sich die Hirnabschnitte?

Die zellulären Grundvorgänge sind in ihrer ersten Anlage (ventrikuläre Zone) dem Rückenmark ähnlich, zeigen im Gehirn aber schnell eine eigenständige Dynamik. Aus verlängerten Fortsätzen der neuroepithelialen Zellen bildet sich während der fünften Embryonalwoche zunächst eine zellarme Marginalzone. In einem zweiten Schritt verlagern sich dann Zellen von der mitotisch aktiven ventrikulären Zone, sodass zwischen ventrikulärer Zone und Marginalzone eine Zwischenschicht, die Intermediärzone ausgebildet wird. Diese gilt als Wanderzone für die Neuriten um ihre spätere Position im Gehirn zu erreichen. Aufgrund der starken Größenzunahme bildet sich eine weitere Schicht proliferativer Zellen zwischen Ventrikulärzone und Intermediärzone, die Subventrikulärzone, die besonders in den Endhirnbläschen entwickelt ist. Die weitere Gliederung und die neuronale Differenzierung erfolgt in den einzelnen Hirnabschnitten unterschiedlich und führt zu der für jede Hirnregion charakteristischen Schichtengliederung.

Durch regionale Unterschiede von Zellproliferation und Zellwanderung im rostralen Abschnitt des Neuralrohrs differenziert sich noch vor dem Schluss des Neuroporus anterior die Hirnanlage in drei Abschnitte (primäre Hirnbläschen). Rostral liegt die Anlage des Vorderhirns (Prosenzephalon), in einem nach ventral abgeknickten Bereich (Scheitelbeuge) findet man die Anlage des Mittelhirns (Mesenzephalon), und weiter kaudal zeigt die Anlage des Rautenhirns (Rhombenzephalon) mehrere Vorwölbungen der lateralen Wand (Neuromere bzw. Rhombomere). Nach Schluss des vorderen Neuralrohrs entstehen am Prosenzephalon frühzeitig zwei seitliche, bläschenförmige Ausstülpungen, die Endhirnbläschen (Telenzephalon). Der verbindende, unpaare Abschnitt wird zum Zwischenhirn (Dienzephalon), aus dem ventral in der Mitte die Anlage für die Neurohypophyse, dorsal die Anlage für die Epiphyse und lateral paarig die Augenbläschen auswachsen. Der kraniale Anteil des Rhombenzephalons (Metenzephalon) bildet das Kleinhirnbläschen nach dorsal, der kaudale Anteil (Myelenzephalon) leitet zum Rückenmark über und wird aufgrund seiner Lage als verlängertes Mark (Medulla oblongata) bezeichnet. Histologisch und funktionell lassen sich jedoch auch in diesem Abschnitt deutliche Unterschiede zum Rückenmark aufzeigen.

Die Ausbildung von Vorder- und Mittelhirn hängt stark von zwei im prächordalen Mesoderm und der kranialen Chorda dorsalis exprimierten Genen (Lim1 und Otx2) ab. Der prosenzephale Abschnitt kann dabei in sechs Prosomere (P1-P6) unterteilt werden, wobei in der Zona limitans zwischen P2 und P3 das sonic hedgehog Protein eine wichtige

Rolle für die Differenzierung spielt. Während P1-P3 sich zu Kernregionen des Dienzephalons ausbilden, entsteht in der Region P6 der Hypothalamus und P4/P5 entwickelt sich zum Telenzephalon. Der Wachstumsfaktor Fgf8 ist in den vorderen Abschnitten dabei wesentlich beteiligt. Eine weitere zentrale Region liegt am Übergang von Mes- zu Metenzephalon, die kaudale Grenze der Expression von Otx2. Hier agieren vorwiegend Fgf8, Engrailed-2 und Wnt1 als wichtige Faktoren für die Induktion des Kleinhirns und die Entwicklung der mesenzephalen Kerngebiete. Der kaudale Anteil des Rautenhirns wird wie das Rückenmark durch verschiedene Hox-Gene prädisponiert.

Wachstumsdynamisch zeigen Prosenzephalon und Rhombenzephalon ein fast gegensätzliches Verhalten, obwohl beide Abschnitte durch eine überproportional starke Zellvermehrung auffallen. Während die Großhirnhemisphären als paarige Ausstülpungen des Vorderhirns angelegt werden und zunächst nach lateral, dann nach ventral und dorsal sich vergrößern, entwickelt sich das Kleinhirn aus einer quer im Dach des Rautenhirns gelegenen unpaarigen Platte, die sich nach dorsolateral wölbt. Mit zunehmender Vergrößerung wird eine Faltung der Oberfläche notwendig, die im Großhirn als Längsfurchenrelief, im Kleinhirn jedoch als Querfurchenrelief angelegt wird.

Auch die Anlagen der beiden großen Sinnesorgane Auge und Ohr in jeweils einem Abschnitt zeigen die innerhalb des Gehirns vorhandene Entwicklungspolarität: die Augenbläschen schieben sich als Ausstülpungen des Zwischenhirns von innen nach außen gegen das Ektoderm vor. Im Bereich des Rautenhirns verlagern sich paarig angelegte Ektodermverdichtungen (Ohrplakoden) in die Tiefe und schnüren sich als flüssigkeitsgefüllte Bläschen vom Ektoderm ab. Aus dem kaudalen Pol der Bläschen wandern bereits sehr früh (Carnegie Stadium 10)

Zellen aus, die sich der rhombenzephalen Neuralleiste anlagern und gemeinsam mit ihr das cochleo-vestibuläre Ganglion bilden.

1.13 Nach welchen Prinzipien gliedert sich das Gehirn in den verschiedenen Dimensionen?

links-rechts. Die strukturelle bilaterale Symmetrie zieht sich durch alle Abschnitte des Gehirns, so dass bis auf wenige Ausnahmen (Epiphyse, zirkumventrikuläre Organe) alle Kerngruppen paarig angelegt sind. Subkortikal ist auch die funktionelle Komponente seitengetrennt: im Rautenhirn von der Körperperipherie gesehen ipsilateral (z.B. Kleinhirn, Vestibularsystem), im Mittel- und Vorderhirn kontralateral (z.B. Basalganglien, Thalamus). Während die primären Projektionsfelder auf der Großhirnrinde die kontralateral zum Körper projizierte bilaterale Symmetrie repräsentieren, bildet sich in den übergeordneten Kortexregionen eine funktionelle Asymmetrie, sodass die beiden Großhirnhemisphären eine funktionelle Polarität aufbauen: links ein analytischer, rechts ein synthetischer Ansatz.

innen-außen. Die Großhirnrinde umgibt wie ein Mantel (Pallium) das gesamte Gehirn und überlagert damit große Teile des Hirnstamms. Diese Geste lässt sich als Umstülpungsprozess im Vergleich zum Rückenmark auffassen: die graue Substanz drängt an die Oberfläche und verlagert damit die weiße Substanz weitgehend nach innen. Da diese ‚Wucherungstendenzen' nur in bestimmten Abschnitten auftreten (Groß- und Kleinhirn), verbleiben in der weißen Substanz noch zahlreiche zu Kerngruppen zusammengelagerte Nervenzellkörper. Ganz im Inneren findet sich das Ventrikelsystem mit der Liquorproduktion.

rostral-kaudal. ventral-dorsal. superior-inferior. Durch einen Knick zwischen Mittelhirn und Zwischenhirn verlagern sich die Achsen für die Nomenklatur rostral und kaudal: im Vorderhirn zeigt die rostrale Richtung nach vorne (zur Stirn), die kaudale nach hinten (zum Os occipitale); die senkrecht dazu stehende Achse wird mit dem Begriffspaar superior und inferior beschrieben. Im Mittel- und Rautenhirn zeigt die rostrale Richtung nach oben (zum Schädeldach), die kaudale nach unten (zum Foramen magnum); die senkrecht dazu stehende Achse ist somit von ventral (in Richtung Clivus) nach dorsal.

2. Kapitel. Stoffwechselvorgänge im Nervensystem

2.1 Welche Rolle spielt der Stoffwechsel in einem auf Information spezialisierten Organsystem?

Wie alle Organsysteme zeigt auch das Nervensystem einen zum Funktionserhalt notwendigen Grundumsatz, der jedoch in der Verwertung der verschiedenen Stoffe eingeschränkt ist. Außerdem konzentriert das zentrale Nervensystem, insbesondere die Nervenzelle, die Stoffwechselvorgänge auf intrazelluläre und transmembranöse Prozesse; einzige Ausnahme bildet der synaptische Spalt, in dem enzymatische und sezernierend-resorptive Prozesse auch extrazellulär ablaufen. Morphologisch zeigt sich diese in das Zelluläre zurückgezogene Aktivität in einer radikalen Reduktion der extrazellulären Matrix: die Nervenzelle bildet überhaupt keine extrazelluläre Matrix, die Gliazellen beschränken sich weitgehend auf die Bildung einer Basalmembran. Die weit verbreiteten Strukturkollagene Typ I und Typ III finden sich ausschließlich in der Adventitia größerer Gefäße (gebildet von eingewanderten Fibrozyten) und in der Pia mater (gebildet von umliegenden Fibrozyten).

Da der Informationsprozess zu großen Teilen an der Außenseite der Zellmembran stattfindet, muss der schmale Extrazellularraum in seiner Zusammensetzung sehr konstant gehalten werden. Dazu bilden sich klare Schranken zum Blut: die Blut-Hirn-Schranke (Frage 3.3) und die Blut-Liquor-Schranke (Frage 3.7). *Diese berücksichtigen als Hauptkonstanten das Säure-Basen-Gleichgewicht und die extrazelluläre Kaliumkonzentration. Im Zusammenhang mit dem Säure-Basen-Gleichgewicht gilt es zu berücksichtigen, dass der Liquor über Kohlendioxid-Hydrogenkarbonat gepuffert wird. Die Konstanthaltung der extrazellulären Kaliumkonzentration ist für die Stabilisierung des Transmembranpotentials als Grundvoraussetzung der Erregungsweiterleitung notwendig.*

Durch den spezifischen Aufbau der Blut-Schranken ergibt sich ein Problem bei Hyperhydratation (zu viel Wasser bei zu wenig gelösten Teilchen im Blut): der osmotische Gradient führt in dieser Situation zum Hirnödem, da die Konzentration gelöster Teilchen im Extrazellularraum des Gehirns größer ist als im Blut.

2.2 Gibt es einen besonderen Stoffwechsel für das Nervengewebe?

Die Grundbausteine der fest-flüssigen Nahrung und der Sauerstoff gelangen über das Blut in das zentrale Nervensystem, werden jedoch sehr unterschiedlich in den Stoffwechsel der Nerven- und Gliazellen integriert.

Versteht man die Sinneseindrücke als geistige Nahrung, so gelangen diese direkt an die Nervenzellen und werden entsprechend verarbeitet.

Strukturell ist zu berücksichtigen, dass bei der Blut-Hirn-Schranke (Frage 3.3) die Fortsätze der Astrozyten mit beteiligt sind. Alle Stoffe aus dem Blut müssen deshalb zunächst in die Astrozyten, bevor sie dann weiter zu den Neuronen oder anderen Gliazellen (besonders Oligodendrozyten) gelangen. Es bildet sich durch diese besondere Situation ein gehirnspezifischer Zwischenstoffwechsel. Die Astrozyten sind untereinander über spezifische Zellkontakte (gap-junctions) miteinander verbunden, die einen Austausch der Stoffwechselzwischenprodukte ermöglichen. Ähnliche Kontakte bestehen auch zwischen Astrozyten und Oligodendrozyten. Für die Verbindung mit Nervenzellen stehen diese Kontakte nicht zur Verfügung; dort werden eine Reihe spezifischer Rezeptoren benötigt.

Energiegewinnung (Zuckerstoffwechsel und Ketonkörper).

Der Vorgang der Energiegewinnung steht stark unter dem Einfluss des rhythmischen Geschehens, insbesondere unter der Bereitstellung der energieerzeugenden Substrate im Blut. Am Lebensanfang lassen sich vier Phasen unterscheiden: die intrauterine Versorgung, die ersten Stunden nach der Geburt, die Zeit der Muttermilchernährung und der Nahrungsaufbau mit fester Nahrung, insbesondere mit Kohlenhydraten. Ist der Nahrungsaufbau abgeschlossen, kann man drei natürliche Stoffwechsellagen unterscheiden: der Zustand gesättigter Kohlehydratversorgung und der Zustand ohne weitere exogene Kohlehydratzufuhr (sogenannter Hungerstoffwechsel) sollten sich gegenseitig ablösen. Bei längerer Nahrungskarenz entwickelt sich der Fasten-Stoffwechsel.

In den ersten Monaten der intrauterinen Entwicklung ist die Konzentration der Energieträger im kindlichen Organismus parallel zum mütterlichen Blut, d.h. es überwiegt Glukose. Laktat und Ketonkörper sind kaum vorhanden. Erst im letzten Trimenon kommt es durch eine zunehmende Insuffizienz der Plazenta zu einem leichten Anstieg von Laktat und Ketonkörpern im kindlichen Blutkreislauf. Mit Abklemmen der Nabelschnur sinkt der Glukosevorrat innerhalb weniger Stunden dramatisch ab und stabilisiert sich dann durch die einsetzende Glykogenolyse und Glukoneogenese. Parallel dazu findet sich ein Abfall von Laktat, etwas zeitverzögert folgt der Anstieg der Ketonkörper. Bei reiner Ernährung durch die Muttermilch bleibt ein niedrigerer Blutzuckerspiegel und ein erhöhter Ketonkörperstoffwechsel bestehen, da über die Milch mehr Fett als Zucker aufgenommen wird, auch wenn der Blutspiegel der Ketonkörper nach Nahrungsaufnahme sinkt. Dieser Zustand ändert sich erst durch kohlehydratreiche Nahrung, die dazu führt, dass Glukose im Überschuss vorhanden ist.

Der kindliche Gehirnstoffwechsel muss sich diesen Schwankungen anpassen und greift deshalb in der Säuglingsphase nur wenig auf die Glukose zu (die überwiegend für die Erythrozyten eingesetzt wird), sondern vermehrt auf Laktat und insbesondere auf die Ketonkörper. Die entsprechenden Enzyme sind dabei hochreguliert.

Der laufende Energiebedarf des Gehirns und Rückenmarks wird unter Bedingungen des gesättigten Kohlehydratzustandes überwiegend durch Glukose sichergestellt. Der tägliche Verbrauch von Glukose im Gehirn beträgt 0,54 mol, von denen 0,44 mol zu Kohlendioxid und

Wasser oxidieren, die übrigen 0,1 mol jedoch als Lactat und Pyruvat wieder an das Blut abgegeben werden. Die Glukoseaufnahme ist dabei regional je nach Aktivität sehr unterschiedlich.

Die enge Beziehung der Glukose zur Hirnfunktion erkennt man daran, dass ein schneller Abfall des Blutzuckerspiegels (über Minuten oder Stunden) zu plötzlicher Bewusstlosigkeit und zu Krämpfen führt, die durch Gabe von Monosacchariden rasch (nach wenigen Minuten) reversibel sind.

Für funktionelle bildgebende Verfahren der Hirnaktivität wird die Aufnahme der nuklearmedizinisch erzeugten 18F-Desoxyglukose mit der Positronen-Emissions-Tomographie (PET) detektiert.

Eine differenziertere Betrachtung des Glukosestoffwechsels zeigt, dass der größte Teil der Glukose im Astrozyten zunächst zu Laktat abgebaut wird. Nur ein kleiner Teil der Glukose wird an die Neurone weitergeleitet. Laktat wird den Neuronen über definierte Transporter als Energielieferant zur Verfügung gestellt; die Oligodendrozyten werden über gap-junctions mit Laktat und Glukose versorgt. Wird das durch eine kurzfristig angeregte Glykolyse anfallende Laktat nicht unmittelbar verstoffwechselt, kann es nicht gespeichert werden und wird deshalb an das Blut abgegeben. Dies erklärt den erhöhten Laktatgehalt im venösen Blut des zentralen Nervensystems.

Die Schwann-Zellen im peripheren Nervensystem besitzen Glukosetransporter (GluT1) und können deshalb direkt auf Glukose aus dem Blut zugreifen.

Nach 12-stündiger Nahrungskarenz sinkt der Blutzuckerspiegel (von etwa 6,7mmol/l auf 4,4mmol/l) und es findet eine Fettsäureverbrennung statt (Anstieg der Fettsäuren im Blut von 0,3mmol/l auf 0,6mmol/l), die in der Leber zur vermehrten Bildung der Ketonkörper Acetacetat und β-Hydroxybutyrat führt (Anstieg im Blut von 80-200µmol/l auf 600-2200 µmol/l). Im Gehirn reduziert sich die sonst bei fast 100% liegende Versorgung mit Glukose auf etwa 60%, die übrigen 40% der notwendigen Energie werden über Ketonkörper sichergestellt. Die Umstellung auf Ketonkörper führt zu einem deutlich reduzierten Laktatverbrauch im Gehirn, das deshalb vermehrt an das Blut abgegeben wird.

Bei längerer Nahrungskarenz (Fasten von mehreren Tagen) kann der Glukoseverbrauch im Gehirn auf 30% seiner Ausgangslage reduziert werden (bei einer Blutglukose von etwa 3,6mmol/l). Die Ketonkörper, die auf bis zu 7,5mmol/l im Blut ansteigen, decken dann 70% des Energiebedarfs im zentralen Nervensystem.

Aminosäuren- und Eiweißstoffwechsel.

Aminosäuren spielen im Nervensystem eine vielfältige Rolle.

Durch den hohen Eiweißumsatz werden alle Aminosäuren für die Proteinbiosynthese benötigt (siehe auch Frage 2.4). Ein Teil kann dabei durch Proteolyse in den Lysosomen von nicht mehr funktionstüchtigen zelleigenen Proteinen bereitgestellt werden; allerdings ist eine zusätzliche Zufuhr über das Blut unerlässlich.

Die Aufnahme der verschiedenen (besonders essentiellen) Aminosäuren über die Nahrung wird vom Gehirn kontrolliert und gegebenenfalls durch das Essverhalten gesteuert.

Der selektive Mangel aber auch ein Übermaß einzelner Aminosäuren führt zu charakteristischen Ausfällen im Nervensystem. Argininmangel kann die Hirnentwicklung stören; Mangel an Phenylalanin oder Tryptophan führt zu psychovegetativen Syndromen, Depressionen und Angststörungen, Mangel an Glutaminsäure oder Tyrosin zeigt sich durch Hirnleistungsstörungen, Müdigkeit und Erschöpfung, ein Mangel an Cystein findet sich bei neurodegenerativen Erkrankungen, fehlendes Taurin begünstigt neurovaskuläre Schäden und eine Makuladegeneration im Auge. Ein Übermaß an Tyrosin kann zu schizoprenen Psychosen führen, zu viel Glutaminsäure wirkt neurotoxisch und verstärkt neurodegenerative Prozesse.

Aminosäuren werden auch als Neurotransmitter oder deren Vorstufen eingesetzt (Frage 2.5). Am bedeutendsten sind dabei Glutamat (und das daraus gebildete γ-Aminobutyrat), Glutamin, Glycin, Tyrosin (als Vorläufer für Dopamin, Noradrenalin und Adrenalin) und Tryptophan (Ausgangsstoff für Serotonin und Melatonin).

Beim Eiweißabbau entstehen nicht selten Konglomerate, die eine gewisse Resistenz gegen die körpereigenen lytischen Enzyme aufweisen, meistens durch ungünstige Quervernetzungen. Diese unverwertbaren Endprodukte können sich entweder intrazellulär (Lipofuszin, siehe Frage 2.4) oder extrazellulär ablagern.

Ein typisches Beispiel für extrazelluläre Eiweißablagerungen ist das Alzheimerprotein, das aus einer physiologischen Vorstufe, einem Membranprotein unbekannter Funktion, entsteht. Durch extrazelluläre Plaquebildung behindert es ab einer gewissen Menge die normale Nervenfunktion und führt zu den typischen Symptomen einer Demenz.

Über das Blut kommen nicht nur Aminosäuren, sondern auch Peptide und Proteine aus der Nahrung an das Nervensystem. Erhöhte Werte bioaktiver Proteine im Körper bzw. im Urin konnten bei Patienten mit Schizophrenie, Depression, Autismus und Aufmerksamkeitsdefizitsyndrom (ADHS) gemessen werden. Häufig sind dies Verbindungen mit Glutenin, Gliadin und Kasein. Eine entsprechende gluten- und kaseinfreie Diät kann hier zu erstaunlichen Behandlungserfolgen führen.

Eine besondere Form von Aminosäureketten, denen man den Namen Prionen gegeben hat, kann bereits im Darm in das enterische Nervensystem aufgenommen werden und von dort langsam retrograd in Richtung Gehirn wandern und sich dort über eine retrograde Bewegung an den Synapsen ausbreiten. Dieser Prozess erklärt möglicher Weise manche chronischen neurodegenerativen Erkrankungen, denen bisher der Mantel des Idiopatischen angezogen wurde (z.B. idiopathische Form des Morbus Parkinson). Nehmen Prionen den Blutweg, so kommt es zu einer rascheren Ausbreitung und entsprechend akuten Verläufen (z.B. Jakob-Kreuzfeld-Erkrankung).

Lipidstoffwechsel (Zellmembran und Markscheide).

Für den laufenden Energiebedarf können die Nerven- und Gliazellen nicht auf die im Blut zirkulierenden Lipide zurückgreifen. Dennoch spielen Fette eine wichtige Rolle im Nervensystem, insbesondere für die Oligodendroglia und die Schwann-Zellen bei der Bildung der Myelinscheiden. Myelin besteht zu etwa 70% aus Lipiden (Cholesterin,

Sphingoglycolipide und Phospholipide) und zu knapp 30% aus Proteinen. Die Zusammensetzung der einzelnen Lipide ist dabei im zentralen und peripheren Nervensystem unterschiedlich. Sie sind jedoch generell mit den Proteinen so verbunden, dass sie auch bei massivem Nahrungsmangel nicht vom Körper zur Energiegewinnung herangezogen werden können. Der Funktionserhalt der Nervenleitung steht hier vor dem Grundumsatz des Organismus.

Lipide werden auch für die übrige Zellmembran benötigt, die gerade im präsynaptischen Bereich die Freisetzung von Neurotransmittern beeinflussen kann. Besonders langkettige Fettsäuren (Docosahexaensäure als Omega-3 und Arachidonsäure als Omega-6) spielen hier eine wichtige Rolle.

Diese langkettige Fettsäuren haben eine positive Wirkung bei Depressionen und bei Lern- und Koordinationsstörungen.

Während der frühen Entwicklung (Aufbauphase) dominiert die Fettsäuresynthese, die in allen Zellen des Nervensystems aus Laktat und Ketonkörpern stattfindet, mengenmäßig am meisten in den Oligodendrozyten, da diese im Rahmen der Markbildung sehr viel mehr Membranfläche bilden müssen. Neben der Neusynthese können Fettsäuren auch über eine am Gefäßendothel befindliche Lipoproteinlipase aus Triacylglyzerinen gelöst und direkt den Astrozyten zur Verfügung gestellt werden (intrazelluläre Bindung an fettsäurebindende Proteine – FABPs). Ein dritter Weg ist die Aufnahme von an Albumin gebundenen Fettsäuren in Astrozyten über Endozytose in Form von Vesikeln. Albumin dient dabei nicht nur als Transportvehikel, sondern kann seinerseits in Zusammenhang mit Ölsäure als wachstumsstimulierender Faktor für die Nervenzellen wirken. Cholesterin, ein weiterer wichtiger

Bestandteil von Zellmembranen, wird ebenfalls von allen Zellen selbst gebildet.

Ist der Aufbau abgeschlossen, verändern sich die Enzymmuster für die Lipidstoffwechsel deutlich. Insbesondere die Neurone geben die Syntheseaufgaben ganz an die Astrozyten ab. Letztere nehmen Fettsäuren aus dem Blut auf (bevorzugt mehrfach ungesättigte Fettsäuren, die dann in Arachidonsäure (20:4n-6) und Docosahexaensäure (22:6n-3) umgebaut werden). Gesättigte Fettsäuren werden in geringem Umfang von den Astrozyten neu synthetisiert. Die Fettsäuren werden durch die Acyl-CoA-Synthetase stabilisiert und in Phospholipide eingebaut. Diese bilden zusammen mit im Astrozyten synthetisiertem Cholesterin und Apolipoprotein E Gehirn-spezifische Lipoproteine, die überwiegend für die Versorgung der Neurone vorgesehen sind.

Da die Neurone sehr empfindlich gegenüber größeren Mengen von Cholesterin sind, haben sie ein spezifisches Hydroxylierungssystem, das 24-Hydroxycholesterol bildet, welches an das Blut abgegeben werden kann. Dieses System ist für etwa 2/3 der Cholesterinentsorgung verantwortlich. 1/3 kann als Cholesterin von den Astrozyten an das Endothel und damit an das Blut abgegeben werden. Die Fettsäuren können entweder in einem astrozytären Regelkreis durch eine Phospholipase A2 aus den Phospholipiden wiederverwertet werden oder über das Blut in den Körperkreislauf gelangen.

Der Umsatz liegt mit 0,076% pro Tag für Fettsäuren und 0,02% pro Tag für Cholesterin sehr niedrig: die Halbwertszeit liegt bei 2,5 bis 7 Jahren! Dennoch können sich bei Fehlernährungen nach einigen Monaten bereits Veränderungen in der Funktion nachweisen lassen.

Spurenelemente.

Eisen wirkt in erster Linie indirekt auf das Gehirn durch eine verstärkte Hämoglobin- und damit Sauerstoff-Bereitstellung. Es findet sich jedoch auch angereichert in spezifischen Regionen des Gehirns, insbesondere im Nucleus ruber und den Basalganglien.

Überschießende Eisenablagerungen finden sich bei der Acaeruloplasminämie, die klinisch durch verschiedene Störungen der Basalganglien und des Kleinhirns sowie durch eine Retinitis pigmentosa auffällt. Im Gegensatz dazu liegt bei der Neuroferritinopathie ein Eisenmangel in den Basalganglien vor. Dies äußert sich klinisch ebenfalls in choreatischen, dystonen oder parkinsonoiden Symptomen.

Kupfer wirkt überwiegend in Oxidasen, die im Gehirn eine wichtige schützende Rolle spielen. Im Gehirn sind insgesamt etwa 7 mg Kupfer enthalten, 11% des Gesamtkupfergehaltes im menschlichen Körper.

Während der Entwicklung ist Kupfer essentiell für die Ausreifung des zentralen Nervensystems und es wird ein kritisches Zeitfenster vermutet, in dem Kupfer im Gehirn angereichert werden kann.

Ein Kupfermangel führt zur vermehrten Bildung von Alzheimer-Plaques im Gehirn, aber auch zu Myelopathien, spastischen und sensorischen Ataxien (Morbus Menke bei Kupfermangel während der Entwicklung). Zu viel Kupfer findet sich beim Morbus Wilson, der klinisch durch Tremor, Dystonien und Parkinson auffällt.

Zink wirkt als Cofaktor von vielen Enzymen und als Membranstabilisator. In letzterer Aufgabe wirkt es zusammen mit Magnesium regula-

torisch an den Synapsen und ist für eine reibungslose Signalweiterleitung nötig.

Jod und Selen wirken nicht direkt im Gehirn, sind jedoch insbesondere für die Bildung von Schilddrüsenhormon wichtig, das essentielle Funktionen im Gehirn hat. Die Bedeutung ist so groß, dass das Gehirn einen eigenen Typ von Deiodinasen (Typ II) enthält, um den lokalen T3-Spiegel unabhängig vom durch das Blut vorgegebenen T3-Spiegel aufrecht zu erhalten. Bereits bei der fetalen Gehirnentwicklung spielt eine besondere Form des Schilddrüsenhormons, das rT3, eine Schlüsselrolle, das von der Typ III Deiodinase gebildet wird.

Jodmangel während der Entwicklung führt bis zum Kretinismus (geistige Minderentwicklung, motorische Bewegungsstörungen, Taubheit) durch eine Störung der neuronalen Auswanderung, Differenzierung, Myelinisierung und Synthese der Neurotransmitter. Um einen Schilddrüsenhormonmangel rechtzeitig zu behandeln wird ein Neugeborenenscreening durchgeführt; frühe Substitution kann die gravierenden Symptome zum großen Teil verhindern bzw. rückgängig machen.

Auch bei Erwachsenen führt der Mangel an Jod (respektive Schilddrüsenhormon) zu mentalen Veränderungen bis hin zu schweren Depressionen oder Pseudodemenzen.

Eine Reihe von weiteren Elementen kann die Homöostase im Gehirn stören und so zum Entstehen von Erkrankungen beitragen: Fluor, Blei, Cadmium und Aluminium werden im Zusammenhang mit Autismus diskutiert, Aluminium mit Alzheimerdemenz, Morbus Parkinson, amyotrophe Lateralsklerose und Dialyse-induzierte Enzepha-

lopathie. Blei führt besonders bei Kindern zu Lernstörungen, Verhaltensauffälligkeiten und geistiger Retardierung.

Vitamine.

Für das Nervensystem spielen insbesondere die Vitamine der B-Gruppe eine wichtige Rolle. Die Wirkung ist dabei nicht nervenspezifisch, affiziert jedoch bei Mangel auch Nervenfunktionen.

Thiamin (Vitamin B1) ist Coenzym bei dehydrierenden Decarboxylierungen und beeinflusst den Kohlenhydratstoffwechsel. Niacin (Vitamin B3) ist Bestandteil der Coenzyme NADH und NADPH, Pantothensäure (Vitamin B5) von Coenzym A und dem Acyl-Carrierprotein der Fettsäuresynthase. Pyridoxin (Vitamin B6) spielt als Coenzym im Aminosäurestoffwechsel eine wichtige Rolle, Cobalamin (Vitamin B12) ist Coenzym der Methioninsynthase und der MethylmalonylCoA Mutase.

Folsäure (Vitamin B9) hat in der Embryonalzeit eine direkte Rolle beim Verschluss des Neuralrohres. Allgemein spielt sie bei der Übertragung einer C1-Gruppe eine wichtige Rolle bei verschiedenen biochemischen Reaktionen.

Klinisch zeigt sich ein Vitamin B1 Mangel in allgemeinen neurologischen Störungen und der Wernicke-Enzephalopathie mit Verwirrtheit und Gedächtnisstörungen (Korsakow-Syndrom). Ein Vitamin B3 Mangel führt in leichten Fällen zu Reizbarkeit, Konzentrations- und Schlafstörungen; in schweren Fällen spricht man von Pellagra. Fehlt Vitamin B6 kommt es zu ähnlichen allgemeinen Gehirnsymptomen.

Mangel an Vitamin B6 und B12 äußert sich besonders am peripheren Nervensystem, überwiegend in Form von sensorischen Neuropathien. Bei Vitamin B12 Mangel kann es außerdem zur funikulären Myelose im Rückenmark kommen.

Ein Folsäuremangel führt in der frühen Entwicklung zu einem Defekt im Neuralrohr (Spina bifida).

Weitere Vitamine, bei denen Zusammenhänge mit dem Nervensystem beschrieben sind, sind Vitamin A (allgemein im Nervengewebe, speziell beim Sehvorgang im Auge), Vitamin B2 (Riboflavin), was im Zusammenhang mit Migräne diskutiert wird, und Vitamin B7 (Biotin), das bei Mangel zu Depression, Müdigkeit und Appetitlosigkeit führen kann.

2.3 Unterscheiden sich die Zellen des Nervensystems prinzipiell von anderen Körperzellen?

Grundsätzlich gleichen die Zellen des Nervensystems von ihrer Oberflächenidentität den übrigen Zellen des Körpers. Allerdings findet man gerade im Nervensystem besonders viele hochdifferenzierte Zellen, die sich in einem postmitotischen Zustand befinden. Das bedeutet, dass die Regenerationsfähigkeit der Zellen sehr eingeschränkt ist.

Differenzierte Neuronenverbände können bei Nervenzellverlust nicht durch Mitosen die abgestorbenen Zellen ersetzen. Allerdings besitzen die verbleibenden Neurone eine hohe Plastizität in ihren Fortsätzen, sodass laufend neue synaptische Kontakte ausgebildet werden können und so bestimmte Leistungen auch bei Zelluntergang erhalten bleiben. Diese Dynamik ist insbesondere im zentralen Nervensystem ausgeprägt.

Im Rahmen der normalen Alterungsprozesse spielt die Plastizität eine erhebliche Rolle: im Schnitt gehen pro Sekunde mehrere tausend Nervenzellen zugrunde.

Da das Nervensystem eine hohe Pufferkapazität aufweist, bedarf es eines größeren Zelluntergangs bis es zu klinischen Auffälligkeiten kommt. Obwohl dies günstig für den normalen Alterungsprozess ist, bei dem laufend Neurone absterben, schafft es die unglückliche Situation bei der Behandlung neurodegenerativer Krankheiten, dass man bei Diagnosestellung bereits einen fortgeschrittenen Verlauf hat, der kaum noch eine Reversibilität der Symptome erlaubt.

Als Faustregel gilt, dass etwa 70% der Zellen einer Region verändert bzw. abgestorben sein müssen, bis klinische Symptome manifest werden.

2.4 Welche Charakteristika zeigt die Nervenzelle im Hinblick auf den Stoffwechsel?

Aus den embryonalen Neuroblasten differenzieren sich Zellen verschiedener Form und Größe, deren charakteristisches Merkmal die Fähigkeit zur Erregungsleitung, zum Teil auch der Erregungsbildung, ist. Diese Nervenzellen (Neurone) bestehen aus dem Zellkörper, in dem sich der Zellkern und das Protoplasma (Pericaryon) befinden, sowie aus mindestens einem Fortsatz (Neurit oder Axon), der sich am Ende verzweigt und über Synapsen Kontakt zu anderen Zellen herstellt. Erhält ein Neuron viele synaptischen Kontakte, muss die Zelloberfläche vergrößert werden – die so entstehenden Fortsätze werden Dendriten genannt.

Je nach Gestalt des Axons unterscheidet man Neurone vom Golgi-Typ (kurzes Axon mit starker Aufspaltung; überwiegend Verknüpfung benachbarter Neurone) und Deiters-Typ (langes Axon; Verknüpfung entfernter Nervenregionen mit häufigen Kollateralen im Verlauf). Neurone vom Deiters-Typ können neben dem Axon auch einen Dendriten ausbilden, der axon-ähnliche Eigenschaften aufweist (Markscheide): diesen Fortsatz nennt man dann dendritisches Axon.

Aufgrund seiner enormen Größe hat das Neuron einen hohen Eiweißstoffwechsel, der sich in der großen Zahl von Organellen (raues endoplasmatisches Retikulum, Golgiapparat, Lysosomen) und Mitochondrien im gesamten Perikaryon (auch in den dendritischen Fortsätzen) wiederspiegelt. Dies lässt sich bereits lichtmikroskopisch in Form grobscholliger, basophiler Einschlüsse, den Nissl-Schollen, erkennen. Ein weiterer Hinweis auf die Syntheseleistung zeigt sich im großen Zellkern (Nucleus), der mindestens eine deutlich sichtbare chromatinreiche Region (Nucleolus) zur Bildung der ribosomalen Ribonukleinsäure enthält. Die von den Neuronen gebildeten Proteine gliedern sich in Membranproteine (vor allem Ionenkanäle und Rezeptoren), Strukturproteine (Neurotubuli für den axonalen Transport und Neurofilamente als Teil des Zytoskeletts) und Transmitterstoffe (Neuropeptide). Etwa ein Drittel des gesamten Proteingehalts wird von der Nervenzelle täglich erneuert. Verbrauchte Stoffe werden in zahlreich vorhandenen Lysosomen abgebaut, teilweise auch als Pigmente (Melanin oder Lipofuszin) gespeichert.

Je nach Funktionszustand verändern die Neurone ihr Aussehen in charakteristischer Weise: bei Beanspruchung einer Nervenzelle kommt es zu einem Abbau der Zellorganellen, d.h. zu einer Reduktion der Pro-

teinbiosynthese und einem Verlust von Nissl-Schollen. Während der Erholungsphase findet dann eine Regeneration statt. Im Nucleus cochlearis dauert die Regeneration nach starker Beanspruchung (kompletter Verlust von Nissl-Schollen) über eine Woche.

Wie auch in anderen Organen (Herz, Leber, Niere, Haut) kommt es in einem Teil der Nervenzellen zur Bildung von Pigment im Zytoplasma.

Ubiquitär im zentralen Nervensystem, jedoch mit unterschiedlicher Dichte finden sich in den Neuronen Lipofuszine. Diese bestehen aus quervernetzten Proteinen, die sich weder durch Lysozyme noch Proteasen auflösen lassen, und einem Lipidanteil (zwischen 20 und 50%). Diese Ablagerungsprodukte, die als Hinweis auf oxidativen Stress einer Zelle verstanden werden, nehmen kontinuierlich mit dem Alter zu und verändern sich dabei in charakteristischer Weise. Bei kleinen Kindern sind sie zunächst farblos und vereinzelt gleichmäßig im Zytoplasma verteilt. Durch Einlagerung von Metallen (besonders Eisen) werden sie zunächst hellgelb und fangen dann an sich zu verklumpen. Ab der vierten Lebensdekade werden die Ansammlungen braungelb und konzentrieren sich in einem Zytoplasmabereich, oft um den Zellkern. Sie können dabei bis zu 75% des Zellvolumens einnehmen und schieben sich teilweise bis in das Axon vor (Meganeuriten der kleinen Pyramidenzellen der Kortex im Alter). Ob die verbleibende Lebenszeit eines Neuriten wirklich an der Menge von eingelagertem Lipofuszin abgelesen werden kann, ist momentan Hypothese.

Lipofuszine finden sich mehr in motorischen als in sensiblen Neuronen, im Rückenmark mehr als in der Hirnrinde, in somatischen mehr als in viszeralen Kerngebieten.

Die Lipofuszine sind physiologische Ablagerungen; pathologische intrazelluläre Ansammlungen von Protein-Fett-Verbindungen, die sich von den Lipofuszinen abgrenzen lassen, werden als Ceroid bezeichnet.

Neben den Lipofuszinen unterscheidet man auch spezifische Pigmentablagerungen im Gehirn. Dazu gehört das Neuromelanin, das sich in der Substantia nigra und im Locus coeruleus findet. Neuromelanin zeigt in den ersten beiden Lebensdekaden einen rasanten Anstieg im Zytoplasma der entsprechenden Neurone, bleibt dann aber relativ Konstant bis in das höhere Alter, in dem eine leichte Abnahme beobachtet werden kann.

Neben den intrazellulären Stoffwechselleistungen konzentriert sich die Nervenzelle auf die chemische Signalübertragung an den Synapsen, die neben den mit Neurotransmittern angefüllten Vesikeln zahlreiche Mitochondrien aufweisen (ausführliche Darstellung siehe Frage 1.7). Hier ist auch eine lokale Erneuerung von Botenstoffen, z.B. die Synthese von Acetylcholin möglich.

2.5 Wie wirken welche Überträgerstoffe (Transmitter)?

Die synaptischen Überträgerstoffe stellen eine Vielfalt unterschiedlicher Substanzklassen dar. Ihre Wirkung hängt unmittelbar mit dem Rezeptor der postsynaptischen Membran zusammen: exzitatorisch nennt man eine erregende Stimulation der nachfolgenden Zelle (meist durch Natriumeinstrom in die Zelle), inhibitorisch eine hemmende Wirkung, die zu einem Stop der Erregungsweiterleitung führt (meist durch

Chlorideinstrom in die Zelle). Bei einer schnellen Wirkung wird der Io-
nenkanal direkt moduliert, bei einer langsamen Wirkung erfolgt die
Beeinflussung des Ionenkanals über intrazelluläre Second-messenger-
Mechanismen (z.B. G-Proteine).

Die im Nervensystem am weitesten verbreitete Transmittersubstanz
ist Acetylcholin, das sowohl im zentralen als auch im peripheren Ner-
vensystem (motorische Endplatte, zweites vegetatives Neuron) vor-
kommt und einen exzitatorischen Effekt auf die postsynaptische
Membran hat. Nach den Rezeptoren der postsynaptischen Membran
unterscheidet man zwei Typen cholinerger Synapsen: nikotinische Sy-
napsen (z.B. neuromuskuläre Verbindung) arbeiten direkt mit Natrium-
kanälen, muskarinische Synapsen aktivieren eine intrazelluläre G-
Protein-Kaskade. Mit der Acetylcholinesterase wird der Transmitter im
synaptischen Spalt enzymatisch in Azetat und Cholin gespalten, präsy-
naptisch resorbiert und mithilfe der Acetylcholintransferase wieder zu
Acetylcholin synthetisiert (synaptischer Kreislauf). Durch die Esterase
wird die Wirkungszeit in der Synapse kurz gehalten.

Neben Acetylcholin spielen die Monoamine (Dopamin, Noradrena-
lin, Adrenalin, Serotonin und Histamin) eine ubiquitäre Rolle. Auffal-
lend ist bei diesen Substanzen die große Rezeptorheterogenität, die
eine unterschiedliche Wirkung an der postsynaptischen Membran her-
vorrufen. Bei Dopamin unterscheidet man mindestens fünf Rezeptoren
(D1-D5), wobei D1 Rezeptoren exzitatorisch, D2 Rezeptoren inhibito-
risch wirken. Die Rezeptoren der Katecholamine werden in α und β-
Typen eingeteilt. Sie spielen besonders in peripheren Nervensystem
eine Rolle und haben dort folgende Wirkungen: $\alpha1$ führt zu einer Vaso-
konstriktion, $\alpha2$ hemmt die Lipolyse und die Insulinsekretion, $\beta1$ stei-
gert die Glukosebereitstellung bei gleichzeitiger Stimulation von Insu-
lin, außerdem verbessert sich die Kontraktionskraft des Herzens, $\beta2$
steigert die Lipolyse und führt zu einer Vasodilatation im Skelettmus-

kel, β3 aktiviert die Thermogenese im braunen Fettgewebe. Serotonin hat langsame (5HT1-, 5HT2-, 5HT4-Rezeptor) und schnell (5HT3-Rezeptor) wirkende Eigenschaften, die zu einer Relaxation (5HT1-Rezeptor) oder Kontraktion (5HT2-Rezeptor) glatter Muskulatur führen können (als Ausnahme werden die kranialen Blutgefäße durch 5HT1-Rezeptoren kontrahiert!). 5HT3-Rezeptoren spielen in zentralen Nervensystem bei Erbrechen, Schmerzen und Angst eine funktionell wichtige Rolle. Monoamine werden nur zu geringem Teil enzymatisch (durch Monoaminoxidasen und Catechol-O-methyltransferasen) abgebaut; sie werden überwiegend von der präsynaptischen Membran in Vesikel reabsorbiert und stehen dann für eine neue Signalübermittlung direkt wieder zur Verfügung.

Im zentralen Nervensystem sind besonders zwei Gruppen von Überträgerstoffen weit verbreitet: γ-Aminobutyrat (GABA) und Glycin weisen durch Hyperpolarisation der postsynaptischen Membran (öffnen von Chlorkanälen) eine inhibitorische Wirkung auf. Glutamat und Aspartat, Aminosäuren die auch ohne Transmitterfunktion in Nervenzellen vorhanden sind, wirken an der Synapse über zahlreiche Rezeptoren, die man in drei große Gruppen einteilen kann (NMDA-, AMPA- und Kainat-Rezeptoren) exzitatorisch.

Kurze Aminosäureketten (Peptide) weisen die Endorphine (Enkephalin, Endorphin, Dynorphine), die über Opioidrezeptoren wirken, und Tachykinine (Substanz P, Neurokinin A, Neurokinin B), die an den Synapsen sensorischer Afferenzen anzutreffen sind, auf.

Neben den genannten Haupttransmittern finden sich in vielen Nervenzellen noch weitere Überträgerstoffe, die als Kotransmitter bezeichnet werden und modulierend auf die synaptische Übertragung wirken. Unter ihnen sind eine Reihe von Neuropeptiden, die zum Teil auch an der hormonalen Regulation beteiligt sind (Angiotensin II, So-

matostatin, vasoaktives intestinales Peptid (VIP), Neuropeptid Y und andere). Zu den Kotransmittern zählen auch Adenosin und Adenosintriphosphat (ATP), die besonders in adrenergen Synapsen zu finden sind. Eine besondere Form sind gasförmige Transmitter, bei denen neben Kohlenmonoxyd (CO) vor allem Stickstoffmonoxyd (NO) eine besondere Rolle als relaxierender Transmitter im peripheren Nervensystem spielt. Sie können allerdings nicht in Vesikel verpackt werden, sondern müssen direkt im präsynaptischen Bouton enzymatisch mit einer Stickoxydsynthase gebildet werden. Das Gas diffundiert dann durch die Zellmembranen in die Nachbarzelle und kann dort modulierend wirken. Aufgrund der kurzen Halbwertszeit der Gase ist die Wirkung auf die direkt anliegenden Strukturen begrenzt.

2.6 Was leisten die Gliazellen?

Zur Unterstützung der Neurone werden verschiedene Funktionen benötigt, die im zentralen Nervensystem jeweils durch einen eigenständige Gruppe von Gliazellen, im peripheren Nervensystem auch teilweise durch andere Zellen repräsentiert sind. Diese Funktionen sind vierfach und lassen sich den verschiedenen Wesensgliedern zuordnen: die strukturelle Gliederung bezieht sich auf die stofflich-materielle Komponente, der Schutz im Sinne einer Stoffkontrolle ist für die vitale Dynamik federführend, der Milieuerhalt im immunologischen Sinn greift die sozialinteraktive Komponente auf und setzt das Nervensystem so mit dem Gesamtkörper in Beziehung, und schließlich die Markscheide zur schnelleren Erregungsweiterleitung als Ausdruck und Grundlage der Individualität und erweitert-übergeordneten Leistungen.

Die Zahl der Gliazellen steht meist in einem für die jeweilige Hirnregion konstanten Verhältnis zur Zahl der Nervenzellen (Glia-Index). Die Zahl der Gliafortsätze ist demgegenüber variabel und dem tatsächlichen Zustand des Gewebes angepasst: eine stark aktivierte Nervenzelle ist dabei von mehr Gliafortsätzen umgeben als eine ruhende.

Viele Gliazellen des zentralen Nervensystems haben an ihrer Zelloberfläche Rezeptoren für Neurotransmitter, die eine enge Beziehung zwischen Neuron und Gliazelle vermuten lassen. So können Gliazellen Veränderungen in der Transmitterausschüttung registrieren und bei deren Inaktivierung helfen. Da die Gliazellen über Zytoplasmabrücken (gap junctions) miteinander verbunden sind, kann so auch ein größeres Umfeld beeinflusst werden. Unter diesen Aspekten haben die Gliazellen möglicherweise auch informationstragende Eigenschaften, die für die Gesamtfunktion des Gehirns entscheidend sind.

Strukturelle Gliederung. Bereits während der frühen Entwicklungsphase des zentralen Nervensystems bilden sich Leitschienen in Form von langgezogenen Ependymzellen, die zum einen zur gerichteten Auswanderung von Nerven- und Gliazellen notwendig sind, zum anderen aber grenzbildend bestimmte Bereiche umgeben. Zu diesen Zellen zählt man ziliäre Ependymzellen (epithelial die Ventrikel auskleidend), Tanyzyten (langgezogene Zellen mit Kontakt zu den Ventrikeln zum Schutz der Blut-Liquor-Schranke), epitheliale Zellen des Plexus choroideus (Blut-Liquor-Schranke) und Müllerzellen (Retina). Im weitesten Sinn gehören auch die Stützzellen der Sinnesorgane zu dieser Gruppe, die jedoch meist nicht neuroepithelialer Herkunft sind.

Im peripheren Nervensystem orientieren sich die Nervenfortsätze an ihren Zielstrukturen, sodass spezialisierte Zellen als Leitschienen nicht notwendig sind. Allerdings wird eine Abgrenzung zum umliegenden Gewebe notwendig, die in Form von Bindegewebshüllen realisiert wird: die einzelnen Fortsätze werden von lockerem retikulären Bindegewebe (Endoneurium) umgeben. Mehrere Fortsätze lagern sich zu Bündeln zusammen, die von einer zellreichen strafferen Bindegewebshülle (Perineurium) umgeben sind. Ein peripherer Nerv besteht aus mehreren Bündeln um die sich eine weitere locker-bindegewebige Hülle (Epineurium) legt, die in der Regel makroskopisch als Nervenhülle präpariert wird.

Stoffkontrolle. Die Erregungsleitung an den Nervenzellen bedarf einer sehr konstanten extrazellulären Ionenzusammensetzung (besonders des Kaliumspiegels), die im zentralen Nervensystem durch die Astrozyten gewährleistet wird. Dies sind sternförmig verzweigte Zellen mit einem auffälligen Zytoskelett (Bündel von 8-10nm dicken Intermediärfilamenten), das aus spezifischen Gliafilamenten (Gliofibrillen) besteht. Astrozyten haben wenig Ribosome und Mitochondrien, jedoch viel Glykogengranula. Protoplasmatische Astrozyten haben kurze, verzweigte Fortsätze (überwiegend in der grauen Substanz lokalisiert), faserige Astrozyten haben schlanke, langgestreckte Fortsätze (überwiegend in der weißen Substanz zu finden). Mit kolbenartigen Verdicklungen enden viele dieser Fortsätze an den Kapillaren oder im Bereich der Ranvier-Schnürringe. Radiäre Astrozyten nehmen Kontakt zur Pia mater auf und grenzen so flächenhaft das Hirngewebe gegen die bindegewebigen Hirnhäute ab (Membrana limitans gliae superficialis).

Im peripheren Nervensystem übernehmen die nicht-myelinbildenden Schwann-Zellen und die Mantelzellen um die Nervenzellkörper in den Ganglien astrozytäre Funktionen.

Milieuerhalt. Zelltod ist ein fortwährender Vorgang der auch im Nervensystem stattfindet. Die durch den Zerfall anfallenden, teilweise toxischen Metabolite müssen effizient entsorgt werden. Voraussetzung hierfür ist eine amöboide Beweglichkeit und phagozytierende Eigenschaften der Zellen. Sowohl im zentralen als auch im peripheren Nervensystem sind dies aus dem Knochenmark stammende Zellen des monozytären Phagozyten-Systems (Makrophagen) bzw. dendritische Zellen, die einem kontinuierlichen Wanderprozess durch den gesamten Körper unterliegen. Im zentralen Nervensystem werden diese Zellen Mikroglia (Hortega-Glia) genannt. Sie machen etwa 10% aller Gliazellen aus und sind in unterschiedlicher Dichte in den verschiedenen Hirnregionen zu finden.

Der größte Teil der Mikroglia wandert während der Fetalzeit in das Gehirn, kann jedoch auch nach Bildung der Blut-Hirn-Schranke ergänzt werden. Beim Erwachsenen ist die mittlere Turnover-Zeit bei 28% pro Jahr.

Je nach Funktionszustand unterscheiden sich die Mikrogliazellen in ihrer Struktur: im Ruhezustand zeigen sie ein sternförmiges Aussehen mit vielen, dünnen Fortsätzen. Im aktivierten Zustand verdicken sich die Fortsätze und die Zellen exprimieren makrophagen-ähnliche Marker an ihrer Zelloberfläche. Während der aktiven Phagozytose kugeln sich die Zellen schließlich ab (Körnerzellen, Schaumzellen).

Bei Entzündungsprozessen können auch aktivierte T-Zellen durch die Blut-Hirn-Schranke treten und die Mikroglia in ihrer immunologischen Aufgabe unterstützen.

Markscheide. Die das Nervensystem einzigartig prägende Funktion der Gliazellen liegt in der Fähigkeit Myelin zu bilden und daraus Markscheiden um Nervenfortsätze zu bilden. Im zentralen Nervensystem nennt man die sich dafür spezialisierenden Zellen Oligodendroglia, im peripheren Nervensystem sind es die aus der Neuralleiste stammenden Schwann-Zellen. Nach Hortega (1928) unterscheidet man vier Gruppen von Oligodendroglia, wobei die Gruppen I-III durch mehrere Fortsätze zu einer vielzahl von Axonen gekennzeichnet sind, während die Gruppe IV Zellen nur ein Axon umgeben. Es sind Zellen mit einer hohen Proteinbiosynthese (viele Ribosomen, deutlicher Golgiapparat). Schwann-Zellen umgeben wenn sie eine Myelinhülle bilden nur ein einzelnes Axon; bei marklosen Nervenfasern können auch mehrere von einer Schwann-Zelle geschützt sein. Im Gegensatz zur Oligodendroglia haben die Schwann-Zellen eine vollständige Basalmembran.

Die Bildung der Markhüllen erfolgt in charakteristischer Weise. Die Gliazellen umgeben das Axon zunächst nur mit einer Plasmahülle ohne Myelingehalt. Es wickelt sich dann eine Membranduplikatur des Zytolemms der Hüllzellen, das Mesaxon, allmählich spiralig um den Achsenzylinder. In die Zwischenräume dieser Membranlamellen lagern sich dann spezifische Lipide ab, sodass eine sehr regelmäßige Schichtung aus äußerst dünnen, konzentrisch angeordneten Lipoproteinlamellen entsteht. Zwischen den einzelnen Gliazellen entstehen Einschnürungen (Ranvier-Schnürring), in denen das Axon von stark verzahnten zytoplasmatischen Ausläufern der aneinander angrenzenden Gliazellen bedeckt wird. Im zentralen Nervensystem lagern sich an solchen Stellen auch Fortsätze der Astrozyten an. Die Strecke von Schnürring zu Schnürring bezeichnet man als interanuläres Segment (Internodalstrecke).

3. Kapitel. Transportprozesse und Flüssigkeitsbewegungen

3.1 Wie viel Blut braucht das zentrale Nervensystem?

Das Gehirn wird mit 780 ml Blut pro Minute (15% des Herzzeitvolumens in Ruhe – eine für die Größe des Organs überdurchschnittliche Menge) relativ konstant versorgt. Bei geistiger Aktivität werden spezifische Hirnareale stärker durchblutet, ohne dass die Gesamtorgandurchblutung sich wesentlich verändert.

Nur bei maximaler Gehirnaktivität (z.B. generalisierter epileptischer Anfall) kann kurzfristig die Organdurchblutung um bis zu 50% ansteigen. Während des Schlafs ist die Gehirndurchblutung leicht erhöht, in Narkose normalerweise etwas vermindert.

Die graue Substanz (Hirnrinde) ist mit 0,8-1,3 ml/ g/ min stärker mit Blut versorgt als die weiße Substanz (0,2-0,3 ml/ g/ min).

Die Toleranzbreite gegenüber einer Abnahme der Hirndurchblutung ist sehr gering. Bereits bei einem Abfall unter 0,2 ml/ g/ min kommt es zu funktionellen Störungen, bei weniger als 0,1 ml/ g/ min

kommt es zum irreversiblen Zelluntergang innerhalb von 8-10 Minuten.

Je nach Dauer der gestörten Blutversorgung und damit der Reversibilität der Symptome unterscheidet man transitorisch-ischämische Attacken (TIA), prolongierte reversible ischämische neurologische Defizite (PRIND) oder vollständige Infarkte. Ist das gesamte Gehirn kurzzeitig unterversorgt, spricht man von einer Synkope (Ursache sind meist Herzrhythmusstörungen); bei einer längeren globalen Ischämie kommt es nach zwei Minuten zu irreversiblen Schäden, nach etwa 10 Minuten tritt der Hirntod ein.

Bei stark verlangsamten Stoffwechselprozessen (Unterkühlung, bestimmte Vergiftungen) können auch längere Ischämiezeiten unbeschadet überstanden werden; bei Kindern bis zu 30 Minuten.

3.2 Wie kommt das Blut zum zentralen Nervensystem?

Die Versorgung des Gehirns mit arteriellem Blut erfolgt durch zwei Gefäßpaare: die Hirnabschnitte des infratentoriellen Raums sowie die basalen Abschnitte des Temporal- und Occipitallappens werden von den Arteriae vertebrales, die übrigen Hirnteile des Hemisphärenraumes dagegen von den Arteriae carotis internae versorgt. Alle anastomosieren an der Hirnbasis miteinander und bilden so den Circulus arteriosus cerebri (Willisi).

Bei etwa 1/3 aller Menschen ist der Circulus arteriosus cerebri unvollständig ausgebildet; oft sind die Anastomosen (Arteriae communicantes) hypoplastisch.

Die größeren Arterienäste liegen oberflächlich (kortikal), während eine zweite Gruppe kleinerer Arterienäste von basal in die Hirnsubstanz ziehen. Zwischen beiden Gruppen bildet sich eine ‚gefäßarme' Zone, die im äußeren Markgebiet der Rinde lokalisiert ist und dort Zirkulationsstörungen begünstigen kann. Auf der venösen Seite entspricht der ‚gefäßarmen' Zone eine ebenfalls im Markgebiet gelegene ‚venöse Wasserscheide' (Ferner), d.h. die kortikalen Venen drainieren das sauerstoffarme Blut kalottenwärts, die zentralen Venen dagegen basalwärts.

Wird ein zuführendes Gefäß akut verschlossen (Verengung von über 90%), kommt es trotz der Anastomosen zu Durchblutungsstörungen und klinischen Symptomen. Erfolgt jedoch eine langsame Verengung eines Gefäßes, können die anastomosierenden Äste erweitert werden und so die verringerte Blutmenge ausgleichen. Bei solchen chronischen Prozessen kann ein Gefäß auch komplett verschlossen sein, ohne dass es zu klinischen Auffälligkeiten kommt.

Erstaunlicher Weise treten die großen zuführenden Arterien nicht direkt in den Schädel, sondern zeigen eine eigenartig starke Schlängelung in ihrem Verlauf: die Arteria vertebralis biegt zunächst aus dem Foramen transversarium schlaufenartig in das obere Ende des Canalis vertebrae um dann aufsteigend durch das Foramen magnum in den Schädel zu gelangen. Sie zieht dabei durch ein dichtes Venengeflecht, den Plexus venosus suboccipitalis. Die Arteria carotis interna knickt im Canalis caroticus des Felsenbeins zunächst nach ventromedial und bildet dann im venösen Sinus cavernosus eine S-förmige Schleife (Karotissiphon). Während die Windungen der Arteria vertebralis meist mit der Beweglichkeit der oberen Halswirbelsäule erklärt werden, fehlt eine entsprechende funktionelle Bedeutung bei der Arteria carotis interna.

Lässt sich der Verlauf durch hämodynamische Parameter erklären? Auch wenn Doppler-Untersuchungen zeigen, dass die mittlere Blutgeschwindigkeit in der Arteria carotis interna 30-40 cm/sec beträgt, in den Hirnarterien 50-70 cm/sec, so ist dies wahrscheinlich weniger auf die Schlängelung, sondern mehr auf die Verzweigung des Gefäßes zurückzuführen. Dennoch spielt die Geometrie eines Gefäßes bei der Hämodynamik eine Rolle und Windungen können zu Verwirbelungen führen, die bisher noch nicht berücksichtigt wurden.

Ein wichtiger Aspekt ist auch die Bedeutung der Wärme: wird ein Gefäß breitflächig durch das ‚Kühlungssystem' der Venen geleitet, ist die Wärmeabgabe größer; da Wärme ein kritischer Parameter innerhalb des knöchernen Schädels ist, könnte dem gerade auch in der vergleichenden Betrachtung eine wichtige Rolle zukommen.

Die größeren Äste der Arterien treten nicht in das zentrale Nervengewebe ein, sondern verzweigen sich an der Oberfläche. Mit dieser Geste wird der morphologische Hinweis gegeben, dass ausgleichende (rhythmische) Prozesse innerhalb des Gehirns eine untergeordnete Rolle spielen und die Versorgung des Nervengewebes über langsame, lineare Ströme erfolgt, die keine pulsierenden Felder um sich herum aufbauen. Der neuronale Informationsfluss wird so am wenigsten tangiert.

Die zum Gehirn ziehenden und auf dem Gehirn liegenden Arterien werden vom Grenzstrang aus über den Plexus caroticus internus vaso-konstriktiv (Botenstoff: Noradrenalin) innerviert; die Nervenfaserdichte ist jedoch deutlich geringer als in anderen Körperregionen. Zusätzlich bekommen die Hirngefäße eine vasodilatierende Innervation aus dem Ganglion pterygopalatinum. Diese benutzt als Überträgerstoff Acetylcholin und Stickstoffmonoxyd. Eine zusätzliche erweiternde Komponente ergibt sich durch Scherkräfte am Endothel, die durch die Blutströmung entstehen und ebenfalls Stickstoffmonoxyd freisetzen (durchblutungsabhängige Dilatation).

Schließlich spielt auch die Viskosität des Blutes eine Rolle, die bei Anstieg zu einer Abnahme der Durchblutung führt.

Die Arteria carotis interna gelangt durch den Canalis caroticus in der Felsenbeinpyramide zunächst in den Bereich des Sinus cavernosus und lagert sich dem Chiasma opticum an. Dort zweigt ihr erster großer Ast, die Arteria ophthalmica ab. Sie zieht dann durch die Dura mater und verzweigt sich im Subarachnoidalraum nach Abgabe kleinerer Äste zur Hypophyse (Arteria hypophysialis superior) und zur hinteren Hirnarterie (Arteria communicans posterior) in ihre beiden Endäste:

Die vordere Hirnarterie (Arteria cerebri anterior) zieht nach medial und dicht über dem Balken in der Fissura longitudinalis cerebri nach dorsal, um die einander zugekehrten Flächen der Großhirnrinde bis zur Fissura parietooccipitalis zu versorgen (Arteria paracentralis). Sie versorgt außerdem die basale Fläche und eine daumenbreite Fläche der Außenseite des Frontallappens; nach innen ziehende Abzweigungen gelangen zum Kopf des Nucleus caudatus (Heubner Arterie), zum Septum pellucidum und den vorderen Schenkeln der inneren Kapsel. Unmittelbar vor der Lamina terminalis anastomosieren die beiden Arteriae cerebri anteriores durch die kurze Arteria communicans anterior.

Die mittlere Hirnarterie (Arteria cerebri media) tritt in die Fissura lateralis und teilt sich auf der Inselrinde in ihre Endäste, die die angrenzenden Flächen des Frontal-, Parietal- und Temporallappens versorgen. Viele kleine Äste der Arteria cerebri media ziehen nach innen und versorgen als Rami striati einen Großteil des Basalganglienkomplexes sowie den vorderen Thalamus dorsalis.

Die Arteria carotis interna ist nach den Herzkranzgefäßen das mit der stärksten Konsequenz behaftete Gefäß bei arteriosklerotischen Prozessen. Dies resultiert nicht zuletzt aus dem großen Versorgungsgebiet des Gefäßes, sodass häufig motorische, sensible und/oder visuelle Störungen auftreten.

Ist die Arteria cerebri anterior betroffen, wirkt sich das besonders an der unteren Extremität aus (Lähmung, Sensibilitätsstörung). Häufig tritt auch eine Harninkontinenz auf; bei proximalen Gefäßprozessen kommt es auch zu Persönlichkeitsveränderungen. Bei Ausfällen der Arteria cerebri media kommt es zu Kopf- und Armbetonten Halbseitensymptomen und je nach betroffener Seite zu spezifisch lateralisierten Funktionen (Sprechen, Lesen, Schreiben etc.).

Von hinten treten die Arteriae vertebrales durch das Foramen magnum in die Schädelhöhle und vereinigen sich nach Abzweigung der Arteria cerebelli inferior posterior zur Arteria basilaris am Oberrand der Medulla oblongata. Von dieser ziehen kurze Äste zur Pons (Rami ad pontem) und weitere paarige Äste zur Versorgung des Kleinhirns (Arteria cerebelli inferior anterior und Arteria cerebelli superior). Auf Höhe des Mittelhirns spaltet sich die Arteria basilaris in ihre beiden Endäste, die Arteriae cerebri posteriores. Diese ziehen um die Pedunculi cerebri und versorgen die hinteren Anteile der Basalganglien und des Thalamus im inneren, und den basalen Temporal- und Occipitallappen von außen. Von der verbindenden Arteria communicans posterior gehen noch Äste zum Plexus choroideus der Seitenventrikel (Arteria choroidea posterior) und zum Thalamus ab.

Durchblutungsstörungen im Hirnstamm betreffen häufig die Verschaltungen des Innenohrs (Schwindel, Gleichgewichtsstörung, Ohrgeräusch), aber auch die reflektorischen optischen Funktionen und das Schlaf-Wach-Zentrum. Gefährlich werden Ausfälle, bei denen die lebenswichtigen vegetativen Zentren mitbetroffen sind (insbesondere das Atemzentrum).

Bei Ausfall der Arteria cerebri posterior stehen visuelle Ausfälle im Vordergrund; mitbetroffen sind jedoch auch zentrale Kerngruppen des Thalamus dorsalis.

Das arterielle Gefäßsystem entwickelt sich aus durchweg paarigen Anlagen. Umso erstaunlicher ist es, dass es bei den Arteriae vertebrales zu einer Verschmelzung kommt und im Bereich der Pons die unpaarige Arteria basilaris entsteht. Man kann dies als Verlängerung der spinalen ventralen Blutversorgung sehen; dennoch bleibt das Phänomen der medianen Gefäßlage bestehen. Vielleicht kann man embryologisch einen Zusammenhang mit der Chorda dorsalis herstellen, die ja als mediane Leitstruktur vorhanden ist. Ergänzend zu der unpaarigen Arterie findet sich ebenfalls zum Mittelhirn hin orientiert die einzige unpaarige Vene des Gehirns (Vena cerebri magna) und der Aqueductus mesencephali, in dem der Liquor gegenströmig zur Arterie vom dritten in den vierten Ventrikel fließt.

Das obere Halsmark wird von der Arteria vertebralis mit zwei dorsal absteigenden Ästen (Arteriae spinales posteriores) und einer unpaarigen, am Sulcus ventralis gelegenen Arteria spinalis anterior mit Blut versorgt. Diese verlaufen über die gesamte Länge des Rückenmarks bis zum Conus medullaris.

In knapp 90% der Menschen bildet sich die vordere Rückenmarksarterie aus Ästen von beiden Arteriae vertebrales, bei den anderen 10% liegt eine einseitige Versorgung vor.

Von den dorsalen Ästen der Segmentarterien zweigen Rami spinales ab, die zur Versorgung der Spinalnerven und der Hirnhäute sich weiter aufspalten. Nur etwa 8-10 dieser Gefäße treten unpaarig bis zum Rückenmark (Arteriae medullares segmentales) und münden in die längs liegenden Spinalarterien. Diese stehen mit zahlreichen Anastomosen (Vasocorona) untereinander in Verbindung.

Zur Arteria spinalis anterior ziehend findet man in der Regel cervikal 3-4, thorakal in 60% eine, in 40% zwei (davon eine auf Höhe von Th 5/Th6) und lumbosakral 2-3 zuführende Arteriae medullares segmentales. Das größte Gefäß (Arteria radicularis magna Adamkiewicz) liegt zwischen Th9 und L5, meistens jedoch im oberen Lumbalbereich auf der linken Seite (Biglioli et al. 2004). Die linke Seite erklärt sich durch die Nähe zur Aorta.

Die hinteren Rückenmarksarterien werden cervikal von 4-5, thorakal von 4-6 und lumbal von zumeist 3 zuführenden Gefäßen versorgt.

Die Arteria spinalis anterior ist im Thorakalbereich oft ein dünnes Gefäß (Grenzgebiet zwischen den zuführenden Radikulararteiren). Dieser Abschnitt (meistens Th5 – Th8, jedoch interindividuell variabel) ist bei Durchblutungsstörungen deshalb besonders gefährdet. Klinisch spricht man dann vom Arteria spinalis anterior Syndrom.

3.3 Welche Mechanismen erlauben eine Stoffabgabe aus dem Blut im zentralen Nervensystem?

Die Regulation der Hirndurchblutung erfolgt in den Arteriolen überwiegend durch metabolische Faktoren: durchblutungsfördernd wirken eine Abnahme des pH-Werts, eine perivaskuläre Zunahme von Adenosin, eine erhöhte interstitielle Konzentration von Kalium (als Zeichen einer verstärkten neuronalen Aktivität), sowie eine Zunahme des arteriellen CO_2-Partialdrucks.

Die myogene Autoregulation (Bayliss-Effekt: Konstanthaltung der kapillären Durchblutung) spielt bei den Hirnarteriolen eine besondere Rolle: in den verschiedenen Körperpositionen (stehen, liegen) herrschen unterschiedliche hydrostatische Drucke, die so ausgeglichen werden können.

Die Kapillaren im Gehirn sind immer vollständig mit Blut versorgt, sodass keine Reservekapazität vorhanden ist.

Der Stoffaustausch über die Kapillaren ist im zentralen Nervensystem durch eine verstärkte Abdichtung (Blut-Hirn-Schranke) kontrolliert. Sichtbar ist dies in erster Linie an der starken Ausprägung von tight junctions im Kapillarendothel, die einen interzellulären Flüssigkeitsstrom weitgehend blocken. Die Stoffe müssen demnach überwiegend pinozytotisch durch die Endothelzelle transportiert werden. Abluminal grenzt an die Endothelzellen eine deutliche Basalmembran, die etwa 40-50 nm dick ist. Zusätzlich sind die Kapillaren dicht von Astrozytenfortsätzen umgeben, die jedoch mehr zur Stabilisierung dienen und keine Schrankenfunktion aufweisen.

Die Blut-Hirn-Schranke fehlt in den neurohämalen Regionen der zirkumventrikulären Organe, in denen eine direkte Kommunikation mit der Blutbahn (neurosekretorisch bzw. chemosensorisch) existiert.

Transportprozesse an der Blut-Hirn-Schranke laufen mit unterschiedlichen Mechanismen ab. Freie Diffusion ist für kleinere lipophile Substanzen fast vollständig möglich und nimmt mit Hydrophilie und Molekülgröße ab bis zu einem Grenzwert von 500g/mol. Größere Moleküle diffundieren so gut wie gar nicht (biologische Membranen sind niemals 100% dicht). Wasser, Glycerin, Harnstoff und Monocarboxylate gelangen kanalvermittelt durch die Barriere; hier spielen im Gehirn Aquaporin-4 (nur Wasser) und Aquaporin-9 (alle genannten Stoffe) die entscheidende Rolle. Die sonst in Endothelien vorkommende Aquaporin-1 Expression wird von den Astrozytenfortsätzen gehemmt. Erleichterte Diffusion erfolgt an der Blut-Hirn-Schranke für Nährstoffe, Vitamine, Hormone und Spurenelemente: dazu zählen z.B. der Glukosetransporter GLUT-1 und die Familie der Solute Carrier.

MCT-1 und MCT-2 vermitteln vor allem Lactat, Pyruvat, Mevalonat, Acetat und Butyrate; SLC-7 transportiert Arginin, Lysin und Ornithin, SLC-6 die Transmitter Glycin, Taurin, Creatin, GABA, L-Dopa, Noradrenalin, Serotonin; stark exprimiert sind auch der Thyroid-Transporter, Sulfat-Transporter, L-Ascorbinsäure-Transporter, Aminosäuretransporter SLC 38a3 und Folattransporter.

Aktiver Transport (energieabhängig) findet sich an der Blut-Hirn-Schranke als Influx (Einstrom) für Enkephaline und Arginin-Vasopressin. Eine Reihe von Transportern sorgen für teilweise sehr spezifischen Efflux (Abfluss) bestimmter Substanzen (z.B. der Alanin-Serin-Cystein-Transporter ASCT2 transportiert das L-Enantiomer der Asparaginsäure, organischer Anionentransporter OAT, organischer

Kationentransporter OCT). Vesikulärer Transport (Transzytose) findet z.B. für Transferrin, LDL und Insulin statt.

Besonders bei entzündlichen Prozessen und Tumoren kommt es leicht zu einer verstärkten Durchlässigkeit von Stoffen durch die Blut-Hirn-Schranke. Klinisch am schwerwiegendsten ist hierbei der Flüssigkeitseinstrom in das Nervengewebe mit Oedembildung.

3.4 Gibt es Besonderheiten beim Blutabfluss des zentralen Nervensystems?

Der Blutabfluss des Gehirns kann in mehrere Etagen untergliedert werden. Zuerst drainieren venöse, klappenlose Gefäße in einem oberflächlichen in einem tiefen Bereich das Blut aus dem Hirngewebe. Diese entleeren sich dann in Duplikaturen der harten Hirnhaut (Sinus durae matris), die wiederum zusammenfließen und aus dem Schädel das sauerstoffarme Blut überwiegend in die Vena jugularis interna abgeben.

Die oberflächlichen Hirnvenen gliedern sich in eine obere, mittlere und untere Gruppe, die jeweils die in der Nähe gelegenen Sinus durae matris kontaktieren (obere Gruppe über die Brückenvenen zum Sinus sagittalis superior, mittlere Gruppe zum Sinus sphenoparietalis und untere Gruppe zum Sinus transversus und Sinus sigmoideus). Anders ist dies bei den tiefen Hirnvenen (Venae cerebri profundae): hier bilden sich zwei große paarige Venen aus, die Venae basales (aus der Vereinigung von Vena cerebri anterior und Vena cerebri profunda) und die Venae cerebri internae (aus der Vena thalamostriata, Vena septi pellucidi und Vena choroidea superior), die gemeinsam die unpaarige Vena cerebri magna (Galeni) oberhalb der Epiphyse bilden, die das Blut in den Sinus rectus weiterleitet.

Die intraduralen Sinus sind starre ausgespannte Räume ohne muskuläre Wandung. Die oberen und seitlichen Sinus sammeln sich im Confluens sinuum und gelangen über den Sinus sigmoideus in der hinteren Schädelhöhle zum Foramen jugulare.

Eine besondere Aufmerksamkeit verdient der Sinus cavernosus, ein gekammertes Hohlraumsystem um die Hypophyse, der nicht nur Kontakt zu mit den übrigen Sinus durae matris sondern auch mit der Vena ophthalmica superior hat, die wiederum im medialen Augenwinkel mit der Vena facialis anastomosiert.

Hirnvenethrombose machen nur 1% aller Schlaganfälle aus, sind jedoch oft komplexer und gefährlicher: durch den Blutstau schwillt das Hirngewebe an und es entsteht ein erhöhter Hirndruck.

Funktionell stellen die Sinus durae matris einen ganz besonderen Abschnitt des Blutkreislaufs dar, da ihr Lumenquerschnitt nicht reguliert werden kann.

Emissarvenen sind klappenlose Verbindungen zwischen den Sinus durae matris, den Diploevenen und den äußeren Kopfvenen. Man findet sie regelmäßig neben der Suttura sagittalis (Venae emissariae parietales), am Mastoid, an den Condylen und im Os occipitale am Confluens sinuum. Daneben gibt es zahlreiche kleinere Emissarien über den gesamten Schädel. Durch das Fehlen von Klappen (Blutfluss in beide Richtungen möglich) spielen sie eine wichtige Rolle beim Ausgleich von intrakraniellen Druckschwankungen. und Temperaturregulation. Unter evolutiven Aspekten werden Schädelfunde auf das Vorhandensein von Emissarvenenlöchern geprüft um abzuschätzen, wie gut die Temperaturregulation im Schädelinneren möglich war.

Klinisch haben die Emissarvenen eine Bedeutung bei der Ausbreitung von oberflächlichen Infektionen in das Schädelinnere. Eine ähnliche Schlüsselstellung hat auch der Sinus cavernosus (Infektionen im Nasen- und Orbitabereich).

Im Rückenmark verlaufen die Venen unpaarig (eine ventromediane Vena spinalis anterior und eine dorsomediane Vena spinalis posterior), jedoch häufig durch eng anliegende Begleitvenen ergänzt und über ein piales Venennetz ausgiebig verbunden. Sie münden ohne Klappen über die Venae radiculares in den epiduralen Venenplexus (Plexus venosus vertebralis internus).

Staut sich der venöse Abfluss im Bereich der äußeren Piavenen des Rückenmarks kann es zum Foix-Alajouanine-Syndrom kommen: eine symmetrisch aufsteigende Myelopathie mit sensibler und motorischer Komponente.

3.5 Kann man die Blutversorgung des zentralen Nervensystems beim lebenden Menschen visualisieren?

Klassisches Verfahren zur Darstellung der größeren Gefäße ist die digitale Subtraktionsangiographie, bei der ein Kontrastmittel gespritzt wird und während der Durchleuchtung mit Röntgenstrahlen die Skelettanteile herausgerechnet werden. Sichtbar werden damit nur die kontrastmitteldurchströmten Gefäße; durch diese Technik kann die Menge an Kontrastmittel klein gehalten werden. Eine neuere Methode ist die dreidimensionale Rekonstruktion von MRI- oder CT-Aufnahmen nach Kontrastmittelgabe; ihr Vorteil liegt in der gleichzeitigen Auswertbarkeit der Schnittbilder.

Die Mikrozirkulation kann mit radiologischen Methoden (PET, SPECT), sauerstoffsättigungs-gewichteten Magnetsignalen (BOLD) oder optischen Verfahren (Hb-Konzentrationsänderung an der Oberfläche) sichtbar gemacht werden.

Mit Ultraschallmethoden (Duplex- und Dopplersonographie) lassen sich die großen zuführenden Gefäße und ausgewählte intrakranielle Gefäße vermessen (Durchmesser, Wanddicke) und die Blutflussgeschwindigkeiten und -richtungen bestimmen.

3.6 Wie gliedert sich die extravasale extrazelluläre Flüssigkeit im zentralen Nervensystem?

Im zentralen Nervengewebe gibt es zwei extrazelluläre und extravasale Flüssigkeits-kompartimente: die ubiquitär im Körper vorhandene interstitielle Flüssigkeit und der für das zentrale Nervensystem spezifische Liquor cerebrospinalis.

Die interstitielle Flüssigkeit bildet sich aus Flüssigkeitsabsonderungen vom Blut und Liquor cerebrospinalis, und durch Stoffwechselaktivitäten, bei denen Wasser als Endprodukt entsteht (z.B. Atmungskette). Ihr Volumen wird durch die Blut-Hirn-Schranke stabilisiert, sodass unter normalen Bedingungen nur wenig Flüssigkeit zwischen den Zellen vorkommt. Begünstigt wird das geringe Volumen auch durch das weitgehende Fehlen von extrazellulärer Matrix (Kollagen) im zentralen Nervensystem. Da es im Gehirn und Rückenmark keine Lymphgefäße gibt, kann die interstitielle Flüssigkeit, soweit sie nicht in das Blutsystem rückresorbiert wird, nicht wie in anderen Organen abdrainiert werden. Der Flüssigkeitsstrom bildet sich hier als retrograder Fluss in der Wand der Arterien: zunächst in der Tunica media der intrazerebralen Abschnitte, dann in der Adventitia der subarachnoidal gelegenen größeren Gefäße. Außerhalb des Schädels (direkt an der Schädelbasis) gelangt die Flüssigkeit in interstitielle Lymphgefäße, welche zu den Halslymphknoten drainieren.

Der periarterielle Abfluss zerebraler interstitieller Flüssigkeit spielt eine wichtige Rolle bei neuroimmunologischen Prozessen, bei Oedembildungen und beim Abtransport von Endprodukten wie dem Alzheimerprotein Aβ.

Dem Gehirn wird eine besondere immunologische Komponente (immune privilege) zugeschrieben, da Fremdgewebe im Gehirn nur stark verzögert vom Immunsystem erkannt wird. Grundlage ist das Fehlen von Lymphgefäßen, sodass zwar die interstitielle Flüssigkeit, nicht jedoch immunkompetente Zellen vom ZNS zu den Lymphknoten gelangen.

Das Gesamtvolumen des Liquor cerebrospinalis nimmt, bedingt durch eine Gehirnvolumenabnahme, mit dem Alter zu und beträgt bei jungen Erwachsenen etwa 100 ml, bei 70-Jährigen etwa 200 ml. Gebildet wird die spezielle Flüssigkeit aktiv vom Plexus choroideus mit einer mittleren Rate von 0.34 ml/min am Tag und 0.61 ml/min in der Nacht (insgesamt bis zu 500 ml pro 24 Stunden). Ob die Bildung mit dem Alter abnimmt ist noch nicht endgültig geklärt. Etwa 10% der Flüssigkeit befindet sich in den Ventrikeln (Liquor cerebrospinalis internus), der größere Teil (90%) zirkuliert im Subarachnoidalraum um das Gehirn und Rückenmark (Liquor cerebrospinalis externus).

Durch die äußere Flüssigkeit wird der intrakranielle Druck aufgebaut, der sehr großen Schwankungen unterliegt und deshalb kaum in Normwerten zu beschreiben ist: im Liegen ist der intrakranielle Druck beim Erwachsenen mit 7-15 cm H2O (bei Kindern 4-10 cm H2O) etwa im Bereich des normalen Gewebsdruckes, im Stehen wird er negativ und fällt auf etwa −10 cm H2O ab. In der Umkehrstellung (Kopfstand) erhöht er sich entsprechend (allerdings gibt es bisher keine gemessenen Werte beim Menschen).

Der normale lumbale Liquordruck beträgt in gebeugter Stellung knapp 18 cm H2O, in liegender Stellung etwa 16 cm H2O.

Steigt der Hirndruck so kommt es zu klinischen Symptomen wie Kopfschmerzen, Erbrechen, Sehstörungen und sensomotorische Ausfälle. Man unterscheidet einen Hydrocephalus internus, bei dem die Ventrikel massiv erweitert sind (z.B. durch Stenose des Aquaeductus cerebri oder Blockade der Aperturen im IV. Ventrikel) von einem Hydrocephalus externus, der eine Erweiterung der äußeren Liquorräume zur Folge hat. Bei Kindern kommt es aufgrund der lockeren Schädelknochenkontakte zu einer massiven Vergrößerung des Kopf-

es (daher der Name Hydrocephalus = Wasserkopf); der erhöhte intrakranielle Druck kann so teilweise ausgeglichen werden. Beim Erwachsenen ist diese Anpassung nicht mehr möglich; der Hirndruck führt deshalb schneller zu Schäden am Nervensystem mit Ausfällen.

Der Liquor cerebrospinalis zeigt eigenständige Rhythmen auf, die von außen manuell erspürt werden können (eine Technik der Kraniosakraltherapie). Drei Komponenten kann man als exogene Trigger für diesen Rhythmus ausmachen: die schnellste Komponente wird durch das pulsieren des Herzens und der Gefäße ausgelöst (50-80 Impulse pro Minute), eine mittlere Komponente ergibt sich durch die Atmung (10-14 Impulse pro Minute) und eine langsame Komponente, die vermutlich durch neurovegetative Lymphflussaktivierung via Sympathicus angeregt wird (etwa 4 Impulse pro Minute). (siehe auch Liquorfluß unter Frage 3.8).

3.7 Welche morphologischen Strukturen entwickeln sich für die Bildung des Liquor cerebrospinalis?

Der durch die Neuralrohrbildung entstehende innere Flüssigkeitsraum des ZNS erweitert sich im kranialen Abschnitt zu mehreren Bläschen (den späteren Ventrikeln) und schafft so einen Raum für einsprossende Gefäße (Plexus choroideus), die das an den spezifischen Stellen einschichtig bleibende Neuralepithel (Plexusepithel) mit nach innen ziehen und von diesem dann bis auf die Eintrittstellen komplett umgeben sind.

Die widderhornartige, halbspiralige Wachstumsbewegung der End-hirnbläschen spiegelt sich in der Gestalt der Seitenventrikel wieder, so dass sich beiderseits je ein Vorder-, Hinter- und Unterhorn (Cornu frontale, Cornu occipitale, Cornu temporale) die über einen Mittelteil (Pars centralis) miteinander verbunden sind. Am Übergang vom Cornu frontale zum Pars centralis (zwischen Fornix, Nucleus caudatus und Thalamus dorsalis) finden sich die Foramina interventricularia (Monroi), die die Seitenventrikel mit dem dritten Ventrikel verbinden. Plexus choroideus findet sich nur im Bereich der Pars centralis und im Unterhorn.

Am Boden des Seitenventrikels liegt vorne medial der Kopf des Nucleus caudatus. Zusammen mit dem Thalamus dorsalis bildet er im weiteren den Boden der Pars centralis der Seitenventrikel und im Unterhorn das Dach. Im Hinterhorn entstehen durch einzelne tiefer einschneidende Furchen der Hirnrinde Vorwölbungen, die man als Calcar avis (in Höhe des Sulcus calcarinus) und Eminentia collateralis (in Höhe des Sulcus collateralis des Temporallappens) bezeichnet. Am Boden des Unterhorns drückt sich die Hippokampusformation in den Seitenventrikel.

Der III. Ventrikel ist unpaarig und liegt als schmaler Spalt (der Querdurchmesser beträgt nur wenige Millimeter) im Zwischenhirn. Er bildet hinten oben (Recessus suprapinealis und Recessus pinealis) und vorne unten (Recessus supraopticus und Recessus infundibularis) verschiedene Ausziehungen. Thalamus und Hypothalamus begrenzen seine laterale Wand. In der Mitte sind die beiden Thalamuskerne oftmals miteinander verschmolzen und bilden eine Adhäsio interthalamica. Am Dach des III. Ventrikels findet sich ein rudimentäres Geflecht von Plexus choroideus und der Zusammenfluss der tiefen Gehirnvenen.

Kaudal geht der III. Ventrikel in den Aquaeductus mesencephali (Sylvius) über. Dieser im Mittelhirn lokalisierte Kanal stellt eine physiologische Enge dar und leitet den in den ersten drei Ventrikeln gebildeten Liquor cerebrospinalis in den IV. Ventrikel.

Der IV. Ventrikel hat eine zeltartige Form die überwiegend durch die Bildung des Kleinhirns bedingt ist. Die lateralen Ecken des Zeltes sind kanalartig ausgezogen und bilden die Recessus laterales, die am Ende perforiert sind (Aperturae laterales Luschkae) und somit den im inneren befindlichen Liquor nach außen lassen. Eine weitere Perforation findet sich in der Mitte (Apertura mediana Magendi). Den Boden des IV. Ventrikels bildet das Rautenhirn mit der Rautengrube, das Dach wird vom Kleinhirn überdeckt, das hintere Segel (Velum medullare posterius) bildet mit der Tela choroidea weitgehend den Plexus choroideus in diesem Bereich. Der Plexus zieht oft durch die Aperturae laterales nach außen; dieser im äußeren Liquorraum liegende Teil wird als Bochdalek-Blumenkörbchen bezeichnet.

Kaudal geht der IV. Ventrikel in den Zentralkanal (Canalis centralis) des Rückenmarks über. Dieser ist beim Erwachsenen jedoch stellenweise obliteriert und somit ohne aktive Funktion.

In den nicht-obliterierten Anteilen des Zentralkanals kann es aus bisher nicht geklärten Gründen zur vermehrten Ansammlung von Flüssigkeit kommen (Syringomyelie).

Die Hirnflüssigkeit wird überwiegend im Plexus choroideus der Seitenventrikel und zu einem kleineren Teil vom Plexus choroideus des III. und IV. Ventrikels gebildet.

Der Plexus choroideus besteht im inneren aus einem Knäuel von Gefäßen und fenestrierten Kapillaren, die in ein lockeres kollagenes Gewebe eingebettet sind.

Im Bindegewebe des Plexus choroideus entstehen perlenartige Kollagen-ansammlungen, die im Alter verkalken können und dann im Röntgenbild sichtbar werden (Psammom-Körperchen).

Nach außen wird das Gewebe (Tela choroidea) vom Plexusepithel abgeschlossen, dessen Basalmembran sich an den Anheftungsstellen in die Pia mater fortsetzt. Das Epithel selber geht in das die Ventrikel auskleidende Ependym über. Zum Liquor gerichtet haften am Epithel zahlreiche Makrophagen (Epiplexuszellen; Kolmer-Zellen).

Neben basolateralen Einfaltungen ist die apikale Oberfläche der Epithelzellen durch Microvilli vergrößert; es finden sich auch in Gruppen gelegene Kinozilien. Im Zytoplasma finden sich auffällig viele Mitochondrien.

Dem Plexus choroideus werden drei Funktionen zugeschrieben:

Das Plexusepithel bildet mit seinem Schlussleistennetz den wirkungsvollsten Teil der Blut-Liquor-Schranke.

Treibende Kraft für die Liquorsekretion ist der aktive Natriumtransport an der luminalen Zellmembran, dem Chloridionen (über Chloridkanäle) und Wasser (über Aquaporin 1) folgen. Sezerniert werden auch Glukose und andere Liquor-typischen Stoffe. Das Plexusepithel bildet auch aktiv Stoffe, die in den Liquor abgegeben werden (z.B. Wachstumsfaktoren).

Fremdstoffe können über den Plexus choroideus aus dem Liquor resorbiert und damit entfernt werden (z.B. Pharmaka wie Barbiturate und Bilirubin). Das Plexusepithel besitzt dafür ähnlich der Leberzelle wirkungsvolle Transporter und Entgiftungsmechanismen.

Bei vielen neurologischen Erkrankungen kommt es zu charakteristischen Veränderungen des Liquors. Diagnostisch wird deshalb häufig eine Lumbalpunktion durchgeführt.

3.8 Wie entsteht und wie gliedert sich der äußere Liquorraum?

Bei den Hirnhäuten (Meningen) unterscheidet man eine harte (Pachymeninx) und eine weiche (Leptomeninx) Hirnhaut.

Die harte Hirnhaut (Dura mater) umgibt das gesamte zentrale Nervensystem als geschlossene Hülle, die nur kleine Öffnungen für die durchtretenden Nerven und Gefäße aufweist. Sie besteht vornehmlich aus straffem kollagenen Bindegewebe (Stratum fibrosum), das nach innen mit einer epithelähnlichen Zellschicht (Stratum neurotheliale) eine wirkungsvolle Barriere (Teil der Blut-Liquor-Schranke) bildet.

Im Schädel kleidet die Dura die Schädelinnenfläche vollständig aus und übernimmt auch die Aufgaben des Periosts. Das stratum fibrosum ist über kollagene Fasern (Sharpey) direkt mit dem Knochen verbunden; in diesem physiologisch kaum vorhandenen Spalt (Epiduralraum) verlaufen die versorgenden Gefäße (Arteriae meningeales).

Epiduralblutungen entstehen traumatisch durch Einriß einer Meningealarterie. Durch die Blutansammlung wird die Dura mater an das Gehirn gedrückt und es kommt zur Hirndrucksymptomatik

(Übelkeit, Erbrechen, Bewusstlosigkeit). Die Behandlung besteht in einer notfallmäßigen Trepanation zur Druckentlastung.

Subduralblutungen liegen zwischen Dura mater und Arachnoidea und entstehen durch Einreißen von Brückenvenen. Sie bilden nur langsam klinische Symptome (Kopfschmerzen, Druckgefühl, Bewusstseinsstörung).

An bestimmten Bereichen bildet die Dura mater Duplikaturen (Lamina interna), die keine direkte Verbindung mit dem Knochen aufweisen. Zwischen die Großhirnhemisphären schiebt sich ein sagittales Duraseptum (Falx cerebri), zwischen Großhirn und Kleinhirn dagegen ein horizontales zeltartiges Septum (Tentorium cerebelli), das in der Medianebene mit der Falx cerebri in Verbindung steht und ventral einen relativ begrenzte Öffnung (Tentoriumschlitz) zeigt.

Weitere Duplikaturen finden sich im Bereich der Sinus durae matris, am Ganglion trigeminale (Cavum trigeminale), um die Hypophyse (Diaphragma sellae) und zwischen den Kleinhirnhemisphären (Falx cerebelli).

Die großen Duraduplikaturen bilden ein inneres Zuggurtungssystem zur Stabilisierung des knöchernen Neurokraniums und der Gehirnstrukturen bei schnellen Bewegungen, sodass größere Massenverschiebungen mit ungünstigen Druckverhältnissen dadurch vermieden werden.

Bei Verschiebungen von Teilen des Gehirns durch eine intrakranielle Druckerhöhung kann es zu einer oberen Einklemmung am Tentorium cerebelli bzw. zu einer unteren Einklemmung am Foramen

magnum kommen. Die untere Einklemmung ist lebensbedrohlich, da die Kleinhirntonsillen gegen den Hirnstamm gedrückt werden und das Atemzentrum ausfällt.

Am Foramen magnum trennt sich die Dura mater vom Periost und verläuft eigenständig im Rückenmarkskanal. Es bildet sich in diesem Abschnitt außen um die Dura mater ein weiter, mit Fettgewebe und Gefäßen ausgefüllter extraduraler Raum (Spatium extradurale).

Der Grund für die Trennung von Dura und Periost im Rückenmarks-kanal liegt in der großen Beweglichkeit der Wirbelkette. Durch den Puffer aus Venenplexus und Fettgewebe bleibt das Rückenmark im Durasack von den vielen kleinen Bewegungen des Rumpfes ungestört.

Klinisch wird der Epiduralraum im Rückenmark für die Kaudaan-ästhesie genutzt.

Die weiche Hirnhaut liegt zwischen der Dura mater und dem Nervengewebe. Sie besteht aus zwei lockermaschigen Bindegewebsblättern, der Arachnoidea außen und der Pia mater innen. Die Arachnoidea folgt in ihrem Verlauf der Dura, die Pia mater hingegen der Oberfläche des zentralen Nervensystems mit all seinen Furchen und Windungen. Auf diese Weise ist der Abstand der beiden Blätter regional sehr verschieden. Verbunden werden sie über Bindegewebsbrücken (Trabeculae arachnoideae), in denen auch abfließende äußere Venen (Brückenvenen, Venae pontis) und die ein- und austretenden Nerven liegen. Größtenteils bildet sich jedoch ein gewebsfreier Raum zwischen den beiden Blättern (Spatium subarachnoideum), der mit Liquor cerebrospinalis externus gefüllt ist. Ist in einer Region der Abstand zwischen Arachnoidea und Pia mater besonders weit, nennt man den dazwischenliegenden Raum eine Zisterne.

Die Cisterna cerebellomedullaris liegt dorsal zwischen Kleinhirn und Rückenmark; die Cisterna fossae lateralis cerebri seitlich der Inselrindenregion; die Cisterna chiasmatis an der Unterseite des Zwischenhirns um die Sehnervenkreuzung; die Cisterna interpeduncularis ventral am Mittelhirn.

Auch im Rückenmark bildet sich im Bereich der Cauda equina ein größerer mit Liquor gefüllter Raum, die Cisterna lumbalis.

Der Nettofluss des Liquors wird durch die Bildung und den Abfluss nachhaltig bestimmt; daneben wirken auch pulsatile Elemente auf die Flussrichtung, hauptsächlich in Abhängigkeit vom Herzzyklus.

Von den Seitenventrikeln fließt der Liquor cerebrospinalis zunächst in den dritten Ventrikel und dann über den Aqueductus mesencephali in den vierten Ventrikel. Durch die Aperturae laterales gelangt er in die Cisterna interpeduncularis, durch die Apertura mediana in die Cisterna cerebellomedullaris. Von dort gibt es drei Hauptstromrichtungen: über die Großhirnhemisphären nach apikal, zum Kleinhirn und in den Spinalkanal. Innerhalb des Spinalkanals ist vor allem die Thoraxbewegung während der Atmung verantwortlich, dass der Liquor keine einfache Zirkulation zeigt, sondern mäanderförmig von zervikal nach lumbal und zurück fließt (zervikal ist der Fluss kaudalwärts an der Ventralseite, thorakal an der Dorsal- und lumbal wieder an der Ventralseite; der Fluss kranialwärts ist mehr dorsolateral orientiert).

In der Diastole des Herzens fließt der Liquor aus dem Spinalkanal überwiegend rückläufig zum Gehirn, von dort entlang dem Mittelhirn weiter nach apikal in Richtung Sinus sagittalis superior. Die inneren

Liquorräume zeigen eine Gegenbewegung zur Nettoflussrichtung; über die Aperturen gelangt Liquor zurück in den vierten Ventrikel. Dies ändert sich schlagartig mit Beginn der Systole: aus den inneren Liquorräumen wird nun kräftig nach außen drainiert, der äußere Liquor bewegt sich in Richtung Spinalkanal. In der Spätsystole beginnt der spinale Rückfluss zum Gehirn früher als die Flussumkehr in den inneren Liquorräumen.

Die Resorption des Liquor cerebrospinalis erfolgt über drei Wege:

Die Granulationes arachnoideae (Pachioni-Granulationen) ragen in das Lumen der venösen Sinus, besonders des Sinus sagittalis superior. Sie bestehen aus Arachnoidea (Leptomeninx und Neurothel).

An den Nervenaustrittsstellen durch die Dura mater kann ebenfalls Liquor aussickern, der dann in das umgebende Lymphsystem drainiert wird.

Interstitielle Resorptionsvorgänge im Hirn- und Rückenmarksgewebe über die Blut-Hirn-Schranke; Wasser wird über die Aquaporine aus dem zentralen Nervengewebe transportiert und Liquor kann passiv in das interstitielle Gewebe diffundieren.

3.9 Gibt es in der Nervenzelle spezifische Transportsysteme?

Die axonalen Fortsätze der Neurone können bei einem Durchmesser von 2-16 µm eine Länge von bis zu 1,2 Metern erreichen. Um die im Zellkörper synthetisierten Proteine über das gesamte Axon bis zur Synapse zu verteilen, bedarf es eines sehr ausgeprägten Transportsystems.

Der axonale Transport verwendet Vesikel als Transporteinheit, verläuft entlang von Mikrotubuli (Neurotubuli) und ist energieverbrauchend (ATP-abhängig). Man unterscheidet einen durch Kinesin vermittelten anterograden Transport (vom Zellkörper zu den peripheren Enden) und einen durch Dynein vermittelten retrograden Transport (von den Enden zurück zum Zellkörper). Beide Transportwege schaffen eine Geschwindigkeit von etwa 250-400 mm/Tag. Anterograd werden über diesen Weg im wesentlichen Membranproteine, Wachstumsfaktoren, Enzyme und Neurotransmitter transportiert. Retrograd gelangen alle verbrauchten Strukturen zurück zum Perikaryon. Diese dienen nicht nur der Wiederverwertung und werden in Lysosomen abgebaut, sondern signalisieren auch der Nervenzelle den Zustand im entfernten Fortsatz. So kann eine adäquate Neubildung stattfinden.

Für Bausteine des Zytoskeletts und Neurofilamente existiert der axoplasmatische Fluss, der wesentlich langsamer ist (0,5-3 mm/Tag) und nur in anterograder Richtung erfolgt.

Degeneration – Regeneration

Im zentralen Nervensystem ist kaum eine Regeneration von Nervenfasern vorhanden. Eine funktionelle Regeneration kann im begrenzten Umfang durch neue Synapsen stattfinden. Allerdings gibt es umschriebene Regionen (periventrikulär und im Hippokampus), in denen lebenslang Neurone neu gebildet werden (neurale Stammzellen). Ob diese auch eine strukturelle Regeneration beim Menschen ermöglichen ist Gegenstand naturwissenschaftlicher Forschung.

Im peripheren Nervensystem ist eine Regeneration von Nervenfortsätzen möglich, wenn die Schädigung nicht zu nah am Perikaryon stattgefunden hat (dann kommt es zu einem Zelluntergang). Der distale Anteil der Nervenfaser geht zunächst komplett zugrunde (Waller-Degeneration), ebenso zerfällt die Markhülle, ohne dass jedoch die Schwann-Zellen absterben. Diese bilden zunächst eine Leitschiene, an der entlang von der proximal der Schädigung liegenden Nervenfaser eine Erneuerung angeregt werden kann. Voraussetzung ist dabei ein durchgehendes Perineurium. Führt die Schädigung zu einem Kontaktverlust (z.B. Durchtrennung ohne chirurgische Versorgung) entsteht ein Amputationsneurom und das Aussprossen der Nervenfaser kann nicht mehr gerichtet stattfinden. Aufgrund des axoplasmatischen Flusses findet die Regeneration der Nervenfaser langsam statt, sodass mehrere Monate bis zur vollständigen Wiederherstellung vergehen können. Die Markscheide bildet sich jeweils um den neu ausgesprossten Fortsatz.

4. Kapitel. Informationsprozesse außerhalb des Nervensystems

4.1 Welche eigenen Informationsprozesse bildet das Stoffwechselsystem?

Zur allgemeinen Einführung siehe Frage 5.5.

Da es beim Stoffwechselsystem im engeren Sinn um die Umsetzung von Substanzen geht, können viele Zwischen- oder Endprodukte auch gleichzeitig als Informationsträger eingesetzt werden. Sie werden zum großen Teil als Hormone bezeichnet. Innerhalb eines sich ausbildenden Regelkreises ist die zentrale Größe der Sollwert eines bestimmten Parameters, dessen Veränderung zu einer entsprechenden Reaktion im Körper führt, mit dem Ziel, den Sollwert wieder einzustellen. Je nach Bedeutung des Parameters kann diese Regulation zweiseitig (ein System reagiert bei Anstieg, ein anderes bei Abfall) oder auch einseitig (Reaktion bei Anstieg oder Abfall) erfolgen.

Wie sich der Sollwert generiert ist in vielen Fällen nicht bekannt.

Man kann die Hormone nach unterschiedlichen Merkmalen zu-
sammenfassen:

- *Anhand der Stoffklassen gliedern sich die Hormone in Aminosäureketten, Lipide und Aminosäurederivate. In die Gruppe der Aminosäureketten fallen Peptide (aus Pro-Opio-Melano-Cortin [241 AS]: Melanotropin [18 AS], Corticotropin [39 AS], Lipotropin, Endorphin [31 AS];
hypothalamische Regulationshormone: Somatoliberin [37-44 AS], Somatostatin [14/28 AS], Thyroliberin [3 AS], Luliberin [10 AS], Cortico-
liberin [41 AS]; Oxytocin [9 AS], antidiuretisches Hormon [9 AS], Calcitonin [32 AS], Parathormon [84 AS], Glucagon [29 AS], Insulin [51 AS],
Gastrin [17/34 AS], Cholecystokinin [33 AS], Sekretin [27 AS], gastroin-
hibitorisches Peptid [43 AS], Motilin [22 AS], Neurotensin [13 AS],
Bradykinin [9 AS], Kallidin [10 AS]), Polypeptide (somatotropes Hormon
= growth hormone [191 AS], Prolactin [199 AS], pankreatisches Polypeptid) und Glykoproteine (Thyrotropin, Follitropin, Lutropin). Bei den
Lipidhormonen gibt es zwei Ausgangsstoffe. Die Steroidhormone
stammen aus dem Grundgerüst Cholesterin ab: Aldosteron, Cortisol,
Testosteron, Östradiol. Aus der Arachidonsäure entstehen die Prostaglandine, Thromboxane und Leukotriene. Zu den Aminosäurederivaten
zählen Prolactostatin (= Dopamin), Tetra- und Trijodthyronin (aus Thy-
roglobulin), Noradrenalin und Adrenalin, Serotonin, Histamin und Melatonin.*

- nach dem Ort der Bildung: glanduläre Hormone haben eigene
Drüsen (endokrine Drüsen), Gewebshormone (aglanduläre Hormone)
werden von endokrin aktiven Zellen in unterschiedlichen Geweben
gebildet, Zytokine sind überwiegend parakrin wirkende Mediatoren
die von nahezu allen Zellen gebildet werden können.

- *Die Wirkmechanismen der spezifischen Rezeptoren der Zielzellen
zeigen unterschiedliche Signalwege: Liganden-aktivierte Transkripti-*

onsfaktoren (intrazellulär: Steroidhormone, Schilddrüsenhormon), Lig-anden-regulierte Ionenkanäle (extrazellulär an der Zellmembran: Ace-tylcholin, GABA, Glycin; intrazellulär an der Membran: Inositoltriphos-phat, cADP-Ribose, cGMP) und integrale Membranproteine (mit intra-zellulären Reaktionskaskaden, basierend auf vier Rezeptortypen: hep-tahelikale Rezeptoren, Tyrosinkinase-Rezeptoren, Rezeptoren mit asso-ziierter Tyrosinkinase und Guanylatzyklase-Rezeptoren.

- <u>Es gibt mehrere Regulationsmechanismen</u>, über die entweder die Hormonkonzentration oder der biologische Effekt des Hormons einge-stellt wird. Einige zentrale Hormone (aus Nebenniere, Schilddrüse, Ho-den und Ovarien) werden durch das Hypothalamus-Hypophysen-System gesteuert und wirken selbst hemmend auf beide Regulations-stufen. Der Hypothalamus (Oxytocin, Vasopressin) und die Hypophyse (Wachstumshormon, Prolaktin, Melanotropin) bildet auch direkt auf das Gewebe wirkende Hormone. Andere Hormone regulieren sich pri-mär ohne das zentrale Nervensystem. Dazu zählen Hormone, die be-stimmte Parameter im Blut regulieren (Blutzucker: Insulin und Gluka-gon, Kalzium und Phosphat: Kalzitonin und Parathormon) und Hormo-ne mit parakriner Wirkung.

Die über Hormone vermittelten Informationsprozesse können auf zwei Ebenen wirken: zum einen lokal, im Sinne eines pa-rakrinen Effekts, zum anderen generalisiert im endokrinen Sinn. Die lokale Regulation betrifft überwiegend das extrazelluläre Milieu, und hier im wesentlichen den pH-Wert. Regulationen die generalisiert über den gesamten Körper verteilt sind spiegeln sich im Blut als dem am breitesten einsetzbaren Verteilungssys-tem wieder.

Lokale Regulationsgrößen:

Ionenkonzentrationen.

In den Organen und Geweben existiert eine bestimmte polare Ruhekonzentration von Ionen intrazellulär und interstitiell, die primär kurzfristig durch die Grundaktivität der Zellen und sekundär langsamer durch die Durchblutung reguliert wird.

Da intrazellulär nahezu kein freies Wasser vorkommt ('kristallartiger' Zustand) verteilen sich die Ionen nicht gleichmäßig sondern können auch innerhalb der Zelle Gradienten bilden. Für die Informationsprozesse spielt hierbei besonders die Zusammensetzung und Verschiebung der Elektrolyte direkt an der Zellmembran eine wichtige Rolle, da sie für die Aktivierung von second-messenger Kaskaden essentiell sind. Für die Zellmigration sind variable Ionengradienten (z.B. für Kalzium) in Abhängigkeit zur Bewegungsrichtung ein entscheidender Faktor.

Auch interstitiell ist ein Großteil des Wassers gebunden (an Kollagen, Glykoproteinen und Proteoglykanen), sodass die Elektrolyte auch hier nicht ganz gleichmäßig verteilt sind. Die Konzentration der Ionen passt sich dabei zunächst der Aktivität der Zellen an. Ein breit angelegtes Puffersystem stabilisiert das für die Zellfunktion notwendige äußere Milieu. Die Entlastung des Puffersystems übernimmt das Blut. Dieser Vorgang ist passiv und ohne eigenen aktiven Informationsprozess. Der informative Regulationscharakter bezieht sich ausschließlich auf das Blut.

Säuregehalt.

Eine besondere Rolle spielen die Protonen. Intrazellulär sind sie insbesondere bei der ATP-Bildung in den Mitochondrien eingesetzt und bilden dort einen Gradienten zwischen dem Matrixraum und den Cristae mitochondriales (an der inneren Mitochondrienmembran). Durch die Umwandlung des Sauerstoff und der Kohlenwasserstoffträger in Kohlendioxid (und Wasser) und durch die nachgeschaltete Carboanhydrase, die Kohlendioxid und Wasser zu Bikarbonat (HCO3-) und Protonen (H+) umwandelt, entsteht intrazellulär laufend Säure, die abgepuffert und ausgeschieden werden muss. Der pH-Wert liegt intrazellulär etwa bei 7,1. Durch einen Natrium-Protonen-Austauscher werden die Protonen in den Extrazellulärraum transportiert. Die dort vorhandenen Puffersysteme können unter normalen Bedingungen den pH-Wert bei 7,4 stabilisieren.

Sind die extrazellulären Puffersysteme erschöpft, kommt es zu einem Abfall des pH mit einer Übersäuerung des Gewebes. In der Regel wird dies als Signal eingesetzt, um die entsprechende Gewebsregion stärker zu durchbluten.

Generalisierte Regulationsgrößen:

Die hier gewählte Klassifikation für die genauere Beschreibung der systemischen Hormone in Bezug zu ihrem Informationscharakter bezieht sich auf konkrete Funktionskomponenten, die eingestellt und konstant gehalten werden müssen.

Eine alternative funktionell gedachte Einteilung bildet 6 Gruppen: I. Wachstumsdifferenzierung (Zytokine), II. Wachstumsregulation (Wachstumshormon, Schilddrüsenhormon, Sexualhormone, Glukokortikoide), III. schnelle Stoffwechselumstellung (Insulin, Glukagon, Katecholamine), IV. Verdauung und Resorption, V. Kalzium-Phosphat-Stoffwechsel (Parathormon, Calcitonin, Vitamin D), VI. Wasser- und Elektrolythaushalt (Vasopressin, Angiotensin, Mineralocorticoide, natriuretisches Atriumpeptid). Eine Gruppe von weiteren Gewebshormonen bleibt übrig, die insbesondere die glatte Muskulatur beeinflusst und bei Entzündungen eine Rolle spielt.

Aktivität (Energieumsatz).

Im Rahmen der Spezialisierung und Differenzierung der Zellen im Organismus kommt es zu einer verstärkten Hemmung der vitalen und proliferativen Eigenschaften. Es bedarf deshalb einer kontrollierten Basis-Aktivierung, die anpassungsfähig den Grundumsatz aller Zellen steuert. Diese Aufgabe übernehmen die Schilddrüsenhormone.

Der Grundstimulus wird im Hypothalamus durch die Freisetzung von Thyroliberin (TRH) aus der Area paraventricularis generiert. Hierbei spielen neuronale (Umwelt, Emotionen, Wachzentren des Mittelhirns) und hormonale (niedriger Spiegel von Schilddrüsenhormonen) Aspekte eine gemeinsame Rolle für die Einstellung des angestrebten Basalwertes.

Über die hypophysären Portalvenen gelangt Thyroliberin in die Adenohypophyse, wo es an basophilen Zellen die Bildung und Ausschüttung von Thyrotropin (TSH) anregt. Die Zellen machen nur etwa 5% der Adenohypophyse aus und liegen überwiegend antero-medial. Eine antagonistisch-hemmende Wirkung auf die Ausschüttung von Thyrotropin haben Somatostatin und die Schilddrüsenhormone.

Thyrotropin gelangt über das Blut zur Schilddrüse, dem einzigen bisher bekannten Zielorgan. Dort stimuliert es über den TSH-Rezeptor alle Schritte der Biosynthese der jodierten Thyreoglobuline sowie der Abgabe insbesondere von Thyroxin ins Blut. Bei längeranhaltender Einwirkung von Thyrotropin kommt es auch zu einer Proliferation der Schilddrüsenzellen. Thyroxin (T4) wird überwiegend in der Leber zu dem aktiveren Trijodthyronin (T3) dejodiert, was die biologische Halbwertszeit von 7 Tagen auf 24 Stunden reduziert. Sowohl T4 als auch T3 binden im Blut an das Thyroxin-bindende Globulin (TBG), sodass nur 0,03% des T4 und 0,3% des T3 im Plasma in freier Form vorkommen. Dies ermöglicht ein zirkulierendes Pufferreservoir für dieses wichtige Aktivierungshormon.

In allen Körperzellen finden sich im Zellkern Rezeptoren für Trijodthyronin (zwei Rezeptoren mit unterschiedlichen Subtypen: α1, α2 und β1 kommen dabei ubiquitär vor), welches wie auch Thyroxin frei die Zellmembran durchdringen kann. Über die Aktivierung von Transkriptionsfaktoren kommt es zur Stimulation der Proteinbiosynthese, insbesondere von Enzymen mit Einfluss auf die Glukoneogenese, die Glykogenolyse und die Liponeogenese. Eine vermehrte Bildung der Natrium-Kalium-ATPase führt zu vermehrtem Sauerstoffbedarf und zur ATP-Spaltung mit Wärmefreisetzung.

Eine besondere Form, das reverse Trijodthyronin (rT3), entsteht im Gehirn und ist dort für die Entwicklung und Funktion von wichtiger Bedeutung, ohne dass der genaue Wirkmechanismus bekannt ist. Er unterscheidet sich jedoch von T3.

Die Informationskaskade kann typischer Weise auf verschiedenen Stufen gestört sein. Autoantikörper mit TSH-imitierender Wirkung oder autonome Adenome der Hypophyse mit TSH-Bildung führen zu erhöhten Spiegeln von T3 und T4 mit dem klinischen Bild von Tachykardie, Nervosität, vermehrtes Schwitzen, Wärmeintoleranz und Gewichtsabnahme. Mutationen in den Rezeptoren (für TSH oder T3),

Jodmangel oder Autoantikörper mit schilddrüsenzertörender Wirkung (Thyreoiditis Hashimoto) führen zu einem Schilddrüsenhormonmangel, der in der Kindheit zu Entwicklungsstörungen (besonders auffallend im Gehirn) und im Erwachsenenalter zu Verlangsamung, Gewichtszunahme und Wassereinlagerung (Myxödem) sowie zu Depressionen führen kann.

Neben der basalen Aktivität, die durch das Schilddrüsenhormon sichergestellt wird, gibt es zusätzliche Aktivitätsstimulatoren, die je nach der anfallenden Aufgabe den Energieumsatz zusätzlich steigern. Die erhöhte Aktivität am Tag (zirkadiane Komponente) und bei Belastung (im Sinne von Stress-Reaktion) wird durch Cortisol gesteuert, das gleichzeitig auch eine antiinflammatorische Wirkung zeigt. Bei Belastung werden zusätzlich Katecholamine (insbesondere Adrenalin) als Signalstoffe eingesetzt. Während des Wachstums wird der erhöhte Energieumsatz durch das somatotrope Hormon (Wachstumshormon) angeregt.

In basophilen Zellen der Adenohypophyse (10-20% der hormonbildenden Zellen) wird ein Protein gebildet (Pro-Opio-Melano-Cortin), das in mehrere Peptide zerlegt wird: Corticotropin (oder auch Adrenocorticotropes Hormon; ACTH) zur Steigerung der Cortisolsynthese und –sekretion, α-Melanotropin zur Stimulation der Melanozyten in der Haut und β-Lipotropin zur zentralen Endorphin-Analgesie im Gehirn.

Eine Bildung von Corticotropin kann auch außerhalb der Hypophyse durch Tumore erfolgen, insbesondere beim Bronchialkarzinom.

Die Bildung und Ausschüttung von Corticotropin wird durch verschiedene Faktoren beeinflusst.

Der basale Grundstimulus wird ähnlich der Schilddrüsenstimulation vom Hypothalamus aus gesetzt, steht also ganz unter neuronaler Kontrolle. In der Area paraventricularis wird dafür zunächst Corticotropin-Releasing-Hormon gebildet, das über hypophysäre Portalvenen stoßweise abgegeben wird. Unter basalen Bedingungen kommt es beim Menschen zu 7-10 kurz andauernden Perioden, die gehäuft am frühen Morgen den Cortisolspiegel auf etwa 4-22 µg/dl Cortisol im Blutplasma ansteigen lassen, während er zum Abend hin auf 0-5 µg/dl abfällt. Insgesamt werden 15-60 mg Cortisol pro Tag gebildet.

Bei Kindern finden sich größere Schwankungen der 8:00 Uhr-Normwerte von Cortisol im Blut: 5 Tage alter Säugling 0,6-20 µg/dl, 2 Monate bis 15 Jahre 2,5-23 µg/dl, 16-18 Jahre alt 2,4-29µg/dl. Das Tagesprofil zeigt physiologisch die höchsten Werte am Morgen, Mittags kommt es zu einer leichten Abnahme, am Abend sinkt der Spiegel auf etwa 50% des Morgenwertes, in der Nacht finden sich die niedrigsten Werte.

Überwiegend reaktive Stimulation von Corticotropin (sogenannte stressinduzierte Sekretion) erfolgt durch Arginin-Vasopressin, Cholecystokinin und Adrenalin. Die gebildete Tagesmenge von Cortisol erhöht sich dabei auf bis zu 240 mg.

Die Limitierung der Stimulation erfolgt durch negative Rückkopplung: dabei wirken sowohl Corticotropin als auch Cortisol hemmend auf die Zellen in der Hypophyse und im Hypothalamus.

Corticotropin wirkt überwiegend an den Zellen der Zona fasciculata der Nebennierenrinde und aktiviert die Cortisolsekretion und die Cortisolsynthese aus Cholesterin. Bei länger andauernder Stimulation wird auch die Neubildung der entsprechenden Enzyme für die Synthese an-geregt.

Der intrazelluläre Cortisolrezeptor kommt in nahezu allen Zellen des Körpers vor und wandert nach Aktivierung im Zytosol in den Zellkern, wo er die Transkription bestimmter Gene reguliert. Dabei stabilisiert es den Blutglukoseanstieg längerfristig durch Stimulation der Glukoneo-genese und der Glykogenolyse in der Leber (diabetogene Wirkung) bei gleichzeitiger Hemmung der Glukoseaufnahme in Muskel, Fettgewebe, lymphatisches Gewebe und Haut. Die geförderte Freisetzung von Ami-nosäuren (katabole Wirkung) und der Abbau von Triglyzeriden in Gly-cerin und Fettsäuren (lipolytische Wirkung) liefert die für die Glucone-ogenese in der Leber notwendigen Bausteine.

Erhöhtes Cortisol (stressinduziert, s.o.) wirkt zusätzlich hemmend auf die Aktivität der Fibroblasten (antiproliferative Wirkung) und die Bildung von Interleukin 1 (immunsuppressiv und antiphlogistisch). Es steigert die Zahl der Thrombozyten im Blut, senkt den Gonadotropin-spiegel und führt zu einer erhöhten Erregbarkeit des Gehirns (verrin-gerte Krampfschwelle).

Als schnelle Reaktion auf Belastungsreaktionen wird Adrena-lin und Noradrenalin, gebildet überwiegend im Nebennieren-mark, eingesetzt.

Die aus der Neuralleiste stammenden Paraganglienzellen (chromaf-fine Zellen) des Nebennierenmarks werden im wesentlichen durch zwei Signale zur Bildung und Freisetzung des aus Tyrosin synthetisier-ten Adrenalins (80%) bzw. Noradrenalins (20%), das in spezifischen Granula gespeichert wird, veranlasst:

- Nervenzellen aus dem unteren thorakalen Seitenhorn des Rückenmarks (präganglionäre Neurone) ziehen direkt bis zum Nebennierenmark, wo sie über Acetylcholin den nikotinergen Acetylcholinrezeptor aktivieren und damit eine Exozytose der mit Katecholaminen angefüllten Granula auslösen (Ausschüttung). Gleichzeitig stimulieren sie auch die Bildung (insbesondere die Tyrosinhydroxylase und die Dopamin-β-Hydroxylase) von Noradrenalin.

- Cortisol wirkt auf die Bildung der Katecholamine, insbesondere auf die Umwandlung von Noradrenalin zu Adrenalin (über die Phenylethanolamin-N-Methyltransferase). Da Adrenalin die Cortisolbildung stimuliert entsteht so ein positiver Verstärkungsmechanismus.

Die Hemmung der Katecholaminsynthese erfolgt ausschließlich durch die Metabolite Adrenalin und Noradrenalin selber. Die Wirkung der Katecholamine im Blut beträgt nur wenige Minuten, da sie rasch durch Wiederaufnahme in die Paragangline bzw. durch enzymatischen Abbau in der Leber inaktiviert werden.

Die Wirkorte von Adrenalin sind Leber und Muskulatur (Glykogenolyse), und zusammen mit Noradrenalin auch die Fettzellen (Lipolyse).

Wachstum.

Wachstum ist ein zeitlich stark differenzierter Vorgang in Schüben, der eine Reihe von verschiedenen Hormonen mit unterschiedlicher Gewichtung vereint. Im engeren Sinn geht es hierbei um die Größenentwicklung, die bei beiden Geschlechtern über gleiche Informationswege gesteuert wird. Dabei gilt es mehrere Phasen zu unterscheiden: intrauterine Entwicklung, Kindheit, Pubertät, Erwachsenenalter, Greisenalter.

Während die Differenzierung einen Tagesprozess mit abbauenden Tendenzen darstellt, ist das Wachstum mit den aufbauenden Impulsen mehr in den Ruhephasen (nachts und beim Schlafen) zu finden. Damit erklärt sich auch, dass das Wachstumshormon insbesondere während der Tiefschlafphasen ausgeschüttet wird.

Etwa 50% der Zellen des Hypophysenvorderlappens bilden als azidophile Zellen das Wachstumshormon Somatotropin. Ein Teil der Zellen enthält auch Prolaktin – diese Zellen werden dann als mammotrope Zellen bezeichnet. Ihre Zahl ist nach Phase und Geschlecht sehr variabel.

Da Somatotropin ein sehr starkes Hormon ist, kommt der Hemmung seiner Wirkung eine besondere Bedeutung zu, die durch viele verschiedene Faktoren erfolgt:

durch Somatostatine aus dem Hypothalamus, durch Somatomedine aus der Leber, durch Leptine aus den Fettzellen. Stimuliert wird Somatotropin durch Somatokrinin aus dem Hypothalamus und durch Ghrelin aus dem Magen, das dort bei längerer Nahrungskarenz freigesetzt wird.

Während der intrauterinen Entwicklung wird das Wachstum zunächst von der Plazenta aus über das plazentare laktogene Hormon (synonym: humanes Chorionsomatomammotropin) stimuliert; es wirkt wie Somatotropin über die Stimulation von Somatomedinen, die zur Gruppe der ,insulin like growth factors' (IGF) gehören.

Während der Kindheit ist der Wachstumsaspekt von Somatotropin ganz im Vordergrund. Eine geringe, stoßweise Freisetzung (überwie-

gend Nachts) führt zu einem niedrigen Blutplasmaspiegel von IGF-1, der insbesondere Knorpel und die Epiphysenfuge stimuliert (Proteinsynthese und Zellteilung). Daneben finden sich auch Rezeptoren in der Muskulatur und im Fettgewebe mit ähnlichen Stimulationseffekten.

Fehlt bei Kindern Somatotropin, kommt es zum proportionierten Zwergenwuchs. Dies ist durch Hormonsubstitution behandelbar. Bei zu starker Hormonproduktion kommt es auf der anderen Seite zum Gigantismus (Riesenwuchs) mit latent diabetischem Stoffwechsel.

In der Pubertät erhöht sich die Frequenz der stoßweisen Somatotropinfreisetzung auf etwa 8 pro 24 Stunden, was zu einem Gipfel der IGF-1 Werte im Blut führt. Dies geht mit dem starken Wachstumsschub in dieser Lebensphase parallel, der durch die Wirkung der Sexualhormone (Verschluss der Epiphysenfugen) gestoppt wird.

Beim Erwachsenen tritt der Wachstumsaspekt zurück und die anabole Wirkung rückt in den Vordergrund. Somatotropin mobilisiert dabei Fettsäuren und stimuliert längerfristig die Freisetzung von Glukose (in der ersten Stunde nach Stimulation wirkt Somatotropin jedoch über IGF-1 insulinähnlich, d.h. den Blutzuckerspiegel senkend).

Die übermäßige Stimulation von Knorpel und Knochen durch Somatotropin beim Erwachsenen (z.B. durch einen Hypophysentumor) führt zur Akromegalie, eine Erkrankung die durch Proportionsverschiebungen im Kopf-Gesichtsbereich und an den Händen und Füßen auffällt; die Stoffwechsellage ist auch hier latent diabetisch.

Ab dem 50. Lebensjahr sinkt die Konzentration von IGF-1; damit wird die anabole Aktivität im Senium reduziert, was mit einer generalisierten Abnahme des Stoffwechselumsatzes parallel geht.

Prolaktin, ein dem Somatotropin ähnliches Polypeptid das in den gleichen Zellen im Hypophysenvorderlappen gebildet wird, hat beim Menschen als Zielorgan die Brustdrüse. Da es der Ingangsetzung und Aufrechterhaltung der Milchsynthese für die Stillende Frau dient, steht die Hemmung des Hormons außerhalb der Stillzeit an oberster Stelle. Dies wird durch Dopamin sichergestellt. Die Aktivierung erfolgt jedoch nicht nur über die Drosselung von Dopamin, sondern durch weitere Faktoren, zu denen Thyroliberin, vasoaktiv-intestinales Polypeptid, Angiotensin II und ein hoher Östrogenspiegel im Blut zählen. Der entscheidende Stimulus erfolgt jedoch mechanisch durch das Saugen des Kindes an der Mamille.

Während der Stillzeit wirkt Prolaktin auch auf das hypothalamisch-hypophysäre System der Gonadotropine. Damit wird der Menstruationszyklus gehemmt – eine natürliche Form des Verhütungsschutzes bei voll stillenden Müttern.

Beim Mann führt eine Aktivierung von Prolaktin zur Hemmung der Testosteronsynthese, was bis zur Impotenz führen kann. Eine Milchdrüsenbildung und Laktation kann durch Stimulation der männlichen Brustwarzen ebenfalls erreicht werden.

Reifung und Differenzierung.

Im Gegensatz zum Wachstum bezieht sich Reifung und Differenzierung auf die geschlechtliche Seite des Körpers, die parallel zum Wachstum in allen Phasen der Entwicklung durch spezifische Informationsimpulse reguliert wird.

Die übergeordneten Stimuli aus dem Hypothalamus (Gonadoliberin) und aus der Hypophyse (Follikel stimulierendes Hormon FSH und luteinisierendes Hormon LH) sind dabei bei allen Menschen gleich, die

Wirkung im Körper jedoch geschlechtsspezifisch. Die Informationskaskade soll deshalb für Männer und Frauen getrennt betrachtet werden, jeweils bezogen auf die unterschiedlichen Lebensabschnitte.

Mann

*Bei einem genetisch angelegten männlichen Geschlecht (XY) kommt
es in der 7. Schwangerschaftswoche zur Bildung des Testis-
determinierenden Faktors, der die noch unbestimmte Gonadenanlage
zur Hodenbildung stimuliert (gonadales Geschlecht). Dort werden von
den Leydigzellen unter dem Einfluss von Choriogonadotropin und LH
Testosteron und von den Sertolizellen Anti-Müller-Hormon gebildet,
sodass sich die männlichen Geschlechtsmerkmale (körperliches Geschlecht) ausbilden. Der hohe Testosteronspiegel wirkt auch auf die
Differenzierung des Gehirns und führt so zu einer typisch männlichen
Prägung (psychisches Geschlecht).*

**Kommt es zu einer Störung des Testis-determinierenden Faktors,
bildet sich ein Ovar. Bei Androgenmangel oder Androgenresistenz
kann es trotz Hodenanlage zu weiblichen Geschlechtsmerkmalen und
einem weiblich geprägten Gehirn kommen.**

*Beim Säugling hört die pulsatile Ausschüttung von Gonadoliberin in
den ersten 6 Monaten auf, sodass während der Kindheit kaum messba-
ren Werte von LH und FSH, und damit auch von Testosteron im Blut
vorhanden sind (unbekannte Hemmung auf hypothalamischer Ebene).*

*Im Alter zwischen 9 und 11 Jahren beginnt die erneute phasische
Aktivierung von Gonadoliberin zunächst schlafabhängig während der
Tiefschlafphasen. Mit fortschreitender Pubertät findet man pulsatile
Ausschüttungen auch tagsüber, sodass die zunächst nächtliche Aktivi-*

tät sich gleichmäßig über den gesamten Tag verteilt. Das entspricht dem Zustand beim Erwachsenen.

Der Anstieg von FSH führt zu einer Aktivierung der Spermatogenese, LH stimuliert die Produktion der Androgene. Diese stimulieren die Maskulinisierung, d.h. die Veränderung des Jungen zum Mann. Dies beinhaltet eine Eiweiß aufbauende Komponente mit Vermehrung der Muskelmasse, ein Wachstum des Kehlkopfes (Stimmbruch), typische Behaarung (Bart, Brust, Schambereich) sowie ein Längenwachstum, das jedoch ab einem bestimmten Androgenspiegel durch die gleichzeitige Stimulation der Verknöcherung der Epiphysenfugen beendet wird.

Bei Eunuchen (funktionsloser Hoden) kommt es aufgrund des fehlenden Androgen-anstiegs zu keiner Maskulinisierung; allerdings wird auch das Wachstum nicht beendet, sodass sich ein eunuchoider Hochwuchs ausbildet. Bei einem zu frühen Androgenanstieg kommt es dagegen zur vollständigen Maskulinisierung, jedoch zu einem Minderwuchs, da sich die Epiphysenfugen zu früh schließen.

Erwachsene Männer zeigen einen morgendlichen hohen Testosteronspiegel im Blut von 2,4-8,3 ng/ml, der den übrigen Tag um etwa 40% absinkt.

Natürlicherweise nimmt der Testosteronspiegel und damit die Menge des Ejakulats mit zunehmendem Alter ab. Verzögernd wirken dabei sportliche Aktivitäten und eine gesunde Ernährung; sexuelle Aktivität kann den Testosteronspiegel auch stabilisieren, allerdings nur wenn sie oft und mit sportlichem Körpereinsatz vollzogen wird.

Bei einem zu raschen Absinken, das häufig zwischen dem 45. und 60. Lebensjahr auftritt, kommt es zu psychischen und körperlichen Beschwerden (reduzierte Leistungsfähigkeit, Schlafstörungen, Libido- und Potenzverlust) die als Pendant zur Menopause der Frau als Klimakterium virile oder Andropause bezeichnet werden.

Frau

Bei einem weiblichen Genotyp (XX) kommt es ohne weitere Fakto-ren zur Bildung eines Ovars (gonadales Geschlecht), das die Differen-zierung des Müller-Gangs nach sich zieht und damit die weiblichen Geschlechtsorgane (körperliches Geschlecht) anlegt.

Kommt es intrauterin zu einem erhöhten Androgenspiegel, kann dies zur Stabilisierung der Wolff-Gänge und Ausbildung männlicher Geschlechtsmerkmale führen. Daneben kann das Gehirn eine männ-liche Prägung bekommen.

Auch beim weiblichen Säugling hört die pulsatile Ausschüttung von Gonadoliberin in den ersten 6 Monaten auf.

Im Alter zwischen 7 und 10 Jahren beginnt die erneute phasische Aktivierung von Gonadoliberin, die jetzt erstmalig zu einer Stimulation der Ovarien führt und dort die Östrogenproduktion anregt. Diese sti-muliert zunächst die Brustentwicklung und die Ausreifung der inneren Geschlechtsorgane. Die Menarche (Abstoßung der Uterusschleimhaut) beginnt ohne herangereifte Eizellen zu einem Zeitpunkt, an dem der Körper des Mädchens groß genug geworden ist ein Kind auszutragen. Erst nach einigen unregelmäßigen Blutungen kommt es zur Ovulation, die dann die typischen Hormonzyklen beeinflusst.

Bei der erwachsenen Frau zeigt sich ein ausgeprägt zyklisches Ver-halten, das sich etwa alle 28 Tage wiederholt. Zunächst stimuliert FSH und ein erhöhter Östrogenspiegel die Heranreifung eines Follikels und seiner Eizelle sowie die Proliferation der Uterusschleimhaut. Ein kurzer Spitzenwert von LH führt nach etwa 10 Tagen zum Eisprung; diesem folgt ein starker Anstieg der Gestagene und die Umwandlung der Folli-kelzellen zum Gelbkörper sowie zur Sekretionsphase der Uterus-

schleimhaut. Unbefruchtet kommt es am Ende des Zyklus zum Abfall der Gestagene und zur Abstoßung der Uterusschleimhaut (Monatsblutung).

Die Manipulation der rhythmischen Hormonspiegel führt zu einer so massiven Störung, dass die Heranreifung der Eizellen und die Bildung der Uterusschleimhaut nicht mehr richtig stattfinden kann. Dieser Effekt wird als Anti-Baby-Pille eingesetzt.

Die Menopause tritt ein, wenn die meisten oder alle Follikel im Ovar aufgebraucht sind. Da sich dadurch die Östradiolproduktion im Ovar drastisch reduziert, kann die Androgenproduktion der Nebennieren stärker ins Gewicht fallen und eine physiologische Virilisierung entstehen. Die Androgene können jedoch die den Eiweißstoffwechsel beeinflussenden Komponenten der Östrogene nicht kompensieren, sodass es zu einem Abbau der Knochensubstanz kommt, der klinisch als Osteoporose manifest werden kann. Der niedrige Östrogenspiegel bewirkt einen Anstieg von FSH und LH über die Stimulation durch Gonadoliberin. Da eine positive Rückkopplung fehlt, kann es zu hohen FSH und LH Werten kommen, die für die typischen menopausalen Hitzewallungen verantwortlich gemacht werden.

4.2 Welche Informationsprozesse beziehen sich spezifisch auf das Blut?

Das Blut ist unser zentrales Transportorgan, das neben dieser ,öffentlichen' Aufgabe jedoch auch eigenständige Funktionen hat. Deshalb ist es unerlässlich, dass einige Grundgrößen im Blut mit nur kleinem Schwankungsspielraum konstant gehalten werden müssen.

Zu den Blutparametern, die auf einen nur gering schwankenden Sollwert eingestellt werden, gehört das Blutvolumen (kontrolliert über die Osmolarität), die roten Blutkörperchen (Sauerstoffbindungskapazität), die einzelnen Ionen und der Blutzucker. Größere Variationsbreiten zeigen die weißen Blutkörperchen, Thrombozyten, Lipide, Aminosäuren und Stoffwechselzwischen- und -endprodukte.

Blutuntersuchungen geben wichtige Informationen über den Zustand der Homöostase im Organismus, da oft auch lokale Veränderungen über leichte Verschiebungen der Blutwerte erkennbar werden können. Dies gilt jedoch nicht für alle fokalen Störungen. Insofern geben die Blutwerte auch nur eine sich schnell veränderbare Momentaufnahme wieder.

Das Blutvolumen ist als direkte Messung im Körper nicht möglich. Über osmotische Interaktion im Kapillarstromgebiet steht es mit dem extravasalen Extrazellulärraum in enger Verbindung. Diese osmotische Beziehung kann an verschiedenen Stellen des Körpers registriert werden. Die Abstimmung der einzelnen ausgelösten Reaktionen ist dabei nicht strukturell lokalisierbar.

Unter klinischen Bedingungen kann das Blutvolumen durch Verdünnungseffekte gemessen werden: nach Injektion einer bestimmten Menge einer Testsubstanz (Evansblau oder 51Cr-markierte Proteine/ Erythrozyten) wird kurze Zeit später Venenblut entnommen und die Konzentration der Testsubstanz bestimmt.

Bei der Aufnahme von isotonem Wasser (gleiche Ionenkonzentration wie das Blut), das sich gleichmäßig im Extra- und Intrazellularraum anreichert, werden Osmosensoren im Hypothalamus und im Pfortadersystem aktiviert, die zu einer verminderten Ausschüttung von antidiuretischem Hormon (ADH) im Hypophysenhinterlappen führen. So kommt es zu einer verstärkten Ausscheidung von Wasser über die Nieren. Über eine Steigerung des Plasmavolumens erhöht sich auch die Vorlast in den Vorhöfen des Herzens. Dies stimuliert den Nervus vagus und hemmt ebenfalls die ADH-Freisetzung (Gauer-Henry-Reflex).

Bei hypotoner Flüssigkeitszufuhr verschiebt sich die Volumenzunahme in das intrazelluläre Kompartiment, sodass die Osmosensoren schneller aktiviert werden. Die kardiale Komponente spielt dabei eine geringere Bedeutung. Hypertone Flüssigkeiten müssen in zwei Gruppen eingeteilt werden: entsteht die Hyperosmolarität durch verstoffwechselbare Substanzen (z.B. Zucker), so zählt für die Volumenbilanz nur das Wasser. Sind jedoch vermehrt Salze gelöst (insbesondere Kochsalz), dann kommt es zunächst zu einer vermehrten Freisetzung von ADH und zur Antidiurese, die jedoch über eine sich dann bildende isotone Hypervolämie in eine Natriurese mit begleitender Diurese übergeht. Die regulierenden Faktoren finden sich dafür in der Niere (Renin), der Nebenniere (Ouabain) und im Herzen (atrialer natriuretischer Faktor).

Flüssigkeitsmangel führt zu einem Durstgefühl, das über mehrere Mechanismen aktiviert wird. Dazu gehört die Zunahme der Osmolalität in den hypothalamischen Osmosensoren (siehe Kapitel 5.8), vegetative Stimuli der weniger stark gefüllten zentralen Gefäße und der Herzvorhöfe und Angiotensin II (letzteres erklärt den erhöhten Durst bei Schwangeren).

Die Sauerstoffbindungskapazität im Blut hängt zu großen Teilen von der Menge an roten Blutkörperchen ab. Der Stimulus für deren Bildung kommt über das Erythropoietin, das zu 90% in der Niere, zu 10% in der Leber und im Gehirn von ortsständigen, spezialisierten Fibroblasten gebildet wird.

Der Sauerstoffpartialdruck im Gewebe wird zweckmäßiger Weise an dem arteriellen Schenkel, d.h. vor dem Verbrauch von Sauerstoff, gemessen. Damit erklärt sich, dass die Messfühler während der intrauterinen Entwicklung zunächst in der Leber lokalisiert sind, da die Leber das einzige Organ ist, das vollarterialisiertes Blut aus der Nabelvene erhält. Nach der Geburt liegt die Leber zu stark im venösen Schenkel und muss deshalb als Sensor ‚ausgetauscht' werden, ohne dass die Funktion komplett verloren geht. Die Niere ist durch ihr arterielles Wundernetz für diese Funktion besonders gut geeignet, da sie ein Kapillarbett (Glomerulum) besitzt, in dem nahezu kein Sauerstoff verbraucht wird.

Blutionenkonzentrationen.

Über keines der mengenmäßig wichtigen Blutionen ist zur Regulation so wenig bekannt wie zum Kalium. Da 98% des Kalium intrazellulär liegen (durchschnittlich 140 mmol/l), kann der Blutplasmaspiegel (Normwert zwischen 3,5 und 5,5 mmol/l) relativ rasch verändert werden. Durch diese Ungleichverteilung bildet Kalium die Grundlage für das Zellmembranpotential (Nernst-Potential), das besonders bei Nerven- und Muskelzellen fein reguliert werden muss.

Über die Nieren und den Intestinaltrakt werden grundsätzlich 25 mmol Kalium pro Tag ausgeschieden. Da die Aufnahme in der Regel darüber liegt, muss die erhöhte Kaliumeinnahme zusätzlich ausgeschieden werden. Dies erfolgt hauptsächlich über die Nieren (90%) und über den Darm (10%). Eine nahrungsbedingte Hyperkaliämie wird verhindert, indem das Kalium sofort nach der Resorption intrazellulär abgespeichert wird (unter Beteiligung von Insulin). Langsam wird nach Abklingen der Insulinwirkung der Überschuss von den Zellen abgege-

ben und zu den Nieren transportiert. Dort kann die Ausscheidung über verschieden Mechanismen (Aldosteron, Protonenkonzentration, Harnfluss) reguliert werden.

Kalzium und Phosphat werden in Bezug auf den Knochen gemeinsam über mehrere Hormone und Botenstoffe reguliert (Parathormon, Kalcitonin, Vitamin D). Beide Ionen sind jedoch überall im Körper eingesetzt. Während Kalzium an zahlreichen zellulären Vorgängen beteiligt ist (Knochenmineralisierung, Blutgerinnung, Stabilisierung des Membranpotentials, Zellaktivierung) dient Phosphat neben der Knochenmineralisierung insbesondere als Energieträger und Puffer (Hydrogenphosphat). Der Blutplasmaspiegel wird für Kalzium erstaunlich konstant gehalten, während er für Phosphat starken Schwankungen unterliegt.

Sinkt der Plasmakalziumspiegel wird Parathormon aus den Nebenschilddrüsen freigesetzt. Das führt zu einer Aktivierung des Knochenabbaus nach etwa 60 Minuten, gleichzeitig zu einer Phosphatausscheidung in der Niere (indirekter Anstieg des Kalziums durch Beeinflussung des Kalzium-Phosphat-Gleichgewichts) und einer Aktivierung von Vitamin D. Dieses fördert die Resorption von Kalzium aus dem Darm.

Erhöhtes Blutkalzium führt zu einer Hemmung der Parathormonsekretion und zu einer Freisetzung von Thyreocalcitonin. Am Knochen wird dabei der Abbau gehemmt bei gleichzeitiger Aktivierung von Knochenneubildung (innerhalb von etwa 15-30 Minuten), die Verdauung wird verlangsamt, was zu einer reduzierten Kalziumaufnahme über den Darm führt, und in den Nieren wird die Kalziumausscheidung gefördert.

Hohes Blutkalzium scheint kritischer als niedriges zu sein, da hier der Regulations-mechanismus schneller erfolgt.

Funktionelle Störungen bei Hyperkalziämie manifestieren sich insbesondere in den Nieren, dem Magen-Darm-Trakt, dem Herzen und dem zentralen Nervensystem. Die Hypokalziämie führt demgegenüber zu Muskelkrämpfen bei erhöhter muskulärer Erregbarkeit.

Natrium und Chlorid bilden mengenmäßig die größte Fraktion der extrazellulären Ionen. Die Regulation erfolgt federführend über die Natriumkonzentration, die eng mit der Flüssigkeitsmenge gekoppelt ist. Spezifischen Einfluss auf das Natrium zeigen Angiotensin II (aus der Renin-Angiotensin-Aldosteron-Kaskade) und sein Gegen-spieler, das atriale natriuretische Peptid.

Angiotensin II sorgt durch mehrere Mechanismen für eine Erhöhung des Natriums im Körper. Im Hypothalamus werden Zentren für das Durstgefühl und den Salzappetit angeregt (siehe Frage 5.8), durch Steigerung des antidiuretischen Hormons wird Flüssigkeit im Körper gehalten, direkt am proximalen Tubulus der Nieren wird die Natriumreabsorption erhöht und indirekt wird über eine positive Verstärkung durch Aldosteron aus den Nebennieren im Sammelrohr der Nieren nochmals Natrium in den Körper zurückgepumpt.

Das atriale natriuretische Peptid wird in den Herzvorhöfen gebildet und hemmt die Sekretion und Wirkung von Aldosteron, sowie die Sekretion von Renin.

Ähnlich wie für das Kalium ist auch über die Regulation von Magnesium wenig bekannt. Das Schilddrüsenhormon unterstützt eine positive Magnesiumbilanz (vermehrte intestinale Resorption bei gleichzeitig vermehrter renaler Ausscheidung und Umverteilung von extra- nach intrazellulär).

Spurenelemente.

Über die Regulation der Spurenelemente ist sehr wenig bekannt. Notwendig von Körper eingesetzt (essentielle Spurenelemente) werden Eisen, Kupfer, Zink, Molybdän, Kobalt, Mangan, Jod, Zinn, Selen und Vanadium. Andere Elemente erscheinen aufgrund von äußerem Vorkommen in Spuren im Körper: Fluor, Chrom, Nickel, Brom, Arsen, Cadmium, Barium, Strontium, Silicium, Aluminium, Antimon, Blei, Quecksilber.

Allen Spurenelementen gemein ist ihre hohe Toxizität, sodass der Körper um einen niedrigen Spiegel bemüht ist. Können die Stoffe nicht ausreichend ausgeschieden werden, werden sie möglichst ohne störenden Einfluss fixiert, so z.B. Fluor im Knochen und Zahnhartgewebe, Cadmium in den Nieren und Quecksilber im Fettgewebe und zentralen Nervensystem.

Blutzucker.

Eines der schillerndsten Stoffe im Blut ist die Glucose (freier, gelöster Zucker): sie bildet die Voraussetzung für unser waches Bewusstsein (essentielle Abhängigkeit des Gehirns) und führt bei leichter Erhöhung zu chronischen Veränderungen des Gefäßsystems, was sich besonders am Auge, in den Nieren und am Nervensystem niederschlägt. Da der Körper aus anderen

Stoffen (z.B. glucogene Aminosäuren) Glukose herstellen kann, ist die direkte Zufuhr von Glukose nicht essentiell. Allerdings bietet die Nahrung so zahlreiche Kohlenhydratanteile, dass eine glukosefreie Ernährung nicht möglich ist. Um das exogene Überangebot in den Griff zu bekommen gibt es ein einziges Hormon, das Insulin. Die Aktivierung zur Erhöhung des Blutglukosespiegels bei fehlender Nahrungszufuhr kann demgegenüber durch verschiedene Signale (z.B. Glucagon, Katecholamine) erfolgen.

Der Blutzuckerspiegel, genauer der extrazelluläre Glukosespiegel in den Langerhansinseln des Pankreas, stimuliert die Abgabe von Insulin aus den β-Zellen in den perikapillären Raum und von dort in das Blut. Auch bei niedrigsten Zuckerkonzentrationen (z.B. nach längerem Fasten) wird Insulin sekretiert, was auf eine über die einfache Zuckerregulation hinausgehende Funktion des Insulins hinweist. Den mengenmäßig bedeutendsten Effekt zeigt Insulin am Skelettmuskel, am Fettgewebe und an der Leber: es kommt zu einer verstärkten intrazellulären Aufnahme von Glukose bei gleichzeitiger Drosselung der Glukoseneubildung. Somit kann der Blutzuckerspiegel effektiv gesenkt werden.

Glukagon wird bei Abfall des extrazellulären Glukosespiegels ebenfalls im Pankreas sekretiert. Die Wirkung zielt insbesondere auf eine Glukosefreisetzung aus der Leber und damit Erhöhung des Blutzuckerspiegels. Aber auch andere Zellen wirken auf dieses Signal (z.B. Nebennierenzellen, die dann vermehrt Glucokortikoide freisetzen).

Blutfette. Aminosäuren.

Sehr viel weniger störend als Schwankungen des Blutzuckers wirken sich Schwankungen anderer Nahrungsbestandteile aus. Sie werden langsam vom Körper durch den Verbrauch bzw. Umsatz reguliert. Die dazu formulierbaren Regelkreise liegen weitgehend intrazellulär. Eine Informationsübertragung im Gesamtorganismus ist kaum nötig. Auch die direkte Aufgabe der Lipoproteine ist zunächst ein Stoffwechseltransport, der natürlich nicht ganz ohne Informationsanteile (Apolipoproteine) stattfinden kann.

Unter pathologischen Bedingungen können z.B. einzelne Aminosäuren im Blut stark ansteigen (Phenylketonurie). Für diese Zustände existiert dann kein Regelkreis, der zu einem Ausgleich führt.

4.3 Gibt es nicht-neuronale Informationsprozesse am Bewegungsapparat?

Der aktive Anteil des Bewegungsapparates (quergestreifte Muskulatur) steht so eng mit dem Nervensystem in Verbindung, dass eine isolierte Funktionsbeschreibung der Muskelfasern ohne das Nervensystem nicht sinnvoll ist. Innerhalb des passiven Anteils des Bewegungsapparates lassen sich jedoch Informationsprozesse formulieren, die eine Anpassung an die jeweilige Beanspruchung des Gewebes ermöglichen.

Es handelt sich in erster Linie um die direkte Weiterleitung von Spannungen über das Bindegewebe (Faszien und Sehnen) bis zum Knochen. Dabei kann man prinzipiell zwischen Zug- und Druckspannungen unterscheiden:

Zugbelastungen führen zu einer Parallelausrichtung kollagener Faserbündel in Richtung der Belastung. Dies führt zur Ausbildung der Sehnen im Bereich der Muskel-Knochen-Verbindung, aber auch zu Verstärkungen an den Gelenken und in den Körperfaszien.

Druckbelastungen führen zunächst zu einer Einlagerung von gebundenem Wasser um die einwirkende Kraft gleichmäßig zu verteilen. Das Bindegewebe orientiert sich eher bogenförmig oder fischgrätenartig (Faserknorpel). Länger einwirkender Druck führt bis zur Verknöcherung des Gewebes.

Spannungsveränderungen schlagen sich nicht nur im Bindegewebe, sondern auch im Halteapparat (Knochen) nieder. Die Spongiosa wird kontinuierlich informiert, um die Trajektorien für die tatsächlichen Belastungen in ihrer Ausrichtung und Dicke zu optimieren. Auch die Kompakta kann bei einer notwendigen Stabilisierung mit integriert werden.

Wichtig ist diese Dynamik bereits in der Embryonalzeit. Hier wird insbesondere die Knochenform (Vorsprünge, Biegungen) durch feine Spannungsmodulationen ausgebildet. Diese ist zunächst weich und leicht veränderbar. Erst mit der Einlagerung verknöchernder Substanzen (Kalzium-Phosphat-Verbindungen) kommt es zu einer stärkeren Fixierung, die jedoch das ganze Leben lang nicht vollständig erstarrt.

Der fortwährend überprüfte dynamische Aspekt (mittelfristige Anpassung an die Krafteinwirkung) erklärt den sinnvollen und erfolgreichen Einsatz orthopädischer und physiotherapeutischer Maßnahmen auch bei alten Menschen.

4.4 Welche eigenen Informationsprozesse bildet das rhythmisch-prozessuale System?

Während das Kreislaufsystem entweder systemisch durch die neuronale Ebene (autonomes Nervensystem: hauptsächlich paravertebrale und prävertebrale Ganglien) oder lokal durch die humorale Ebene (parakrine Stoffwechselprodukte) reguliert wird, findet sich im Herzen ein unabhängiges eigenes Informationssystem, welches die Kontraktion der Kardiomyozyten initiiert und koordiniert. Dieses System besteht im wesentlichen aus zwei Elementen, die beide durch Differenzierung von Myozyten realisiert werden: zum einen Schrittmacherzellen für die Initiierung, zum anderen Leitungsbahnen, die eine Koordinierung der Erregungsausbreitung übernehmen.

Unter physiologischen Bedingungen bestimmt der Sinusknoten die Herzfrequenz und initiiert die geordnete Informationsweiterleitung zum Arbeitsmyokard. Er liegt im Sulcus terminalis des rechten Vorhofs, in unmittelbarer Nähe zur Einmündung der Vena cava superior. Aufgebaut ist er aus zwei Zelltypen: die P-Zellen enthalten nur wenige Myofibrillen und sind von Bindegwebe umhüllt. Sie stehen untereinander mit Nexus (Connexin 45 und 40) in Verbindung und können einen eigenständigen Impuls generieren. Verzweigte, myofibrillenreiche Transitionszellen stellen die Verbindung der Schrittmacherzellen mit dem umgebenden Arbeitsmyokard her.

Die P-Zellen zeichnen sich durch eine besondere Zusammensetzung der Ionenkanäle aus, die nach der Repolarisationsphase eine kontinuierlich zunehmende Depolarisation bewirkt und bei Erreichen des Schwellenpotentials eine neue Erregung auslöst. Drei Aspekte werden dabei für die Schrittmacherzellen beschrieben. 1. Es fehlen die für das Arbeitsmyokard typischen Kaliumkanäle (iK1), die ein stabiles Ruhepo-

tential gewährleisten. Das niedrigste Membranpotential der Schrittmacherzellen liegt bei –60mV (Arbeitsmyokard: -90mV) 2. Die vorhandenen Kaliumkanäle werden durch die Repolarisation deaktiviert, gleichzeitig werden unspezifische Kationenkanäle (fuzzy channels) aktiviert, die einen langsamen Natriumeinstrom begünstigen (etwa bis –30mV). 3. Bei Erreichen des Schwellenpotentials werden zunächst spannungsabhängige Kalziumkanäle vom L-Typ geöffnet, die das Membranpotential auf +20mV anheben. Gleichzeitig werden Kaliumkanäle für die Repolarisation aktiviert. Schnelle Natriumkanäle fehlen den Schrittmacherzellen, kommen jedoch im ventrikulären Reizleitungssystem vor.

Die Transitionszellen weisen die typische Erregungsbildung des Kammermyokards auf (stabiles Ruhemembranpotential, schnelle Natriumkanäle für die durch die Schrittmacherzellen ausgelösten Depolarisationen, Kalziumkanäle für das Plateau der Erregung).

Die Ruhefrequenz, ausgelöst durch den Sinusknoten, liegt bei etwa 60-90 Schlägen pro Minute (primäres Erregungsbildungszentrum).

Die Erregung breitet sich vom Sinusknoten aus im Vorhof aus und erreicht nach 40-80 msec den Atrioventrikularknoten. Bevorzugte Wege für diese Erregungsleitung konnten elektrophysiologisch beobachtet, jedoch nicht strukturell gesichert werden.

Der Atrioventrikularknoten (Aschoff-Tawara-Knoten) liegt am Herzskelett im Vorhofbereich neben der Einmündung des Sinus venosus. Er besteht aus einer kompakten Zone, die aus P-Zellen besteht, und einer umgebenden Transitionszone, die direkt aus der Vorhofmuskulatur gebildet wird. Aus dem Knoten entwickelt sich das AV-

Bündel, das die Signale durch das Herzskelett in den Ventrikelbereich weiterleitet.

Die wesentliche Funktion des AV-Knotens ist eine Verzögerung der Erregungsleitung zwischen Vorhof und Kammern von 60-120 msec. Dies ist notwendig, damit sich die Kammern adäquat füllen können. Die P-Zellen dieser Region zeigen eine langsame spontane Depolarisation, sodass sie in der Regel von den Sinusknotenzellen vor Erreichen des Schwellenpotentials zur Hyperpolarisation angeregt werden.

In den ersten Lebensmonaten findet ein deutlicher Umbau des AV-Knotens statt. Fehlsteuerungen können zu Kammerflimmern und einer Form des plötzlichen Kindestods führen.

Vorhof-Fasern, die direkt zum Kammermyokard ziehen (atrioventrikuläre Fasern) können Kurzschlüsse auslösen und zu Herzrhythmusstörungen führen (z.B. das Wolf-Parkinson-White-Syndrom). Diese können operativ durch Herzkatheter-Behandlungen (Hochfrequenzablation) behandelt werden.

Fällt der Sinusknoten aus, so ist der AV-Knoten in der Lage, einen eigenständigen Herzrhythmus aufrecht zu halten, dessen Frequenz jedoch bei 40-60 Schlägen pro Minute liegt (sekundäres Erregungsbildungszentrum).

Das Atrioventrikulär-Bündel (His-Bündel) teilt sich nach Durchtritt durch das Herzskelett im Kammerseptum in die beiden Kammerschenkel, die das Signal zur Kontraktion zunächst sehr schnell (2-4 m/sec) in die Herzspitze projizieren und von dort eine Kontraktionswelle der Kammermyozyten auslösen. Die gesamte Erregung des Kammermyokards erfolgt so innerhalb von 100 msec.

Diese spezialisierten Zellen (Purkinje-Zellen) enthalten viel Glykogen, sind jedoch trotz zahlreicher Myofibrillen nur schwach kontraktil.

Die Purkinje-Zellen bilden ihre Energie durch anaerobe Glykolyse und sind deshalb weniger empfindlich gegenüber Sauerstoffmangel als das Arbeitsmyokard.

Fällt die Übertragung des AV-Knoten und seine Erregungsbildung aus (totaler Herzblock), können die erregungsleitenden Strukturen der Herzkammern als tertiäres Zentrum eine Eigenfrequenz von 30-40 Schlägen pro Minute generieren. Ein solcher Zustand bedarf eines künstlichen Schrittmachers.

Die herzeigene Informationsebene wird durch das autonome Nervensystem moduliert und an die Situation des gesamten Körpers angepasst. Dies erfolgt zum einen durch Fasern des Nervus vagus, zum anderen durch Fasern aus dem Grenzstrang (Halsganglien).

Zentrale Parameter sind dabei die Sinusknotenfrequenz (Chronotropie), die Überleitungszeit im Atrioventrikularknoten (Dromotropie) und die Kontraktionskraft des Arbeitsmyokards (Inotropie). Die cholinergen Impulse vom Nervus vagus sind dabei negativ chronotrop (Senkung der Herzfrequenz), negativ dromotrop (verlangsamte Überleitungszeit bis zum AV-Block) und negativ inotrop (durch eine verkürzte Aktionspotentialsdauer, überwiegend im Vorhofbereich). Die Fasern des Grenzstrangs arbeiten genau entgegengesetzt (positiv chronotrop am Sinusknoten, positiv dromotrop am AV-Knoten und positiv inotrop im Vorhof- und Kammerbereich); ihr Transmitter ist Noradrenalin. Adrenalin als humoraler Botenstoff unterstützt die Wirkung des Grenzstrangs.

Da am Herzen die Wirkung von Adrenalin und Noradrenalin über β1-Rezeptoren vermittelt wird, ist eine Blockierung der anregenden Wirkung mit Hilfe von β1-Rezeptorenblockern relativ spezifisch möglich. Gleichzeitig wird dabei auch die Lipolyse aus den Fettzellen gehemmt.

4.5. Wie gliedern sich die Informationsprozesse im Immunsystem?

Beim Immunsystem lassen sich drei Informationskomponenten unterscheiden: lokal wirken interzelluläre Prozesse, die eine Interaktion verschiedener Zelltypen ermöglicht: phagozytierende Zellen, vermittelnde Immunzellen, unspezifisch und spezifisch reagierende Zellen. Generalisiert wirken Informationen über eine Gedächtnisbildung, die zelluläre und humorale Aspekte umfasst. Eine Mischung stellt das Erkennen von ‚Eigen' und ‚Fremd' dar. Hier wird lokal die jeweilige Kennung überprüft, die jedoch zentral ‚gespeichert' sein muss.

Durch ihre erhöhte Beweglichkeit sind die im Immunsystem zusammengefassten Zellen in der Lage **wechselnde Zell-Zell-Kontakte** *untereinander und mit ortsständigen Zellen auszubilden. Ein gemeinsames Merkmal aller zu einem Körper gehörenden Zellen wird über den major histocompatibility complex I (MHC I) vermittelt. Über diesen aus drei alpha- und einer beta-Untereinheit bestehenden Komplex können Fremdstoffe (Antigene) den Immunzellen (insbesondere zytotoxische T-Zellen) präsentiert werden; gleichzeitig ist das MHC I ein Zeichen der Zugehörigkeit zum Gesamtsystem. Besitzt eine Zelle diese*

Oberflächenmarkierung nicht, wird sie von Immunzellen (insbesondere Killerzellen) zerstört.

MHC II besteht aus zwei alpha- und zwei beta-Untereinheiten und ist auf eine spezielle Gruppe von Immunzellen (Antigen-präsentierende Zellen) beschränkt. MHC III Komplexe sind freie Plasmaproteine der unspezifischen Immunabwehr (Komplementfaktoren C2 und C4, Zytokine wie der Tumornekrosefaktor).

Die im Thymus gebildeten und geprägten T-Lymphozyten haben an ihrer Oberfläche einen jeweils spezifischen T-Zell-Rezeptor, der ein dazu passendes Antigen in Verbindung mit den MHC-Komplexen erkennen kann (Schlüssel-Schloss-Prinzip). Die B-Lymphozyten aus dem Knochenmark können auch freie Antigene erkennen. Über verschiedene zusätzliche Rezeptoren und Oberflächenmarker kann so eine Immunantwort initiiert und moduliert werden. Zu den endogenen Immunmodulatoren zählen Interleukine, Interferone, Tumornekrosefaktoren, transforming growth factor beta, koloniestimulierende Faktoren, Immunglobuline und Endocannabinoide.

*Die **Gedächtnisbildung** von erfolgten Auseinandersetzungen mit Antigenen erfolgt über eine im Ganzen Körper verstreute Ansammlung von Gedächtnis-Zellen, die bei einem erneuten Kontakt durch ein ähnliches oder gleiches Antigen dann eine schnellere Reaktion auslösen können. Dieses Gedächtnis muss jedoch immer wieder aufgefrischt werden (je nach Stärke der Stimulation und den Umgebungsbedingungen). In den verschiedenen Lebensabschnitten ist die Ansprache und Ausbildung des Gedächtnisses sehr unterschiedlich. So besteht z.B. im ersten Lebensjahr noch ein Schutz durch mütterliche Antikörper; bei alten Menschen kann der Schutz durch Nachlassen der Gedächtnisleis-*

tung entfallen und zu erneuten Auseinandersetzungen (Erkrankungen) führen. Eine permanente Auseinandersetzung erfolgt durch Nahrungsbestandteile und das Mikrobiom im Darm.

Als kritische Informationsgröße zeigt sich die Fähigkeit des Immunsystems, etwas Eigenes (zum System gehörendes) von etwas Fremden (potentiell Störendes) zu unterscheiden. Es wäre dabei zu kurz gegriffen, mit dem Eigenen nur die jeweiligen Zellen eines Körpers zu beschreiben; das jeweils individuelle Mikrobiom des Dickdarms wird nämlich ebenso als etwas Eigenes erkannt und toleriert. Die Grenze des Tolerierens ist nicht absolut festgelegt, sondern abhängig von den Umgebungsbedingungen.

So können in bestimmten Situationen auf der einen Seite auch körpereigene Strukturen vom Immunsystem angegriffen werden (Autoimmunerkrankungen), auf der anderen Seite können fremde Zellen durch bestimmte Prozesse in den Kanon des Körpereigenen mit aufgenommen werden (Immuntoleranz).

Die Information des Immunsystems scheint dabei ganz auf der stofflichen Seite zu liegen; eine Bewertung im klassischen Sinn kann das System selbst nicht vornehmen. Über die zentralen Steuermechanismen ist jedoch bisher kaum etwas bekannt.

4.6 Welche Bedeutung haben Informationsprozesse im Reproduktionssystem?

Da das Reproduktionssystem nicht für den eigenen Organismus angelegt ist, sondern eine übergeordnete Aufgabe (Arterhalt) hat, zeigt es keine Gewichtung der drei Grundfunktionen (Stoffwechsel – Verteilung – Information) sondern enthält sie zu gleichen Anteilen. Der Informationsbereich bezieht sich dabei auf mehrere Elemente:

- bei beiden Geschlechtern kommt es zu einer spezifischen Ordnung und Teilung der Erbinformation (Meiose), d.h. der stofflichen Information die an das neu zu bildende Individuum weitergegeben wird.

- bei beiden Geschlechtern wird die Reifung und Funktion der Gonaden und Geschlechtsorgane hormonell reguliert (s. Frage 4.1).

- bei der Frau wird über einen weitgehend hormonell gesteuerten Regelkreis die Grundlage für die Reifung der befruchteten Eizelle gelegt und aufrechterhalten.

Die weitergabe der Erbinformation des Zellkerns erfolgt über eine komplexe Neugestaltung, in deren Zentrum die meiotische Zellteilung steht. Im Verlauf dieses Vorgangs werden neue Variationen der unterschiedlichen DNA-Abschnitte erzeugt, die als haploider Chromosomensatz mit einem neu hinzutretenden weiteren haploiden Chromosomensatz ein über weite Teile neu gemischtes Informationsmaterial bereitstellen. Der große Vorteil dieses Prozesses ist, dass damit einzelne ungünstige DNA-Abfolgen nicht zwingend an die nächste Generation weitergegeben werden, und damit eine stabilere Funktionsbasis erreicht wird.

Ausgangspunkt ist nach Verdopplung der DNA-Stränge (Replikation) zunächst eine Aneinanderlagerung der homologen Chromosomenpaare und ein Austausch von Teilabschnitten (crossing over). Diese veränderten Chromosome werden dann nach dem Zufallsprinzip getrennt und an jeweils eine Tochterzelle weitergegeben. Die Tochterzellen sind damit bereits genetisch anders als die Ausgangszelle. In einem zweiten Teilungsschritt werden die beiden Chromatiden eines Chromosoms voneinader getrennt, sodass einsträngige Konstrukte entstehen, die als haploide Chromosome bezeichnet werden. Nach der Befruchtung werden diese einsträngigen Chromatiden zunächst verdoppelt und vermischen sich dann bei der ersten Zellteilung mit den jeweiligen anderen Strängen.

Im Gegensatz zur Meiose ist die Mitose eine möglichst identische Weitergabe der Erbinformation von einer ‚Stammzelle' auf eine ‚Tochterzelle'. Entsprechend steht die genaue Replikation im Vordergrund, die durch verschiedene Mechanismen korrigiert werden kann. *Man unterscheidet heute beim Menschen drei Möglichkeiten: beim proofreading können die Polymerase delta und epsilon eigene Fehler sofort reparieren (das verlangsamt jedoch die Geschwindigkeit der Replikation); die Exzisionsreparatur entfernt durch eine Endonuklease einen ganzen DNA-Strang, der nach Reparatur durch eine Ligase wieder eingefügt wird; bei der Rekombinationsreparatur wird zunächst bei Fehlern eine Lücke gelassen, die dann durch einen zweiten Strang aufgefüllt und durch eine Polymerase vervollständigt wird.*

Die Reparatur durch Photolyase unter Nutzung der UV-Strahlung kommt beim Menschen nicht vor.

Kommt es zu einer Befruchtung, so bildet der weibliche Organismus zunächst die Umwelt und beeinflusst damit direkt die Entwicklung. Eine erste Begegnung findet nach der Trennung der durch die Compaction verbundenen Morula von der Zona pellucida statt, d.h. um den 5. Entwicklungstag in Vorbereitung auf die Nidation.

Im Zusammenhang mit den Informationsprozessen ist besonders die Kommunikation zwischen den sich fremden Zellsystemen von Bedeutung, die zu einer Toleranz der mütterlichen Uterusschleimhaut gegenüber dem Nachwuchs führt. Diese Toleranz wird von kindlicher Seite durch die Ausbildung des Synzytiotrophoblasten unterstützt (ohne MHC Oberflächenmarker; Stabilität gegenüber einer leichten immunologischen Abwehr der Mutter), von mütterlicher Seite triggert der hohe Progesterongehalt eine immunsupprimierte Situation im Uterus.

Hormonelle Informationen gelangen aus dem mütterlichen Kreislauf über die Plazenta in den sich neu bildenden Organismus und regulieren bis zur Geburt dessen Entwicklung; eines der am längsten bestehenden plazentaren Regulationseinheiten sind die Nebennierenhormone, die erst nach der Geburt durch eine Organumgestaltung vollständig im kindlichen Körper gebildet werden. Neben den Hormonen gelangen auch andere Strukturen über die Plazenta in den kindlichen Organismus, z.B. Immunglobuline.

Neben der stofflichen Seite gibt es auch andere Informationen, die während der Entwicklung auf den neu sich bildenden Körper wirken und zunehmend mehr Aspekte wie den individuellen Charakter des Kindes prägen und erkennen lassen. Woher diese nichtstofflichen Informationen kommen ist wissenschaftlich schwer bzw. nicht zu klären. In den verschiedenen Religionen und Philosophien sind Modellvorstellungen dazu entwickelt worden, deren allgemeine Gültigkeit nachvollziehbar aber nicht letztendlich beweisbar ist.

4.7 Welche Informationsprozesse finden sich in einer einzelnen Zelle?

Ähnlich dem Gesamtorganismus kann man die intrazellulären Informationsprozesse in aufnehmende, weiterleitende und wirkende Anteile untergliedern:

Informationen werden von Rezeptoren aufgenommen, die entweder an der Zelloberfläche oder aber auch im Zellinneren liegen. Von dort kann direkt eine Wirkung ausgelöst werden (z.B. Öffnung eines Ionenkanals) oder eine Kaskade von weiteren Schritten (meist enzymatische Spaltungen oder Phosphorylierungen) erfolgen (second messenger Kaskaden), die schließlich zu einer Stoffwechsel-aktivität führt. Eine besondere Form ist das Beeinflussen (aktivierend oder supprimierend) der im Zellkern gespeicherten Informationen (Eiweißgedächtnis).

Ein Rezeptor ist in der Biochemie ein Protein oder Proteinkomplex an dem Signalmoleküle binden können und entsprechende Impulse in die Zelle bringen. Die Informationsaufnahme kann entweder an der Zelloberfläche oder auch im Zytosol stattfinden.

Neben der Signaltransduktion gibt es auch Rezeptoren für die Zelladhäsion (Cadherine, Selectine, Immunglobuline) und den Zell-Matrix-Kontakt (Integrine), sowie für den Transport durch die Membran (Ionenkanäle bzw. Poren).

Während die ionotropen Rezeptoren direkt die Stoffkonzentrationen beeinflussen (z.B. durch Verschieben der Ionen zwischen extra- und intrazellulärem Kompartiment), sind die metabotropen Rezeptoren Informationsvermittler, die im inneren der Zelle Signalkaskaden akti-

vieren. Diese Kaskaden werden entweder über ein G-Protein vermittelt und wirken auf den IP$_3$/DAG-Weg bzw. auf die Konzentration von cAMP, oder sie sind an ein Enzym gekoppelt (bekannt sind Tyrosinkinase, Tyrosinphosphatase, Serin/Threoninkinase, Guanylyl-cyclase)

Eine Vielzahl von Signalwegen über verschiedenste intrazelluläre Moleküle ermöglicht eine feine Verarbeitung der von außerhalb kommenden Reize; dazu kann eine Zelle sich auch selbst Reize setzen, ein Prinzip was gerne zur sogenannten Autoregulation eingesetzt wird.

Die genaue biochemische Auflistung aller Rezeptoren sprengt den hier gewählten Rahmen. Durch den hohen Anteil an Informations-modifikation bzw. -veränderung durch Stoffwechselprozesse kommt es zu einer individuellen Entscheidung einer Zelle. Es ist nicht mehr eine bloße Reaktion auf etwas, sondern eine umgebungsabhängige Eigenleistung, die als Leben bezeichnet wird.

5. Kapitel. Viszerale Regulation

5.1 Wie gliedern sich die Regulationsprozesse im Körperinneren?

Zur Erhaltung des Lebens ist es notwendig, dass die einzeln ausgebildeten Organe und Zellverbände mit ihren spezialisierten Funktionen miteinander in Beziehung stehen, und so eine sinnvolle Organisation als Lebewesen hergestellt und aufrechterhalten wird. Jede Körperzelle ist aufgrund ihrer Ausstattung mit spezifischen Organellen und Enzymen zu elementaren Leistungen fähig (Prinzip der Autonomie der Funktionen). Sie enthält Programme in Form von verschlüsselten Anweisungen (Ribonukleinsäureketten im Zellkern), die helfen ein bestimmtes Ziel zu erreichen. Solche Programme existieren auch übergeordnet im Gesamtlebewesen, regulieren die Gesamtorganisation und schaffen im steten Wandel der äußeren Bedingungen die Grundlage für eine ordnende Beziehung der einzelnen Zellverbände.

Den Kommunikationsfluss übernimmt das viszerale Regulationssystem, welches mit allen Teilen des Körpers in Verbindung steht und durch sinnvolle Regulation der Zunahme von Entropie, d.h. einer Egalisierung und einem damit einhergehenden Funktionsverlust entgegenwirkt. Seine Aufgabe spielt sich ganz im Inneren des Organismus (idiotrop) ab. Es vermag auf diese Weise die Konstanz des inneren Millieus, das für alle Organleistungen entscheidend ist, aufrechtzuerhalten (Homöostase). Neben dem nervösen Anteil (autonomes Nervensystem), der durch direkte zelluläre Kontakte lokal kommunizieren kann und mit dem somatischen Nervensystem verknüpft ist, gehört hierzu auch das Endokrinum, welches durch unspezifische Verteilung seiner Botenstoffe (Hormone) eine größere und weiter verbreitete Anzahl von Zellen erreicht, die diese Signale mit Hilfe von Rezeptoren verarbeiten können.

Die Überträgerstoffe von beiden Systemen greifen in das Stoffwechselgeschehen der Gewebe ein und modulieren dadurch die spezifischen Zellleistungen (z.B. Sekretion oder Kontraktion). Während die endokrinen Drüsen ihre Wirkstoffe ins Blut absondern, geben die peripheren autonomen Nerven die Transmitterstoffe in der Nähe der Erfolgszellen ins Interstitium ab. In der Regel werden keine direkten (synaptischen) Kontaktflächen mit den Zellen gebildet.

Die Innenwelt der Organe ist aber nichts Selbstständiges. Sie dient letztendlich wiederum der nach außen gerichteten Leistungsentfaltung des Gesamtorganismus. Dadurch ergibt sich ein zweites, ebenso wichtiges Aufgabengebiet des viszeralen Regulationssystems, nämlich die Leistungsbreite der inneren Organe an die der anderen, auf die Außenwelt gerichteten Organsysteme (Bewegungsapparat und Sinnesorgane), anzupassen. Es kann damit das Leben des Gesamtorganismus auch unter den wechselnden Umweltverhältnissen aufrechterhalten. Diese Anpassungsfähigkeit ist beim Menschen besonders groß: er kann in der Gluthitze der Wüste ebenso wie in der Eiseskälte der Arktis sein Leben aufrechterhalten und körperliche wie geistige Leistungen vollbringen. Neben sinnvoll erdachten Hilfseinrichtungen (Kleidung, Behausung etc.) ist es in der Hauptsache das viszerale Regulationssystem, das die jeweilige Anpassungsbreite des Organismus bestimmt. Dieses besteht aus zwei Organisationsstufen:

Der periphere Bereich gliedert sich in drei ineinandergreifende Einheiten. Das intramurale System, besonders im Darmrohr ausgebildet, setzt sich aus einem terminalen Nervenplexus mit integrierten Ganglien zusammen. Organkommunikation findet durch prä- und paravertebral angeordnete Ganglienkomplexe statt. Endokrine Organe produzieren überwiegend Signalstoffe für den gesamten Organismus, können jedoch auch lokal (parakrin) eingesetzt werden.

Der zentrale Bereich setzt sich aus drei aufeinander aufbauenden Einheiten zusammen. Spinomedullär wird eine reflektorische Organregulation vermittelt. Im Tegmentum finden sich Regulationszentren für übergeordnete Funktionen (Atmen, Schlucken etc.). Im Prosenzephalon (Hypothalamus) verbinden sich die Steuerungen des autonomen Nervensystems und des Endokrinums zu einer Einheit.

5.2 Welche Aufgaben kann das enterische Nervensystem als eigener Komplex erledigen?

Das enterische Nervensystem besteht aus mehreren plexusartigen Schichten von Nervenfortsätzen, in welche zahlreiche Ganglien eingelagert sind. Die Anzahl der Ganglienzellen liegt in der Größenordnung von 10^8 (etwa so viele wie im Rückenmark). Es erstreckt sich vom aboralen Pharynx über das gesamte Darmrohr bis zum Anus und liegt auch in den aus dem Darmrohr ausgelagerten Drüsen, insbesondere Pankreas und Gallenblase. Die Aufgaben hängen mit der Aufnahme festflüssiger Stoffe zusammen und umfassen eine geregelte Peristaltik, eine abgestimmte Sekretion und eine über den Mukosaaufbau gesteuerte Resorption. Durch den direkten Kontakt mit körperfremden Stoffen existiert eine feine Interaktion mit dem Immunsystem, das an der Darminnenfläche seine kontinuierlichste Auseinandersetzung und Aktivierung zeigt.

Morphologisch gliedert sich das enterische Nervensystem in mehrere Schichten. Direkt unter der Serosa bzw. in der Adventitia findet sich ein dünnes Netz von Nervenforstsätzen mit überwiegend sensiblen Nervenenden.

Zwischen den längs- und querverlaufenden Muskelschichten findet sich ein mit vielen Ganglien bestücktes Nervengeflecht (Plexus myentericus Auerbach), das überwiegend zur glatten Muskulatur der Darmwand projiziert. In der Submucosa finden sich zwei weitere ganglienhaltige Geflechte (Plexus submucosus externus Schabadasch) und Plexus submucosus internus Meissner), die im wesentlichen die Schleimhaut, die Lamina muscularis mucosae mit den glatten Muskelzellen in den Zotten und die Blutgefäßen der Submucosa innervieren.

Direkt unter der Schleimhaut befindet sich schließlich ein weiteres Nervenfasernetz, das weitgehend als sensibles ‚Sinnesorgan' des Darms aufgefasst werden kann und besonders mit den spezialisierten Zellen der Krypten (endokrine Zellen) in regem Austausch steht.

Die eigenständigste Leistung des enterischen Nervensystems ist die Bildung einer geordneten peristaltischen Bewegung. Diese beginnt im Oesophagus mit einer zum Magen hin gerichteten Welle, die vom oberen Oesophagussphinkter durch einen Speisebolus ausgelöst wird. Dieser Sphinkter ist anatomisch nicht scharf abgrenzbar; er besteht aus einem etwa 4 cm langen Abschnitt am oralen Beginn der Speiseröhre mit einem in Ruhe erhöhten Muskeltonus von 50-100 mmHg. Dadurch wird ein ständiges Eindringen von Luft in den Magen verhindert. Beim Schlucken nimmt der Druck für 1-2 Sekunden auf 4-5 mmHg ab und erlaubt so das Passieren des Speisebolus. Die Erschlaffung führt zu einer peristaltischen Welle, die mit 2-5 cm/s nach etwa 9 Sekunden das aborale Ende des Oesophagus erreicht hat. Die Passagegeschwindigkeit des Speisebolus kann von der peristaltischen Welle stark abweichen, je nach Konsistenz und Körperlage. In aufrechter Haltung benötigt Flüssigkeit etwa 1 Sekunde, Brei etwa 5 Sekunden und feste Nahrung 9-10 Sekunden. In Umkehrhaltung benötigt Flüssigkeit ebenfalls 9-10 Sekunden. Damit die Richtung auch in extremen Haltungen nicht rückläufig wird, erhöht sich der durch die Welle ausgelöste intraoesophageale Druck nach aboral bis auf 120 mmHg. Die Welle endet im unteren Oesophagussphinkter, der sich reflektorisch öffnet und so die Speise in den Magen weitergibt. In Ruhe ist dieser untere Sphinkter (ebenfalls ein nicht anatomisch darstellbarer Bereich) etwa 15-25 mmHg stärker als der Druck im Magenfundus. So kann ein Rückfluss (Reflux) von Mageninhalt verhindert werden.

Im Magen dienen organbegrenzte peristaltische Bewegungen zur Durchmischung und Homogenisierung des Speisebreis. Der Impuls geht dabei von myogenen Schrittmacherzellen an der großen Kurvatur im oralen Korpusbereich aus, die im 20-Sekunden-Rhythmus (abhängig von der Magenfüllung und des intragastralen Drucks) Wellen zum Magenausgang initiieren. Erreichen die Wellen das Antrum schließt sich reflektorisch der Pylorus (Magenausgangssphinkter) und der eingezwängte Speisebrei wird zurück in den Magen geworfen (Retropulsion). Je nach Beschaffenheit des Speisebreis dauert diese Phase bis zu 5 Stunden. Ist diese Vorbereitungsphase abgeschlossen, beginnt die portionierte Entleerung des Magens durch gezielte Erschlaffung des Pylorus bei eintreffen der peristaltischen Welle.

Im Dünndarm bilden sich abschnittsweise myogen ausgelöste Bewegungen, die im Duodenum mit einer Frequenz von 12/min, im Ileum mit 8/min für Segmentationen und Pendelbewegungen (beide für die vollständige Resorption) verantwortlich sind. Je nach Zusammensetzung des Speisebreis werden über den Plexus submucosus die Schleimhautzotten verkürzt, um den Abtransport der Nahrungsbestandteile über Blut und Lymphe anzuregen. Überlagert werden diese Rhythmen durch peristaltische Wellen, die von oral nach aboral den Speisebrei weiterbewegen (die Dünndarmpassage beträgt etwa 2-4 Stunden). Hier spielt der Plexus myentericus die tragende Rolle. Diese persitaltischen Wellen kommen auch ohne Nahrungsaufnahme vor und dienen der Reinigung und dem Milieuerhalt des Dünndarms. Im terminalen Ileum bildet sich wieder ein funktioneller Sphinkter, der von der Valva ileocaecalis (Bauhin) unterstützt wird und im wesentlichen für die Trennung des Dünn- und Dickdarmmillieus, insbesondere der bakteriellen Besiedlung, zuständig ist.

Die Dickdarmbewegung steht überwiegend im Zeichen der myogenen Automatie mit Pendelbewegungen, die vom Colon transversum mit einer Frequenz von 6/min angeführt werden (die myogenen Eigenfrequenzen in den anderen Abschnitten liegen bei etwa 4/min), sodass es für den ersten Abschnitt (Caecum und Colon ascendens) zu einer Antiperistaltik kommt. Etwa 3-4 mal am Tag kommt es zu einer neuronal gesteuerten propulsiven Massenbewegung, die den Darminhalt bis zum Rektum schiebt. Dies beginnt mit einer Erschlaffung der Tänien auf die eine Kontraktionswelle folgt. Diese Bewegungen können zu Stuhldrang bzw. Stuhlentleerung führen. Die Defäkation selber ist nicht mehr enterisch, sondern spinal reguliert.

Die notwendigen neuronalen Strukturen für die peristaltische Welle lassen sich folgendermaßen beschreiben: in einem definierten Abschnitt des Darmrohres kommt es entweder durch Dehnung (neuronal vermittelt durch cholinerge sensorische Ganglienzellen aus dem Plexus submucosus) oder durch myogene Schrittmacherzellen (interstitielle Zellen Cajal) zu einem Impuls der Ganglienzellen des Plexus myentericus: dort werden relaxierende Signale nach aboral (vermittelt durch Stickstoffmonoxyd) und kontrahierende Signale nach oral (vermittelt durch Acetylcholin) gesendet. Die aborale Relaxation führt zu einer Dehnung des angesteuerten Darmrohrabschnittes mit der Folge einer oben beschriebenen Reaktion.

Insbesondere die relaxierenden Signale können lokal durch viele Mediatoren (neuronal und humoral) gehemmt werden; dadurch entstehen dann keine peristaltischen Wellen sondern Pendel- bzw. Segmentationsbewegungen. Diese sind für ein Verweilen des Speisebreis zu Resorptionszwecken besonders im Dünn- und Dickdarm notwendig. Je nach Signal kann die Intensität dieser Bewegung verändert werden: so hemmen Vasoaktiv-intestinales Peptid (VIP), magenhemmendes Peptid (GIP), Opioidpeptide, Somatostatin und Enteroglukagon die Motilität, wohingegen Gastrin, Substanz P und Motilin die Bewegung verstärken.

5.3 Welche anderen organspezifischen Funktionen werden durch intramurale Einheiten reguliert?

Herz. Während das Reizleitungssystem zur koordinierten Muskelkontraktion primär ohne Nervenzellen arbeitet, liegen im Epikard etwa 14000 Ganglienzellen, die einen ausgeprägten Nervenplexus um das Herz bilden und vornehmlich an die Blutgefäße, einige auch an die Schrittmacherzellen sowie an das gesamte Erregungsleitungssystem ziehen. Die höchste Dichte an Nervenenden findet man im Bereich des Sinusknotens.

Über den um das Herz angelegten Nervenplexus kann die zunächst autonome Bewegung als Information an das Nervensystem weitergegeben werden – das Herz bekommt somit Sinnesorganqualitäten, die über die rein sensible Wahrnehmung der Eingeweidehüllen weit hinaus gehen.

Afferente Nervenfasern vermitteln über A-Sensoren die aktive Spannung sowie über B-Sensoren die passive Dehnung. Diese mechanosensorische Qualität wird weitgehend über den Nervus vagus zum Hirnstamm vermittelt. Daneben finden sich freie Nervenenden die zum Grenzstrang und thorakalen Rückenmark projizieren.

Kehlkopf, Trachea, Bronchien. Um das Atmungssystem, das ja aus dem Darmrohr und damit in enger Beziehung zum enterischen Nervensystem entsteht, sind mehrere Gruppen von Ganglien zu finden (Plexus pulmonalis). Ihr Einfluss auf die lokale Regulationsfähigkeit ist bisher unzureichend untersucht; sie werden meist nur als Umschaltstelle des spinomedullären Systems verstanden.

Blase, Genitalorgane. Auch um die Beckenorgane bilden sich dichte Nervennetze (vom Plexus hypogastricus inferior ausgehend als Plexus vesicalis, Plexus prostaticus bzw. Plexus uterovaginalis) mit zahlreichen eingelagerten Neuronen. Ihre lokale Einflussnahme und Regelgröße ist nicht bekannt.

Auge. In der Aderhaut und im Ziliarmuskel des Auges finden sich etwa 2500 Nervenzellen, die zu einem großen Teil nitrerg sind und vasoaktiv-intestinales Peptid (VIP) enthalten.

Die Funktion der uvealen Ganglienzellen ist bisher nur indirekt erschließbar, da sie in dieser Form nur beim Menschen vorkommen, und deshalb experimentelle Untersuchungen nicht möglich sind. In der Aderhaut ziehen die Fortsätze hauptsächlich zu den Blutgefäßen und dienen vermutlich der Volumenregulation im Rahmen der Akkommodation: die Position der Fovea centralis kann so lokal immer optimal auf den Brennpunkt eingestellt werden. Im Ziliarkörper ziehen die Fortsätze neben den Gefäßen auch zum Ziliarmuskel. Auch hier scheint der komplexe Vorgang der Akkommodation lokal regulierbar zu sein.

Beim Glaukom und bei der altersbedingten Makuladegeneration ist die Anzahl der uvealen Ganglienzellen stark reduziert. Wegfall der retinalen Funktion (z.B. bei Retinitis pigmentosa) führt jedoch nicht zwangsläufig zu einem Verlust der uvealen Ganglienzellen.

5.4 Was versteht man unter dezentraler organübergreifender Regulation des autonomen Nervensystems?

Die neuronal vermittelte Organ-Kommunikation findet zu großen Teilen über das Rückenmark statt, d.h. mit Einbeziehung des zentralen Nervensystems. Davon ausgenommen ist die abgestimmte Versorgung aller Organe des Körpers mit Blut: während ein Mehrbedarf eines einzelnen Organs mit Blut durch zentralnervöse Impulse stimuliert sein kann, findet der notwendige Ausgleich in den übrigen Organen eigenständig im peripheren Nervensystem statt. Die Gefäße von Kopf, Körperwand und Extremitäten werden dabei seitenbegrenzt von den paravertebralen Ganglien, die Gefäße der inneren Organe von den prävertebralen Ganglien aus reguliert.

Der Blutbedarf eines Organs bzw. einer Körperregion kann unterschiedliche Gründe haben. Oft denkt man nur an den Sauerstoff- und Nährstoffbedarf, der sicherlich eine wichtige Rolle spielt. Ein mindestens ebenso wichtiger Faktor ist jedoch die Wärme, die über das Blut verteilt werden kann. Im Zusammenhang mit der Wärmeregulation ist an der Haut die Schweißdrüsenfunktion und die Aufrichtung der Haare über die Musculi arrectores pilii zu berücksichtigen und es ist so gesehen einleuchtend, dass diese beiden Zielstrukturen ebenfalls über das dezentrale System angesteuert und reguliert werden. Möglicher Weise ist die Wärme sogar der entscheidende Parameter für diesen Teil des viszeralen Regulationssystems.

Paravertebrale Ganglien finden sich beiderseits der Wirbelkette paarig vom Hals bis zum Steißbein, an dem beide Ganglienreihen im Ganglion impar zusammenkommen.

Im Halsbereich finden sich in der Regel drei Ganglien, die unter der tiefen Halsfaszie liegen und über Rami interganglionares auf jeder Seite miteinander verbunden sind (Links-rechts-Verbindungen existieren nicht). Das obere Halsganglion (Ganglion cervicale superius) liegt auf Höhe des zweiten Halswirbels und enthält etwa eine Million Neurone. Sie projizieren mit mehreren Nervenästen zu dem gesamten Kopfbereich (Nervus caroticus internus, Nervus jugularis), Zu großen Teilen des oberen Halses (Rami communicantes grisei zu den Spinalnerven C1-C5, Rami laryngopharyngei) und zum oberen Thorax (Nervus cardiacus cervicalis superior).

Etwas oberhalb des 6. Halswirbels findet sich das kleine, variabel angelegte Ganglion cervicale medium, dessen Äste zur Schilddrüse (Rami thyroidei), zu den Spinalnerven C5/C6 (Rami communicantes grisei) und zum Thorax (Nervus cardiacus cervicalis medius) ziehen. Das untere Halsganglion (Ganglion cervicale inferius) verschmilzt oft mit dem ersten Brustganglion zu einem großen, bis zu 2,8 cm langen Ganglion cervicothoracicum (Ganglion stellatum), welches an der oberen Pleurakuppel anliegt. Von hier aus werden die Blutgefäße der unteren Halsregion, der oberen Extremität über den Plexus brachialis und der Lunge (Rami ad plexus pulmonalis) angesteuert.

Bei Regulationsstörungen im Bereich der oberen Extremität (z.B. Morbus Sudeck der Hand) kann durch eine Blockade des Ganglion stellatum mit Lokalanaesthetika eine Fehlsteuerung aufgelöst werden. Unmittelbarer Effekt der Injektion ist eine Erwärmung der Extremität, eine veränderte Schweißsekretion sowie der Wegfall von Schmerzempfindungen.

Im Brustbereich enthält jedes der segmental angelegten Ganglien etwa 100000 Neurone und liegt in der Nähe der Rippenköpfchen. Sie versorgen die segmental angelegten Rumpfgefäße. Vom 5. bis 9. Ganglion entspringt beiderseits ein Nervus splanchnicus major der zum Plexus coeliacus zieht, vom 10. und 11. Brustganglion zieht ein Nervus splanchnicus minor ebenfalls zu den prävertebralen Ganglien.

Im Bauchbereich (unterhalb des Zwerchfells) finden sich meist vier paarige Ganglien die in einer medialen Lage direkt den lumbalen Wirbelkörpern anliegen. Die Rami communicantes grisei haben einen sehr langen Verlauf unter den Ursprungsarkaden des Musculus psoas bis sie die Spinalnerven erreichen und von dort die Gefäße von Hüfte und unterer Extremität regulieren. Es ziehen von den lumbalen Ganglien auch Nervi splanchnici lumbales zum prävertebralen Geflecht.

Im Sakralbereich sind die Ganglien sehr klein und geben Verbindungen zum Plexus sacralis über Rami communicantes grisei und zum Plexus hypogastricus inferior über die Nervi splanchnici sacrales ab.

Prävertebrale Ganglien finden sich um die Aorta und in ihrer kaudal gedachten Verlängerung.

Im Bereich der Aorta ascendens und des Aortenbogens findet man den Plexus cardiacus, der mehrere kleine Ganglien enthält (Ganglia cardiaca), sowie zur Trachea hin gerichtet den Plexus pulmonalis. Über diese Stellen werden die Gefäße der Brustorgane einschließlich des Herzens reguliert.

Die Aorta abdominalis ist von einem sehr starken Nervengeflecht (Plexus aorticus abdominalis) umgeben, in das etwa 2 Millionen Neurone eingelagert sind. Der dichteste Teil liegt als Plexus coeliacus (Plexus solaris, Sonnengeflecht) um den Truncus coeliacus und reguliert die Durchblutung aller Oberbauchorgane einschließlich Nebennieren und Nieren, gefolgt vom Plexus intermesentericus zwischen den Mesenterialarterien für die weiteren Darmabschnitte.

Zwischen Aortengabel und Promontorium bildet sich der Plexus hypogastricus superior aus, der den Dickdarm, die Gonaden und die Ureteren als Versorgungsgebiet aufweist. Im kleinen Becken schließt sich der Plexus hypogastricus inferior an, dessen Ganglien als Ganglion pelvicum zusammengefasst werden und die Beckenorgane (Rektum, Blase und Genitalorgane) reguliert.

5.5 Welche Rolle spielt das Endokrinum (humorales System) im peripheren autonomen Informationsprozess?

Der humorale Anteil hat im Gegensatz zum zellulär vermittelten Informationsfluss den Vorteil der ungezielteren, und damit flächigeren Beeinflussung durch seine Signalstoffe, die hoch spezifisch an Rezeptoren der Wirkzellen ansetzen. Während die Nervenzelle weitgehend direkt im Kontakt mit der Zielzelle steht, gibt die Hormon produzierende endokrine Zelle ihren Wirkstoff an die Umgebung ab, ohne genau zu wissen, wo im Organismus eine Wirkung ausgelöst wird. Die Zelle kann sich selbst über ihr eigenes Hormon regulieren (autokrine Wirkung), kann über das Interstitium die Umgebung beeinflussen (parakrine Wirkung; Sonderform: die juxtakrine Wirkung bezieht sich auf benachbarte Zellen) oder über das Blut im gesamten Organismus zirkulieren (endokrine Wirkung).

Hormone dienen nicht so sehr der schnellen Informationsausbreitung, sondern haben ihren Schwerpunkt in länger dauernden Wirkungen die über den gesamten Körper verteilt sind. Sie werden dazu, dem wechselnden Bedarf angepasst, kontinuierlich gebildet, kontrolliert abgegeben und gezielt inaktiviert. Hormone unterliegen einem stark rhythmisch-pulsatil geprägtem Raster, das vielschichtig kurze (Minuten bis Stunden), mittlere (24 Stunden; 7 Tage) und lange (Jahreszeiten) Rhythmen vereint. Auch das Lebensalter spielt für die Empfindlichkeit und Menge eine wichtige Rolle.

Im Bereich der parakrinen Informationsvermittlung stehen die Gewebshormone (Histamin, Serotonin, Eikosanoide, Kinine) an erster Stelle. Sie modulieren sehr sensitiv das interstitielle Millieu in Richtung entzündlicher Reaktion: Verengung der zuführenden Gefäße (drosseln des Blutflusses), Erweiterung der Venolen mit Steigerung der Permeabilität (erleichterte Zellmigration), Sensibilisierung afferenter Nervenfasern (Informationsweitergabe an das Nervensystem).

Bei den über den Blutweg (endokrin) gesteuerten Faktoren lassen sich zwei große Gruppen unterscheiden, deren Regelsystem grundsätzlich unterschiedlich aufgebaut ist. Die eine Gruppe bezieht sich auf die geregelte Konzentration von Stoffen im Blut. Dazu gehören Glukose und die Ionen im Blut (besonders Kalzium und Phosphat). Eine zweite Gruppe bezieht sich auf die generelle Stoffwechsellage: Wachstum, allgemeine Aktivität, Fortpflanzung.

Eine ausführliche Besprechung der einzelnen Hormone und ihrer Informationsfunktion finden sich in Frage 4.1 und 4.2.

5.6 Hat das spinomedulläre System eine eigenständige Regulations-möglichkeit?

Auf spinomedullärer Ebene findet eine als reflektorisch bezeichnete Verarbeitung der afferenten vegetativen Informationen statt, die jedoch nicht mit dem klinischen Reflex der sensomotorischen Komponenten gleichgesetzt werden darf, da die für das Vegetativum bestimmten Signale endogen und meist kontinuierlich entstehen. Reflektorisch bezieht sich hier mehr auf die Tatsache, dass eine Signalverarbeitung ohne supraspinale Zentren möglich ist. Die Regulation erfolgt dabei in der Regel organbezogen: kardiokardialer Reflex, intestinointerstinaler Reflex, Entleerungsreflexe, Genitalreflexe.

Das spinomedulläre System besteht aus drei Bereichen: erstens der kraniale Teil mit definierten Kerngruppen im Hirnstamm (Nuclei salivatorii, Nucleus dorsalis nervi vagi, Nucleus ambiguus), zweitens Kernsäulen (Nucleus intermediolateralis, Nucleus intercalatus, Nucleus autonomicus centralis) in der Zona intermedia der Rückenmarkssegmente C8-L3, und drittens einer Neuronengruppe in der Zona intermedia der 2.-5. sakralen Rückenmarksegmente.

Historisch fasst man den kranialen und sakralen Teil als Ursprungsgebiet des Parasympathikus zusammen; den thorakalen Teil bezeichnet man als Ursprungsgebiet des Sympathikus. Unter morphologischen Gesichtspunkten hat diese Einteilung eine Berechtigung: die sympathischen Ursprungsgebiete projizieren auf die para- und prävertebralen Ganglien, haben also eine organferne Umschaltung und benutzen das dezentral übergreifende Regulationssystem und überwiegend die adrenergen Neurotransmitter (Adrenalin, Noradrenalin), während die parasympathischen Ursprungsgebiete direkt zu den intramuralen Ganglien ziehen und dort organnah über Acetylcholin eingreifen. Beide Teile arbeiten mit primär cholinergen Nervenfasern die in ihren Efferenzen keine unmittelbare Organwirkung haben. Allerdings erhalten die Ursprungsgebiete direkte afferente Informationen von den Organen, sodass man von reflektorischen Regelkreisen ausgehen kann.

Der kraniale Teil des spinomedullären Systems steht ganz im Zeichen der Nahrungsaufnahme und Verdauung (nach innen gerichtete Aktivität des Körpers). Die Fasern des Nucleus salivatorius superior treten mit dem Nervus facialis aus dem Hirnstamm und beeinflussen über das Ganglion pterygopalatinum die Tränen-, Nasen-

und Gaumendrüsen und über das Ganglion submandibulare die Glandula submandibularis und Glandula sublingualis (Speicheldrüsen). Direkt kaudal an dieses Kerngebiet schließt sich der Nucleus salivatorius inferior an, dessen Fasern über den Nervus glossopharyngeus zum Ganglion oticum ziehen, welches die Ohrspeicheldrüse (Glandula parotis) informiert. Der Nucleus dorsalis nervi vagi schließlich sendet Fasern über den Nervus vagus an das Darmrohr (vom Pharynx bis zur linken Kolonflexur) und seine Derivate (Atemwege, Leber, Pankreas) sowie zum Herz.

Der thorakale Teil des spinomedullären Systems dient in erster Linie der Unterstützung von (Schutz-)Aktivität nach außen durch Regulation der Verteilung. Man spricht hier gerne von Angst –Angriff – Abwehr (Flucht). Spezifisch betrifft das die Regulation des Musculus dilatator pupillae und der Musculi tarsales, die Einstellung des Glomus caroticus, und die Aktivierung von Schilddrüse (sekretorisch?), Herz und Lungen. Vermittelt wird dies im Wesentlichen über den Grenzstrang, da besonders die allgemein aktivierenden Komponenten entsprechend den gesamten Körper beeinflussen.

Der sakrale Teil des spinomedullären Systems kontrolliert die im kleinen Becken liegenden Ausscheidungsorgane (von innen ausgehende Aktivität). Dazu gehören der Endabschnitt des Dickdarms ab der linken Kolonflexur, die Harnblase und die äußeren und inneren Genitalorgane.

Eine enge Beziehung besteht zu anderen spinalen Systemen (vgl. Frage 6.4).

5.7 Für welche Funktionssysteme findet man Regulationszentren im Hirnstamm?

An den beiden Enden des Entodermalrohres lässt sich eine besonders auffällige Umwandlung von reflektorischen zu willentlich beeinflussbaren Tätigkeiten erkennen: im erweiterten Kopfbereich die Kiemenbogenanlagen, die sich zu den branchiogenen Organen und Strukturen differenzieren, sowie die Ausbildung von Lunge und Kehlkopf, im Sakralbereich die Formung des Beckenbodens. Da eine reflektorische Komponente in diesen Systemen weiterhin notwendig ist, bedarf es spezieller Regulationszentren, die ihre Neurone in der Formatio reticularis des Hirnstamms haben. Dazu zählen Zentren für die Kreislaufregulation, Atmung (Inspiration und Expiration), Schlucken, Saugen, Husten, Niesen und Erbrechen. Erstaunlicher Weise ist auch die Miktion mit einem Zentrum im unteren Hirnstamm vertreten, während für die Defäkation keines beschrieben ist.

Im Gegensatz zu den spinalen Verschaltungen des autonomen Nervensystems (direkte Fortsätze in den Körper) projizieren die Hirnstammzentren auch direkt zu somatomotorischen Motoneuronen in der Medulla oblongata und im Rückenmark.

Zentrale Kreislaufregulation.

Physiologisch können zwei unterschiedliche Parameter die neuronalen Zentren stimulieren und schnelle, innerhalb von Sekunden wirkende Reaktionen auslösen: auf Druckunterschiede ausgerichtete Presso- und Dehnungssensoren, sowie auf Partialdrücke der im Blut gelösten Gase

Sauerstoff und Kohlendioxid und auf den pH-Wert gerichtete Chemosensoren.

Presso- oder Barosensoren finden sich in großer Zahl an den großen arteriellen Gefäßen im Brust-Hals-Bereich. Sie liegen zwischen Adventitia und Media der Gefäßwand und werden durch Dehnung erregt. Die funktionell wichtigsten Areale liegen am Aortenbogen (ventral zwischen Truncus brachiocephalicus und Arteria carotis communis sinistra), entlang der Arteria carotis communis dextra und an der Karotisgabel (Karotissinus: beidseitig lateral an der Arteria carotis interna). Während die weiter kaudal gelegenen Regionen über den Nervus vagus zum Hirnstamm projizieren, laufen die Afferenzen des Karotissinus über den Nervus glossopharyngeus. Ankunftsbereich ist der Nucleus tractus solitarius; die polysynaptische Verschaltung zielt einerseits auf die rostrale ventrolaterale Medulla oblongata und damit einer Hemmung des thorakalen Seitenhorns, andererseits wird der Nucleus ambiguus aktiviert, was zu einer Abnahme des totalen peripheren Widerstands und zur Reduktion des Herzzeitvolumens führt (Gegensteuerung bei plötzlichem Blutdruckanstieg). Neben der Blutkomponente werden im Hirnstamm auch die Atmung und der Muskeltonus durch die Pressosensoren beeinflusst.

Aufgrund ihres proportional-differential Verhaltens liefern die Pressosensoren kontinuierlich Informationen über den mittleren arteriellen Druck, die Größe der Druckamplitude, die Steilheit des Druckanstiegs und die Herzfrequenz. Innerhalb der dynamischen Blutdruckwelle kann so der mittlere arterielle Druck relativ konstant gehalten werden.

Auch im venösen Bereich gibt es Dehnungssensoren, die überwiegend in den beiden Vorhöfen des Herzens liegen.

Funktionell können zwei Vorhofsensoren unterschieden werden: Die A-Sensoren sind während der Vorhofkontraktion aktiv und unterstützen die Aktivität des Grenzstrangs, die B-Sensoren reagieren auf passive Dehnung während der späten Ventrikelsystole und aktivieren den Nervus vagus sowie die Nierendurchblutung. Letztere sind besonders für die langfristige Volumenregulation interessant.

Eine dritte Gruppe von Dehnungssensoren findet sich in den Herzventrikeln. Sie werden während der isovolumetrischen Kontraktion (unmittelbar nach der R-Zacke im EKG) erregt.

Bei den Chemosensoren kann man die an den größeren Gefäßen lokalisierten Glomusorgane von Messfühlern im Gehirn selber unterscheiden.

Die Glomusanlagen entstehen aus Mesenchymverdichtungen (Neuralleistenderivate) an den 3. und 4. Schlundbogenarterien, die über die entsprechenden Schlundbogennerven (Nervus glossopharyngeus und Nervus vagus) Afferenzen zum Hirnstamm schicken.

Das größte der Organe sind die Glomera carotica an beiden Karotisbifurkationen. Die anderen Glomera variieren in ihrer Lage, im Bereich der Arteria subclavia und des Aortenbogens werden sie auch als Glomera aortica zusammengefasst. Eine weitere Gruppe lagert sich um den Kehlkopf (Glomera laryngica).

Registriert werden der Partialdruck von Sauerstoff und Kohlendioxid sowie der pH-Wert. Eine Aktivierung der nervalen Afferenzen erfolgt (entweder direkt oder über die Hauptzellen der Glomusorgane) bei Absinken von pO_2 oder pH und bei Anstieg von pCO_2. Stimulation des Glomus caroticum führt dabei zu gesteigerter Atmung, Stimulation der Glomera aortica zu einer erhöhten Herzfrequenz und einem Blutdruckanstieg.

Im Gehirn selbst kann im Bereich der Medulla oblongata die Versorgungssituation mit Sauerstoff indirekt über Veränderungen des pH und des pCO_2 gemessen werden. Hier ist insbesondere die Area postrema zu nennen, eine Region mit fenestrierten Kapillaren und erweiterten Perivaskulärräumen (teilweise aufgehobene Blut-Hirn-Schranke) die zu den zirkumventrikulären Organen gerechnet wird, sowie Interaktionen zwischen den Partialdrücken im äußeren Liquorraum und ventrolateralen Neuronen der Medulla oblongata.

Zentrale Atemregulation.

Der neuronale Atemrhythmus verläuft in drei Phasen mit einer Frequenz von 10-20 Zyklen pro Minute. Die Inspiration (Einatmung) erfolgt durch eine stetig ansteigende Aktivität der Musculi intercostales externi über die Nervi intercostales und des Zwerchfells über die Nervi phrenici. Die Expiration (Ausatmung) beginnt unmittelbar mit der Abnahme der Kontraktion der Einatemmuskeln und erfolgt zunächst passiv (Postinspiration) durch die gedehnte elastische Komponente der Lunge. Sie kann dann durch eine aktive Ausatmung mit Innervation der Musculi intercostales interni und der unteren Rumpfmuskulatur gegebenenfalls ergänzt werden. Unter Ruhebedingungen spielt die aktive Ausatmung allerdings eine untergeordnete Bedeutung.

Im oberen Bereich der Medulla oblongata finden sich die Neurone der ventralen respiratorischen Gruppe entlang des Nucleus ambiguus (Motoneurone von Pharynx und Larynx). Ein Teil davon wird als Prä-Bötzinger-Komplex bezeichnet und stellt das ‚Epizentrum' der neuronalen Atemaktivität dar. Für jede der drei Phasen finden sich entsprechend aktivierte Neurone, auch für den postinspiratorischen Zeitraum, der damit aktiv vom Nervensystem aus reguliert wird. Ergänzend dazu findet sich die dorsale respiratorische Gruppe an den mittleren Teil des Nucleus tractus solitarii angelagert.

Die Regulation der postinspiratorischen Phase ist insbesondere für die Phonation und das Singen von großer Bedeutung. Sie kann durch zentrale (willentliche) Impulse verlängert werden, die gleichzeitig die Muskeln der Expiration in ihrer vorgedehnten Stellung aktivieren. So wird die sonst passive elastische Lungenkomponente aktiv muskulär geführt und steuerbar.

Einige Neurone im Atemzentrum besitzen Schrittmacherpotential, d.h. sie können auch ohne äußeren Reiz eigenständig zur Depolarisation gelangen und damit die Atmung unabhängig von Sensoren aufrechterhalten. Dies ist postnatal zunächst wichtig; der Eigenrhythmus wird jedoch zunehmend von den Impulsen der Sensoren überlagert und tritt in den Hintergrund.

Ein Teil der Chemosensoren für die Atemregulation wurde bei der Kreislaufregulation bereits genannt: im arteriellen Blut die Glomus-Organe und im Gehirn zentrale Neurone, die zusammen die wesentlichen Impulse für die Anpassung des Atemrhythmus geben. In der Schleimhaut des Atemsystems finden sich zusätzlich pulmonale neuroendokrine Zellen (PNEC), die sich als neuroepitheliale Körperchen zusammenlagern. Es handelt sich hier um sauerstoffsensitive Chemorezeptoren, die nicht das Blut sondern die Atemluft in ihrer Zusammensetzung überprüfen.

Neben der Einstellung der Atmung auf die Partialdrücke der Atemgase gibt es noch weitere reflektorisch regulierte Reaktionen der At-

mung, die im Hirnstamm koordiniert werden. Dazu zählen Niesen (ausgelöst durch Impulse aus dem Nervus olfactorius und dem Nervus trigeminus), Husten (laryngeale und tracheale Reize, die über den Nervus vagus aufgenommen werden), Lungendehnungsreflex (Hering-Breuer-Reflex) durch Dehnung des Bronchialbaums (Vermeiden von alveolärer Überblähung) und Deflationsreflex (Head-Reflex) durch überstarkes Ausatmen (Gefahr des Lungenkollaps).

Reflektorische Reaktionen im Vorderdarmbereich.

Die orale Differenzierung des Darmrohrs bedarf einer fein abgestimmten Muskulatur, die den Mundboden, die Zunge, den Gaumen, den Rachen, den Kehlkopf und die Speiseröhre zu einer funktionellen Einheit zusammenführt. Möglicher Weise ist dies jedoch ‚nur' eine Fortführung der spinalen neuronalen Verschaltung und bedarf keiner zusätzlichen übergeordneten Zentren.

Ein in großen Teilen stereotyp ablaufender Vorgang ist das Schlucken (Schluckreflex), für das ein Koordinationszentrum in der Formatio reticularis der Medulla oblongata angenommen wird (bisher nicht identifiziert). Der durch entsprechende Triggerung ausgelöste Reflex bedarf keiner afferenten Kontrolle (wie z.B. spinale Reflexe), kann jedoch durch Afferenzen moduliert werden (z.B. Anpassen der Kontraktionskraft an die Speisebolusgröße).

Eine besondere Abfolge bedarf der Brechreflex. Zu Beginn wird tief Inspiriert und die Glottis verschlossen um Aspiration zu verhindern. Dann werden Bauchmuskulatur und Zwerchfell kontrahiert während die Magen- und Speiseröhrenmuskulatur erschlafft. Damit kann der Schluckvorgang umgekehrt werden. Das Brechzentrum wird in der dorsolateralen Formatio reticularis der Medulla oblongata vermutet.

Auslöser für diesen Reflex sind vielfältig: verschiedene Sinneseindrücke (besonders Geruch, Geschmack, Optik, Gleichgewicht), Vagusafferenzen (besonders vom Magen), Substanzen im Blut (über die Area postrema und den Nucleus tractus solitarii).

5.8 Welche Rolle spielt der Hypothalamus im autonomen Konzert?

Im Bereich des Hypothalamus treffen die beiden Regulationsachsen Nervensystem (neuronal) und Endokrinum (humoral) aufeinander und werden verbunden und aufeinander abgestimmt. Da die Leistungen isolierter Regionen im Zusammenspiel mit dem Endokrinum an anderer Stelle ausgeführt werden (siehe viertes Kapitel), soll unter dieser Frage insbesondere das Zusammenwirken der neuronalen und humoralen Prozesse dargestellt werden.

Neben der Einteilung in neuronale und humorale Prozesse wurde eine andere physiologisch orientierte Grundgliederung von Hess 1948 postuliert: eine dynamogene/ ergotrope Zone, dorso-kaudal und lateral gelegen, soll dabei leistungssteigernd, eine trophotrope Zone, ventrooral gelegen, regenerationsfördernd sein. Dieses antagonistisch gedachte Konzept ist aus heutiger Sicht nicht mehr geeignet die komplexen Funktionen zu erklären.

Morphologisch wird der Hypothalamus häufig rostro-caudal in einen markarmen Anteil (Regio praeoptica und Tuber cinereum) und einen markreichen Anteil (Corpora mamillaria) eingeteilt. Es gibt außerdem die Zoneneinteilung von medial nach lateral: periventrikuläre und mediale Zonen orientieren sich dabei mehr zur humoralen, die laterale Zone zur neuronalen Integration.

Da sich im menschlichen Gehirn kaum einzelne Kerngruppen abgrenzen lassen, ist es nomenklatorisch besser von Areae (Regionen) als von Nuclei (Kerne im Sinn von definierbaren Ansammlungen von Nervenzellkörpern) zu sprechen.

Die Rolle des Hypothalamus im Rahmen der Homöostase (viszeralen Regulation) wird im Folgenden anhand der zentralen, für den gesamten Körper wichtigen Funktionsbereiche dargestellt.

Flüssigkeitshaushalt.

Der Flüssigkeitshaushalt des Körpers wird insbesondere durch die Elektrolyt-konzentrationen im Blut (Osmolalität) und über das Blutvolumen (Dehnungs-rezeptoren im Herzvorhof und in der Wand großer Venen) geregelt.

Zentrale Sensoren mit Osmo- und Angiotensin-II-Rezeptoren finden sich in der AV3V-Region, der Area praeoptica und der Area hypothalamica anterior. Neuronal wird vom Hypothalamus aus eine Kaskade in Richtung Hirnstamm und Großhirnrinde gebildet, die das Durstgefühl und das Trinkverhalten steuert. Humoral wird die Flüssigkeitsausscheidung über die Nieren durch Regulation der Ausschüttung von antidiuretischem Hormon aus der Area paraventricularis und der Area supraopticus kontrolliert.

Körpertemperatur.

Die körpereigenen Wärme im Körperkern wird mit leichten Variationen um einen gedachten Sollwert von 36,5ºC eingestellt, wobei eine zirkadiane Periodik in den frühen Morgenstunden ein Minimum und gegen Abend ein Maximum bildet, deren Differenz etwa 1ºC beträgt. Bei jeder Art von Arbeit (Stoffwechselaktivierung) und bei exogener Wärmezufuhr steigt die Körpertemperatur an. Bei starker Wärmeabgabe oder durch äußere Kälte sinkt die Körpertemperatur.

Unter besonderen Bedingungen (z.B. ausgelöst durch Pyrogene, Zytokine, Prostaglandine oder Gestagene) verschiebt sich der Sollwert der Körperkerntemperatur nach oben. Dies kann zur Bestimmung der Ovulation bei der Frau eingesetzt werden. Beim Fieber verwendet der Körper durch temporäre Erhöhung des Sollwerts die Temperatur als Therapeutikum gegen störende Prozesse im Körperinneren.

Da die Temperatur eine wesentliche Rolle für die Leistungsfähigkeit des Körpers darstellt, wird sie an vielen Stellen registriert:

Zentrale thermosensitive Neurone finden sich im Zwischenhirn in der AV3V-Region, der Area praeoptica und der Area hypothalamica anterior. 40% der Neurone in diesen Regionen sind warm-sensitiv (ab 36,5ºC), 5% kalt-sensitiv (unter 36,5ºC).

Periphere thermosensitive Neurone liegen in der Cutis und Subcutis der Haut und teilen sich ebenfalls in Warm- und Kaltsensoren auf (vergleiche Frage 7.15). Einen definierten Sollwert gibt es für die periphere Wärmeeinstellung nicht; diese ist vielmehr von äußeren Faktoren regional abhängig. Daher reagieren auch die Sensoren nicht so exakt wie die zentralen Neurone, sondern in einem größeren Bereich indifferent. Neben der Haut kommen Wärmesensoren vermutlich fast überall im Körper (diskutiert werden z.B. dorsale Bauchwand und

Muskulatur) vor. Nur so kann man das differenzierte Temperaturfeld des Körpers als kontrolliertes Gebilde verstehen.

Die Temperaturinformationen der Kälte- und Wärmesensoren werden in der Area hypothalamica posterior gebündelt und miteinander abgeglichen. Eine Stimulation der Kälteneurone führt dabei zur Aktivierung der Wärmebildung. Auf humoralem Weg geschieht dies durch Aktivierung von Thyreotropin-Releasing-Hormon und damit Ausschüttung und Aktivierung von Thyroxin und Trijodthyronin, auf neuronalem Weg durch eine subkortikale Aktivierung der Muskulatur (Kälte-Zittern) und eine Drosselung der Durchblutung der Körperschale (über adrenerge α1-Rezeptoren; um die Wärme im Körperkern zu halten) sowie Aktivierung von braunem Fettgewebe (über adrenerge ß2-Rezeptoren). Eine Stimulation der Wärmeneurone führt zur verstärkten Wärmeabgabe. Diese erfolgt durch eine verstärkte Durchblutung der Hautgefäße (trockene Wärmeabgabe), die durch Wasserverdunstung (Aktivierung der Schweißbildung über cholinerge Rezeptoren) weiter gesteigert werden kann.

Konduktion bezeichnet die Wärmeabgabe an einen definierten, kühleren Gegenstand. Konvektion bezeichnet den Vorgang des Wärmeabtransports von der Haut durch einen kühleren Luftstrom. Wärme wird auch durch die von der Haut ausgehende Infrarotstrahlung an die Umgebung abgegeben. Evaporation nennt man schließlich die Verdunstung von Wasser an der Hautoberfläche (und Atemtrakt) und die damit erreichte Wärmeabgabe.

Nahrungsaufnahme.

Zwei Gruppen von Peptiden werden im Hypothalamus gebildet, die orexigen (appetitanregend: u.a. Neuropeptid Y (NPY), Agouti-relatet Protein (AgRP), Galanin, melaninkonzentrierendes Hormon (MCH) und Orexine) oder anorexigen (appetithemmend: u.a. Melanocortin, Cocain- und Amphetamin-reguliertes Transkript (CART) und Corticotropin releasing Hormon (CRH)) wirken.

Eine Reihe von Botenstoffen hat Einfluss auf die Bildung dieser Peptide, wobei dem aus den Fettzellen stammenden Leptin eine Schlüsselrolle zugesprochen wird.

Leptin wirkt auf zwei Neuronenpopulationen im Nucleus arcuatus: NPY/AgRP produzierende Neurone, welche die Bildung von Thyreotropin-Releasing-Hormon in der Area paraventricularis hemmen und die Bildung von Orexinen und MCH in der Area hypothalamica lateralis et posterior aktivieren. Damit wird ein Hungergefühl erzeugt und die Nahrungsaufnahme angeregt. Melanocortin/CART produzierende Neurone aktivieren die Freisetzung von Thyreotropin-Releasing-Hormon und hemmen die Bildung von Orexinen und MCH. *Somit wird ein Sättigungsgefühl erzeugt. Leptin hemmt über einen spezifischen Rezeptor konzentrationsabhängig den orexigenen Weg und aktiviert die Melanocortin/CART vermittelte anorexigene Wirkung.*

Insulin unterstützt die zentrale Wirkung von Leptin, während Kortisol über eine entgegengesetzte Stimulation des Nucleus arcuatus zu gesteigertem Hungergefühl führt.

Schlaf (Regeneration).

Eine zentrale Rolle für den Schlaf spielt die ventrolaterale preoptische Region, die während des Schlafs eine erhöhte Aktivität zeigt. Im

Gegensatz dazu sind Orexin-haltige Neurone der Area hypothalamica lateralis während des Wachzustands besonders aktiv.

Störungen in der ventrolateralen preoptischen Region führen zu Schlaflosigkeit, insbesondere Einschlafstörungen. Veränderungen im Orexin-System führen andererseits zur Narkolepsie, einer Erkrankung mit pathologischen Schlafanfällen und Kataplexie (Tonusverlust der Muskulatur).

Getriggert durch Neurone der Area suprachiasmatica, die als Zeitgeber die zirkadiane Rhythmik im Hypothalamus umsetzen, werden GABA-erge Neurone in der ventrolateralen preoptischen Region aktiviert, die um den Schlaf zu initiieren insbesondere die aktivitäts- und aufmerksamkeitssteigernden Kerngruppen des Hirnstamms hemmen. Dazu zählen der Nucleus tuberomammillaris (Histamin), Nucleus raphe posterior (Serotonin), Nucleus caeruleus (Noradrenalin) und Nucleus tegmentalis (Acetylcholin). Letzterer zeigt auch während der REM (rapid eye movement)-Schlafphasen Aktivität, bei der die anderen Kerngruppen inaktiv sind. Die Projektion der Neurone des Nucleus tegmentalis geht aus dem Schlaf-Wach-Regelkreis heraus breitflächig zum Thalamus dorsalis und zur Kortex.

Während des Wachzustandes werden die GABA-ergen Neurone durch den Nucleus tuberomammillaris, Nucleus raphes posterior und Nucleus caeruleus gehemmt. Unterstützt wird die Aktivität dieser Kerne durch die Orexin-haltigen Neurone der Area hypothalamica lateralis, die ebenfalls aus der Area suprachiasmatica zirkadiane Informationen erhalten.

Energiehaushalt.

Eine fundamentale Steuerfunktion kommt dem Hypothalamus im Zusammenhang mit dem Gesamtenergiehaushalt zu. Hierbei steht die endokrine Kontrolle des allgemeinen Zellstoffwechsels dominierend an oberster Stelle. Diese wird über mehrere hypothalamisch-hypophysäre Regelkreise gewährleistet (Wachstumshormon, Schilddrüsenhormon, Nebennierenrindenhormone; s. Frage 4.1).

5.9 Wie ist der Hypothalamus in das zentrale Nervensystem integriert?

Funktionell steht der Hypothalamus mit all jenen neuronalen Strukturen in Verbindung, die eine direkte Interaktion mit dem Vegetativum aufweisen. Dazu gehören Gedächtnis und Emotionen (über Fornix und Stria terminalis), bestimmte Sinnesqualitäten (insbesondere der Geruchssinn über das mediale Vorderhirnbündel und der Sehsinn über direkte Fasern aus dem Tractus opticus), zirkadiane Regulationen (Epithalamus und Epiphyse über die Stria medullaris thalami) sowie motorische Aspekte, die eine Adaptation des gesamten Körpers bedingen (über den Fasciculus pallidohypothalamicus).

Verbindungen des markarmen (ventralen) Hypothalamus:

- Das mediale Vorderhirnbündel (Fasciculus telencephalicus medialis) verbindet die Riechzentren mit dem Hypothalamus und zieht weiter zur Formatio reticularis des Hirnstamms. Bahnen verlaufen sowohl ab- als auch aufsteigend.

- Der Fasciculus longitudinalis dorsalis (Schütz-Bündel) ergänzt den kaudalen Anteil des medialen Vorderhirnbündels und verbindet den Hypothalamus mit dem Hirnstamm, ebenfalls in beide Richtungen.

- Über die Stria terminalis sind die Amygdala mit der Area praeoptica und der Area ventromedialis des markarmen Hypothalamus wechselseitig verbunden.

- Eine unidirektionale Verbindung besteht zwischen dem Pallidum und der Area ventromedialis (Fasciculus pallidohypothalamicus).

- Über den Fornix stehen der Hippocampus (genauer das Subiculum) und die Area praeoptica und das Tuber cinereum wechselseitig in Beziehung.

Verbindungen des markreichen (dorsalen) Hypothalamus:

- eine wechselseitige Beziehung besteht zwischen den Haubenkernen des Mittelhirns und den Corpora mamillaria; die Bahnen zu den Corpora mamillaria nennt man Pedunculus corporis mamillaris, die Bahnen zu den Haubenkernen Fasciculus mamillotegmentalis.

- aus der Hippocampusformation enden die meisten Fornixfasern im Corpus mamillare. Nach Umschaltung ziehen die Fasern als Tractus mamillothalamicus (Vicq d'Azyr) weiter zum Nucleus anterior thalami.

Kapitel 6. Sensomotorische Systeme

6.1 Warum sollte man die ‚motorische' Komponente des Nervensystems nicht einzeln betrachten?

Argumente für eine isolierte Beschreibung der Motorik:

Basierend auf dem Gedanken, dass die Leitungsbahnen eine ausreichende Beschreibung des Gehirns und seiner Funktionen darstellen, hat sich besonders in der deskriptiven Anatomie die Beschreibung eines motorischen Systems etabliert. Dieses beginnt in der Großhirnrinde am Gyrus praecentralis (primäre motorische Cortex) mit der Pyramidenbahn, die sich aus dem Tractus corticospinalis und Tractus corticobulbaris zusammensetzt. Die Pyramidenzellen und ihre Fortsätze, das pyramidale System, werden auch als erstes motorisches Neuron bezeichnet. Neben dieser zentral gedachten Bahn gibt es eine Reihe weiterer Gehirnzentren, die ebenfalls einen Einfluss auf die Motorik ausüben. Darunter zählen das Kleinhirn, die Basalganglien und Teile des Hirnstamms (Nucleus ruber, Substantia nigra, Formatio reticularis u.a.). Die Bedeutung dieser ‚Nebenbahnen', die in ihrer Gesamtheit als extra- oder parapyramidales System bezeichnet werden wird in einer solchen Aufstellung nicht systemisch erfasst. An die zentralen motorischen Bahnen schließt sich als peripherer Anteil das zweite motorische Neuron, dass von den Vorderhornzellen des Rückenmarks und Hirnstamms ausgehend zur Muskulatur zieht, an der über die motorische Endplatte die Bewegung erfolgt.

Dieses eindimensionale Beschreiben von Bahnen hat auch in der Klinik (besonders in der Neurologie) einen großen Anklang gefunden, da man weitgehend isolierte Ausfälle dieser Bahnen finden kann und, je nachdem ob das erste oder zweite motorische Neuron betroffen ist, spezifische Symptome beobachtet werden können. Fehlt der Einfluss der Pyramidenbahn kommt es zu spastischen Lähmungen und zum Auftreten pathologischer Reflexe, sind die spinalen Neurone und ihre peripheren Fortsätze unterbrochen kommt es zu einer schlaffen Lähmung mit Verlust der Reflexe. Elektromyographisch lässt sich die Funktion der Bahnen ‚objektivieren', durch eine feine klinische Untersuchung der Ort der Schädigung lokalisieren.

Ein Ausfall erklärt jedoch nicht zwingend die normale Funktion!

Argumente gegen eine isolierte Beschreibung der Motorik:

In einer imaginären Versuchsanordnung beobachten wir einen Menschen, der mit geschlossenen Augen an einem Marktstand steht, und der Reihe nach folgende Einkäufe in seine Tasche, die er mit ausgestreckten Armen vor sich geöffnet hat, geworfen bekommt: ein Bund Petersilie, ein Bund Radieschen, einen Sellerieknollen und einen größeren Sack Kartoffeln. Während der Proband den Bund Petersilie kaum bemerkt und keine Bewegung ausführt, reagiert er bei den Radieschen mit einer leichten Unterarmbewegung. Bei dem Sellerieknollen wird bereits der ganze Rumpf mit einer Vorwärtsbeugung eingesetzt, um das Gewicht abzufangen; die Arme gleichen federnd die

Gewichtsumverteilung aus. Bei dem Sack Kartoffeln kann nur mit einem Ausfallschritt und einer Rückwärtsbeugung des Rumpfes der drohende Sturz verhindert werden; die Arme müssen über den Schultergürtel fest stabilisiert werden.

Eine scheinbar einfache Erhöhung des aufgelegten Gewichts führt zu teilweise konträr verlaufenden Bewegungsimpulsen, die jedoch unter der gleichen Zielvorstellung ausgeführt werden, nämlich das Gleichgewicht und damit den aufrechten Stand zu erhalten. Neben den Leitungsbahnen, die als Grundlage für die Verschaltung dienen, muss es deshalb ein übergeordnetes Leistungsprinzip geben, welches die afferenten Impulse (qua Frequenzmuster) interpretieren kann und ein nicht neuronal beschreibbares Ziel (aufrechter Stand) durch neuronale Muster realisieren kann (V. von Weizsäcker).

Der durch J. von Uexküll in die Biologie eingeführte Begriff des Regelkreises spielt gerade auch in der Bewegung eine wichtige Rolle und zeigt, dass man nicht die Henne und das Ei unabhängig voneinander studieren sollte, sondern beides zusammen als Bildeinheit verstehen muss, wenn man ein echtes Verständnis der Funktion bekommen möchte. So ist auch der Ansatz von F.J.J. Buytendijk zu verstehen, der in der neuronalen Regulation nur ein Hilfsmittel für die Haltung und Bewegung eines existierenden Subjektes sieht. Der Ausgangspunkt liegt im Verhältnis des funktionierenden Individuums mit seiner spezifischen Lebenswelt.

Überträgt man diesen Ansatz in die Klinik, so verlässt man den deskriptiven Aspekt der Leitungsstörung und erkennt, dass die Ursache von Beschwerden in bestimmten Bewegungsabschnitten oft nicht folge einer schlechten Funktion per se sind, sondern eine Verformung, die durch das Subjekt und seinem Verhältnis zu seiner Umgebung entstehen. Therapeutisch bedeutet dieser Ansatz, dass nicht

zwingend der Bewegungsabschnitt behandelt, sondern die falsche Einstellung des Subjekts zu seiner Umgebung behoben werden muss.

6.2 Welche phylogenetische Bedeutung hat die Sensomotorik?

Siehe auch erste Frage in Kapitel 1.

Bei den Vertebraten treten erstmals komplexere Nervenzell-verbindungen auf, die den Tonus der Muskulatur unabhängig von der Schwerkraft regulieren und einfache automatisierte Schutzbewegungen koordinieren (spinaler Teil der Sensomotorik). Außerdem entwickeln sich übergeordnete Zentren, die komplexe Bewegungsabläufe planen können und so letztendlich die Ausführung bewusster und gewollter Bewegungen ermöglichen (zerebraler Teil der Sensomotorik). Die Koordination der aktualisierten Bewegung steht in direkter Verbindung zum Gleichgewichtsorgan und hat seine Verschaltung im Kleinhirn (zerebello-vestibulärer Teil der Sensomotorik).

Aus der Vielfalt dieser Zusammenhänge lassen sich fünf elementare funktionelle Systeme herausschälen, in die sich alle wesentlichen Funktionsabläufe eingliedern lassen: Grundtonus (Einzelbewegung), spinale Koordination (Körperbewegung), zerebello-vestibuläre Stabilisierung (Haltung), Hirnstammkomplexe (Bewegungsmuster), Endhirnimpulse (Bewegungsideen).

Dass natürlich sehr viel detailliertere Untergliederungen möglich sind, braucht nicht weiter betont zu werden. Letztendlich sind alle Einteilungen in gewisser Weise auch willkürlich, da die einzelnen Teilbereiche im Nervensystem als Ganzheit funktionieren und bei einer Bewegung zusammenwirken.

Ein unbewusstes Verständnis für die fünf unterschiedlichen Elementarsysteme der Sensomotorik war möglicherweise schon bei den Hellenen vorhanden und findet sich in der Auswahl des antiken olympischen Fünfkampfes wieder: Laufen, Springen, Ringen, Diskuswurf und Speerwurf.

6.3 Was bedeutet der Muskeltonus und wie wird er kontrolliert?

Die Skelettmuskulatur ist über die Spinalnerven mit dem Rückenmark verbunden, welches durch ein einfaches Steuersystem dafür sorgt, dass die Länge und Spannung der einzelnen Muskeln konstant gehalten werden kann. Dieses System kann als basale Einheit der Sensomotorik angesehen werden, da es lokal die einzelnen Muskeln reguliert und allen anderen Systemen als Basis dient.

Der grundlegende Regelkreis hat eine afferente Komponente, über die kontinuierlich Signale aus dem Muskel-Gelenksystem zum Rückenmark gesendet werden, und eine efferente Komponente, die korrigierende Informationen an die Muskulatur sendet.

Grundaufgabe dieses Systems ist die Stabilisierung des Muskeltonus im Schwerkraftfeld der Erde, eine elementare Voraussetzung für das Stehen und Bewegen als Landlebewesen (Fische und Wasserbewohner benötigen ein solches System nicht). Die Konstanz des Muskeltonus ist primär bewegungsfeindlich (myostatisch), ermöglicht jedoch, dass

Muskeln nicht nur zur Bewegung, sondern auch zum Halten im Sinne einer Zuggurtung eingesetzt werden können. Um stabile Bewegungsveränderungen zu erreichen, muss deshalb in das System modulierend eingegriffen werden. Dies kann peripher (an der Muskelspindel) oder zentral (an der Synapse zum Motoneuron) erfolgen.

Die Bildung des Muskeltonus erfolgt nicht in dem basalen Regelkreis, sondern über supraspinale Zentren als Grundaktivierung. Einen entscheidenden Faktor spielt hierbei die Wachheit (im Tiefschlaf ist kaum ein Tonus vorhanden, bei Anspannung und Kältebelastung ist er sehr hoch). Das aufsteigende Aktivierungssystem der Formatio reticularis im Hirnstamm ist hierbei der Auslöser. Von dort können auch andere Regionen der Formatio reticularis, die über den Tractus reticulospinalis das Rückenmark ansteuern, angesprochen werden: im medialen Feld der Medulla oblongata kann der Muskeltonus gehemmt werden, im Bereich der Pons und des Mittelhirns agiert die Formatio reticularis eher tonusfördernd. Wichtig ist der Muskeltonus auch im Zusammenhang mit einer stabilen Körperlage, die über das Gleichgewichtssystem für den Kopf registriert wird. Die Bahnen von den Gleichgewichtskernen (besonders der vom Nucleus lateralis Deiter ausgehende Tractus vestibulospinalis) impulsieren deshalb den Grundtonus nachhaltig. Auch der Subthalamus (Globus pallidus) beeinflusst den Grundtonus (bei Aktivierung der Neurone kommt es zu einer Erhöhung des Tonus). Insofern eine Bewegung in den Tonus eingreift, spielt das Kleinhirn über den Nucleus ruber (Tractus rubrospinalis) eine wichtige modifizierende Rolle.

Die Vielzahl der den Tonus beeinflussenden Zentren zeigt die hohe Komplexität, die in der ‚einfachen' klinischen Muskeltonusprü-

fung verborgen ist. Ein Hypotonus (geringer Muskelwiderstand bei passiver Bewegung, herabgesetzte Muskelspannung) spricht für eine verminderte neuronale Grundaktivierung, der Muskelhypertonus wird unterteilt in den Rigor (erhöhter Dehnungswiderstand, ruckartiger Bewegungsablauf bzw. Zahnradphänomen, fixierte Stellung bei Bewegungsende bzw. Haltetonus) und die Spastik (federnder Widerstand, der mit zunehmender Geschwindigkeit ansteigt). Der Rigor weist auf eine Fehlsteuerung im Gehirn hin, während die Spastik auch Ausdruck eines Wegfalls dämpfender zentraler Neurone auf die Rückenmarksmotoneurone sein kann.

Die Muskellänge, Zielgröße der zentralen Tonuseinstellung, ist individuell für jeden Muskel einzeln regulierbar und hat keinen absoluten Sollwert (relative Kenngröße). Insofern lässt sie sich in entsprechenden Situationen leicht verändern und ist anpassungsfähig. Allerdings steht das Muskelsystem als Ganzes in gegenseitiger Abhängigkeit, sodass die Veränderung an einem Muskel gravierende Folgen für die anderen nach sich ziehen kann.

Viele Verspannungen und funktionelle Schmerzen des Bewegungsapparates haben ihre Ursache in einer traumatischen, d.h. ruckartigen Verstellung einer Muskelstellgröße, die bei gewohnter Haltung ständig Fehlermeldungen sendet und so eine Fehlstellung anderer Muskeleinheiten nach sich ziehen kann. So mag eine Verstellung der kurzen Nackenmuskeln zu Kopfschmerzen, aber auch zu Beschwerden im Lendenbereich oder zu Verdauungsstörungen führen. Eine gezielte Anamnese minimal-traumatischer Ereignisse wird hier zielführend sein.

Therapeutisch ist eine Rückführung in die richtige Stellgröße notwendig. Dies erfolgt durch Auffinden der falsch eingestellten Information (entspannte Muskeln bei teilweise extremen Körperhaltungen) und dann ein sehr langsames Zurückführen in die gewünschte normale Körperhaltung, sodass die Muskelspindel sich langsam anpassen kann und ihren Sollwert neu justiert.

Aufbau der Muskelspindeln und Golgi-Sehnenorgane siehe vierte Frage in Kapitel 7.

Somatoafferente Neurone projizieren ohne Zwischenschaltung von den Muskelspindeln (Dehnungsrezeptoren), Sehnen und Gelenken (Spannungsrezeptoren) zum Rückenmark (bzw. Hirnstamm). Ihre Zellkörper liegen im Spinalganglion (bzw. Ganglion trigeminale). Bei diesen zunächst bipolar angelegten Zellen (dendritisches Axon zum Muskel, neuritisches Axon zum Rückenmark) lagern sich die beiden Axone so zusammen, dass der Zellkörper seitlich liegt und so scheinbar nur ein Fortsatz von ihm ausgeht (pseudounipolar). Die Erregung geht dabei von einem Axonanteil auf den anderen über ohne den Zellkörper mit einzubeziehen: dies erhöht die Übertragungsgeschwindigkeit. Um den Zellkörper der Spinalganglienzelle liegen Mantelzellen (Glia), die ähnliche Aufgaben wahrnehmen wie Astrozyten im zentralen Nervensystem.

Während im peripheren Abschnitt einschließlich der Hinterwurzel die Axone von Schwann Zellen umgeben sind, wechselt bei Eintritt in das Rückenmark der Gliatyp zu Oligodendrozyten. Dieser Wechsel in der Wurzeleintrittszone (Redlich-Obersteiner-Zone) führt zu einer kurzzeitigen Verdünnung und chemischen Umstrukturierung der Markscheide.

Die physiologische Entmarkung in der Wurzeleintrittszone ist bei Erkrankungen mit Demyelinisierungsprozessen besonders gefährdet, z.B. beim Tabes dorsalis der Neurosyphilis, bei Neuroborelliose oder bei multipler Sklerose.

Somatoefferente Neurone (Motoneurone) entwickeln sich im Vorderhorn des Rückenmarks und medial im Hirnstamm. Mit zahlreichen Dendriten, die innerhalb der grauen Substanz Kontakte zu einer Vielzahl anderer Neurone herstellen, zählen diese Neurone zu den größten Nervenzellen überhaupt (Durchmesser bis zu 150 µm). Innerhalb des Vorderhorns sind die Perikarien (Zellkörper) in Kernsäulen angeordnet, die die Lage der Muskelgruppen im Körper wiederspiegeln (somatotopische Gliederung). Am weitesten medial liegen die Kerne für die autochtone Rückenmuskulatur. Es schließen sich dann die Säulen für die Rumpfmuskulatur an, seitlich davon in den entsprechenden Abschnitten die Kernsäulen für die Extremitätengürtel und dorsolateral die proximalen und distalen Gliedmaßenabschnitte. Die Kerngruppen für Extensoren und Flexoren sind dabei in den jeweiligen Arealen nochmals getrennt. Im Hirnstamm bilden sich eigene Kerne: dazu zählen die Nuclei origines des Nervus oculomotorius, Nervus trochlearis, Nervus abducens und Nervus hypoglossus.

Die Neuriten (Axone) verlassen das Rückenmark im Sulcus anterolateralis und bilden die vordere Wurzel der Spinalnerven (Radix anterior). Im Hirnstamm bilden die Neuriten eigenständige Nerven aus. Sie ziehen ohne Verschaltung zu den jeweiligen Muskelgruppen und enden an den quergestreiften Muskelfasern mit motorischen Endplatten. In der Regel erhält eine Muskelfaser nur eine neuromuskuläre Endplatte im mittleren Drittel der Faser (Ausnahme bilden die intrafusalen Muskelfasern, deren beide Enden synchron jeweils mit einer motorischen Endplatte versorgt werden). Je nach Innervationsdichte splittert sich ein Axon auf und bildet mehrere Endplatten. Die Gesamtheit der von einer Vorderhornzelle innervierten Muskelfasern nennt man eine motorische Einheit. Die Beziehung zwischen der Anzahl motorischer Vorderhornzellen (α-Motoneurone) und ihrer zugehörigen Muskelfasern ist dabei nicht quantitativer, sondern funktioneller Art. Je größer bzw. feiner die Bewegungsmöglichkeiten, desto größer die Zahl der Motoneurone. Für die Handmuskeln stehen so z.B. sehr viel mehr Vorderhornzellen zur Verfügung als für die Gesäßmuskulatur. Bei den sehr fein regulierten Augen- und Fingermuskeln ist das Verhältnis Nervenzelle zu Muskelfaser 1:5 bis 1:20. Im Vergleich ist bei den großen Muskeln der unteren Extremität das Verhältnis 1:200 bis 1:1000.

Die α-Motoneurone werden in zwei große Gruppen unterteilt (Typ S und Typ F), die sich in ihren mechanischen, elektrischen und synaptischen Eigenschaften unterscheiden. Die sekundär geschrumpften kleinen S-Zellen sind stabil in ihrer Stimulierbarkeit, geben jedoch nur einen schwachen Impuls. Sie haben eine niedrige Rheobase (ca. 7nA), eine hohe resistance, lange AHP, dabei ist das EPSP groß und die synaptische Modulation negativ. Bei den Typ F Motoneuronen (weiter unterteilt in FF und FR) kann die starke Antwort zu einer Abschwächung der Reaktion führen. Diese Fasern weisen sich durch eine hohe Rheobase (ca. 32nA), niedrige resistance, kurze AHP, kleinem EPSP und positiver Modulation aus.

Die S-Zellen werden bei Bewegungen zuerst aktiviert; in einem zweiten Schritt folgen dann die großen Motoneurone nach und bringen die Stärke.

Eine einzelne Muskelfaser kann nur binomial erregt oder nicht erregt sein. Die Abstufung der Muskelkontraktion für den Gesamtmuskel ist dadurch möglich, dass immer nur ein Teil der motorischen Einheiten in Funktion tritt. Je mehr Einheiten erregt werden, umso größer wird die Zahl der kontrahierten Muskelfasern und damit die Kraftentfaltung. Allerdings arbeiten selbst bei äußerster Kraftanstrengung niemals alle Motoneurone gleichzeitig; 15-20% befinden sich zu einem definierten Zeitpunkt immer in Ruhe. Durch Abwechseln der entspannten Bereiche wird die Blutversorgung des Muskels sichergestellt.

Die **motorische Endplatte** ist der Ort, an dem die Erregung vom Axon auf die Muskelfaser übergeht. Kurz zuvor verliert das Axon seine Markscheide und wird nur noch von marklosen Gliazellen eingescheidet (Teloglia). An der Kontaktstelle mit der Muskelfaser splittert sich das Axon in zahlreiche Ästchen auf, deren verbreiterte Endabschnitte überwiegend mit synaptischen Bläschen und Mitochondrien angefüllt sind. Die Endverzweigungen des Axons lagern sich dem Sarkolemm (Zellmembran) der Muskelfaser dicht an. Das Sarkolemm vergrößert seine Oberfläche an diesen Stellen durch parallel stehende, palisadenartig angeordnete Mikrofalten (subneuraler Faltenapparat). Hier finden sich im Zytoplasma der Muskelfaser auffallend viele Zellkerne, wodurch die Endplatte im Ganzen etwas vorgewölbt wird (Sohlenplatte). Axolemm und subneuraler Faltenapparat sind durch Basalmembranen voneinander getrennt und haben einen Abstand von 15-30 nm.

Die motorische Endplatte ähnelt in ihrem Feinbau einer chemischen Synapse. Die Axonendigungen bilden die präsynaptische Membran und enthalten 50nm große, elektronenmikroskopisch leer erscheinende Vesikel (empty core vesicles). Das Sarkolemm der Muskelfaser bildet die postsynaptische Membran, an der durch den Faltenapparat eine große Kontaktstelle entsteht, mit deren Hilfe ein einzelner Nervenimpuls bereits eine Erregung der Muskelfaser auszulösen vermag.

In den Vesikeln der Axonendigungen befindet sich als Neurotransmitter Azetylcholin (Ach), welches bei einem Erregungsimpuls in Anwesenheit von Kalzium explosionsartig in die subneuralen Spalträume entleert wird (etwa 5000-10000 Moleküle Ach; 200-400 Vesikel). Die an der Muskelmembran befindlichen nikotinischen Ach-Rezeptoren öffnen nach Bindung mit dem Transmitter Natrium- und Kaliumdurchlässige Membrankanäle und es entsteht eine Depolarisation, die als Endplattenpotential bezeichnet wird und 5-10 ms dauert. Im Gegensatz zu anderen Synapsen ist das Endplattenpotential unter physiologischen Bedingungen immer überschwellig (40-60 mV). Ach wirkt normalerweise nur für sehr kurze Zeit (1-2ms), da es durch das Enzym Azetylcholinesterase zu Cholin und Essigsäure hydrolisiert wird. Diese Substanzen werden von der präsynaptischen Membran wieder aufgenommen und dort neu zu Ach synthetisiert.

Die neuromuskuläre Informationsweiterleitung kann an mehreren Stellen beeinflusst werden: klinisch relevant sind: präsynaptisch – Behinderung der Ach Freisetzung (Botulinustoxin); Hemmung der Cholinwiederaufnahme (Hemicholinium);

subsynaptisch stabilisierend (Verdrängung von Ach durch Curare oder Bungarotoxin) oder depolarisierend (Suxamethonium; Cholinesterasehemmer Physostigmintyp reversibel; Phosphorsäureestertyp irreversibel).

Wirkung und Aufbau des Regelkreises.

Im Muskel entsteht zunächst eine Ausgangslänge während der Entwicklung, die als erste Bezugsgröße für die Muskelspindeln zu werten ist. Die Stellungen und Längen der Muskeln während der Fetalzeit verändern sich dann grundlegend nach der Geburt, sodass eine Neueinstellung der Muskelspindeln in dieser Zeit erfolgt. In diesem ersten Entwicklungsschritt spielt das Sehnenorgan noch keine Rolle, da die Muskulatur noch zu schwach ist. Im Lauf des ersten Lebensjahres nimmt die Muskelkraft mehr und mehr zu, sodass neben der Muskellänge auch die Spannung eine wichtige Größe wird.

Da neben der Muskelkraft auch der Schutz über Spannungssensoren in der Säuglingszeit fehlt, muss z.B. der Kopf beim Aufnehmen und Tragen des wachen Säuglings unterstützt werden.

Die eingenommene Grundstellung wird von der Muskelspindel erfasst und über die somatoafferenten Neurone zum Rückenmark als Impulsfrequenz kodiert weitergeleitet. Diese Information wird einerseits direkt (monosynaptisch) und die somatoefferenten Neurone des gleichen Muskels geleitet, andererseits wird über Interneurone das dazugehörige Muskelsystem angepasst (z.B. werden Agonisten zum Muskel in gleicher, Antagonisten in gegensätzlicher Weise erregt); eine kontinuierliche Aktivierung von Motoneuronen (Grundtonus) ist die Folge. Verändert sich die Impulsfrequenz durch Längenveränderung im Muskel, reagiert der Regelkreis entsprechend: bei Längenzunahme erhöht sich die Frequenz, die Muskelkontraktion nimmt zu. Bei Verkürzung der Muskulatur kommt es umgekehrt zu einer Frequenzabnahme mit folgender Erschlaffung.

Um längerfristige Lageveränderungen zu ermöglichen, kann die Empfindlichkeit, d.h. die Dehnung der mittleren Abschnitte, der intrafusalen Muskelfasern durch die beiden kontraktilen Enden über γ-

Motoneurone verändert werden. Dieser Impuls kommt in der Regel von supraspinalen Hirnregionen, wird aber auch teilweise reflektorisch vom Rückenmark selbst ausgelöst. Der Regelkreis stellt sich im afferenten Schenkel wieder auf die alte Grundfrequenz ein, die jedoch jetzt bei einer neuen Länge des Muskels und parallel bei einer neuen Frequenz der Motoneurone liegt.

Neurone mittlerer Größe, die sowohl die intrafusalen Muskelfasern als auch die extrafusalen Muskelfasern gleichzeitig innervieren, werden β-Motoneurone genannt. Sie kommen in unterschiedlicher Häufigkeit vor. Beim Menschen ist ihre Häufigkeit bisher nicht ermittelt.

Obwohl die komplexe Verschaltung nicht einzeln geprüft werden kann, hat es sich gezeigt, dass durch Prüfung der Eigenreflexe (Muskeldehnungsreflexe) eine wertvolle Information über den Funktionszustand dieses Regulationssystems und dessen supraspinaler Kontrolle gewonnen wird. Der Reflex beginnt durch den Schlag auf die Sehne mit einer kurzen Dehnung des Muskels, die ausreicht, um die Muskelspindelafferenzen zu erregen. Die Reflexantwort besteht in einer Einzelzuckung des gedehnten Muskels, die besonders ausgeprägt bei den Streckermuskeln (Extensorreflexe) zu beobachten ist. Durch die schnelle Erregungsleitung ist die Reflexzeit sehr kurz (20-50 ms). Außerdem ist der Reflex praktisch unermüdbar, d.h. er kann mehrmals hintereinander mit der gleichen Reizintensität ausgelöst werden. Die γ-Motoneurone werden beim Eigenreflex nicht mitaktiviert. Daher kommt es zu einer Erschlaffung der intrafusalen Fasern während der Muskelkontraktion und einem Stop von afferenten Impulsen (Spindelpause). Durch die gleichzeitige Renshaw-Hemmung erfolgt so nur eine einzelne Kontraktion, der jedoch nach etwa 100 ms eine zweite, deutlich schwächere Kontraktion folgen kann. Sind

unter pathologischen Bedingungen die Hemmmechanismen gestört, kann es zur ungedämpften Reflexantwort in Form eines Muskelklonus kommen.

Trotz Erklärungsmodell der Spannung eines Einzelmuskels über die neuronale Verschaltung lässt sich daraus nicht das komplexe Zusammenspiel zwischen den Muskeln als funktionelle Einheit ableiten. Somit sind Phänomene wie der Stand, die Körperhaltung oder das Gehen nicht als (noch so komplexes) Schaltungsschema beschreibbar: die Muskeln werden innerhalb eines Phänomens mit ständig wechselnder Wirkung eingesetzt und verhalten sich nicht nur wie in der mechanisch-toten Analyse und dem simplifizierten Beuger-Strecker-Antagonismus.

Es ist deshalb phänomenologisch exakter von einer Haltungs- bzw. Bewegungsgestalt zu sprechen. Die Information kommt dabei nicht primär vom Nervensystem; dieses ist nur als Vermittler eingesetzt.

6.4 Wie gliedert sich die spinale Koordination für die Körperbewegung?

Um sinnvolle Bewegungen ausführen zu können, müssen zu dem Grundregelkreis der Muskeltonuskontrolle eine Vielzahl weiterer Verschaltungen hinzukommen, die zu großen Teilen im Rückenmark realisiert werden. Die dafür notwendigen Interneurone liegen als Elementarapparat des Rückenmarks überwiegend im Hinterhorn. Dies ermöglicht eine zügige und adäquate Abstimmung der einzelnen Muskelgruppen, unabhängig von einer supraspinalen Verschaltung.

Funktionell integriert die spinale Verschaltung über die Afferenzen zum Rückenmark drei wesentliche Schutzmechanismen: einmal ein intrinsischer Schutz vor Überbelastung des Bewegungsapparates (propriozeptive Informationen), des weiteren ein intrinsischer Schutz bei bedrohlichen Erkrankungen der inneren Organe (viszerale Informationen), schließlich ein extrinsischer Schutz über die Haut vor potentiellen äußeren Gefahren (exterozeptive Informationen).

Für die spinale Verschaltung bilden sich mehrere Kernregionen in der Flügelplatte des Rückenmarks. Anhand der Verlaufsrichtung ihrer Fortsätze unterscheidet man dabei Schaltzellen, deren Neurone im gleichen Segment bleiben, Kommissurenzellen, die mit Inter- und Motoneuronen der Gegenseite Verbindungen eingehen, und Assoziationszellen, die Kerne mehrerer Segmente miteinander verbinden. Die gesamte graue Substanz des Rückenmarks kann nach funktionellen Gesichtspunkten in 10 verschiedene Zonen (Laminae nach Rexed) eingeteilt werden. Diese orientieren sich in erster Linie an der unterschiedlichen Verteilung der durch das Hinterhorn eintretenden Afferenzen.

Spinale Afferenzen. Propriozeptive Informationen kommen aus dem Bewegungsapparat und umfassen neben den Muskelspindelimpulsen dehnungsabhängige Reize aus den Sehnen, den Gelenkkapseln und dem Periost (besonders im Bereich der Sehnenansätze in enger Verbindung mit den Schleimbeuteln). Diese Informationen werden zum einen im Hinterstrang über den Fasciculus gracilis (Goll; Tractus spinobulbaris medialis; Thorakal-, Lumbal- und Sakralmark) und Fasciculus cuneatus (Burdach; Tractus spinobulbaris lateralis; oberes Thorakal- und Zervikalmark) ohne Umschaltung ipsilateral zum Hirnstamm geleitet.

Von diesen aufsteigenden Bahnen gehen kurze absteigende Kollateralen in Bündeln zusammengefasst zum Hinterhorn; sie bilden im zervikalen Abschnitt das Schultze-Komma, im Thorakalmark das ovale Feld (Flechsig) und im sakralen Rückenmark die Phillippe-Gombault-Triangel.

Zum anderen werden die propriozeptiven Informationen im Nucleus proprius (Lamina IV) und im thorakolumbalen Rückenmark zusätzlich im Nucleus dorsalis Stilling-Clarke (Lamina V-VI) auf Interneurone übertragen, die mit ihrem Hauptfortsatz über den Tractus spinocerebellaris posterior (Flechsig; ipsilateral am hinteren Rand des Seitenstrangs verlaufend) und Tractus spinocerebellaris anterior (Gowers; ipsi- und kontralateral am vorderen Rand des Seitenstrangs verlaufend) zum Kleinhirn projizieren. Beide Kleinhirnbahnen haben eine somatotopische Gliederung: die Fasern der kaudalen Segmente liegen dorsal, die der kranialen Segmente ventral. Angelagert an den Tractus spinocerebellaris anterior ziehen kontralaterale Fasern auch zu den Gleichgewichtskernen (Tractus spinovestibularis) und zur unteren Olive (Tractus spinoolivaris). Propriozeptive Kollateralen ziehen schließlich auch direkt zur Lamina IX, in der die motorischen Vorderhornzellen liegen.

Exterozeptive Informationen kommen aus der Haut und beinhalten eine Vielzahl unterschiedlicher Wahrnehmungsqualitäten, die man in drei große Gruppen einteilen kann: Mechano-, Thermo- und Chemosensoren. Die Mechanosensoren projizieren zu großen Teilen über den Hinterstrang (s. oben) zum Hirnstamm. Kollateralen dieser Neurone ziehen in die Laminae III-VI und sind zusammen mit den Afferenzen der Thermo- und Chemosensoren (Laminae I, II, III, V, X) in der Substantia gelatinosa Rolandi (Lamina II und teilweise Lamina III) mit Interneuronen in Verbindung, die kontralateral als größerer Tractus spinothalamicus lateralis (Temperaturinformationen dorsal, chemische Informationen ventral) und als kleinerer Tractus spinothalamicus anterior (grobe Berührung dorsal, Druckempfindung ventral) direkt zum Thalamus ziehen. Die Kreuzung der Bahn zur Gegenseite erfolgt meist 2-3 Segmente weiter kranial als der Eintritt in das Rückenmark.

Viszerale Informationen kommen vom Darmrohr, den Organkapseln und den Blutgefäßen. Sie ziehen in die Laminae I, II, V, VII und X. Informationen, die mit der Schmerzentstehung in Zusammenhang gebracht werden, ziehen über den Tractus spionotectalis zum Mittelhirn.

Propriozeptiver Schutz. Um die einzelnen Elemente (Muskulatur, Sehne, Knochen, Gelenke) des Bewegungsapparates nicht unphysiologischen Belastungen auszusetzen bildet sich ein sehr fein aufeinander abgestimmtes integrierendes System im Rückenmark. Die Muskulatur bildet dabei den aktiven Teil, der über die Frequenz der Motoneurone moduliert werden kann.

Eine direkte Frequenzerhöhung der Motoneurone erfolgt nur von der Muskelspindel aus, wenn der Muskel einer (zu starken) Dehnung ausgesetzt ist. Über Interneurone werden dabei gleichzeitig die antagonistisch wirkenden Muskeln in ihrer Aktivität gehemmt.

Übermäßige Zugbelastungen und Reizungen durch Entzündungs-mediatoren führen zu einer hypotonen Erschlaffung (nozizeptiver somatomotorischer Blockierungseffekt nach Brügger), die in anderen Muskeln kompensierend einen lokalen Dauertonus (Muskelspasmen) nach sich ziehen können.

Exterozeptiver Schutz. Unerwartete oder übermäßige Reize an der Haut führen zu spontanen Muskelzuckungen oder auch komplexen Bewegungen, die bei zeitnahen Wiederholungen in ihrer Intensität abnehmen (Erschöpfbarkeit), nach einer Latenzzeit jedoch wieder auftreten. Auslöser dieser Reaktion können alle Modalitäten der Haut sein.

Die Interpretation der Fluchtreflexe als rein neuronale Reaktion einer spinalen Verschaltung ist jedoch zu hinterfragen und ein Produkt eines mechanistischen Vorurteils. Es handelt sich bei diesen Bewegungen nämlich um geformte, nicht stereotype Handlungen mit zahlreichen Bedingungen, u.a. die Einstellung zur Situation. Damit ist eine allgemeine kausale Erklärung nicht möglich.

Kutane Reflexe werden in der Klinik zu diagnostischen Zwecken überprüft (in Klammern sind die entsprechenden beteiligten Rückenmarkssegmente angegeben): an der Bauchwand (drei Etagen: Th6-Th8, Th8-Th10, Th10-Th12), Kremasterreflex (L1-L2), Fußsohlenreflex (S1-S2),und Analreflex (S3-S5).

Viszeraler Schutz. In der Regel sind die afferenten Impulse der inneren Organe und der Blutgefäße schwach, sodass sie mit den Informationen der Proprio- und Exterozeptivität nicht interferieren. Bei Entzündungen oder Dehnungsbelastungen können die Impulse jedoch eine Intensität erreichen, die im spinalen Verschaltungsmodus auf die anderen Systeme überspringen und so sensible und myogene Reaktionen auslösen. Während die entsprechend sensibilisierten Hautareale gut dokumentiert sind (Head-Zonen) ist die Zuordnung von myogenen Spasmen und Erschlaffungen (Brügger) nur unzureichend im Bewusstsein.

6.5 Was vermittelt das Kleinhirn und der Hirnstamm für die Sensomotorik?

Entwicklungsgeschichtlich betrachtet steht der Hirnstamm mit seinen Kernen als erste übergeordnete Struktur neben dem spinalen System und zeichnet sich durch unwillkürlich-komplexe Bewegungsmusterbildungen aus. Er steht von Anfang an mit dem Gleichgewichtssystem in enger Beziehung und integriert dessen Informationen mit den aus dem Rückenmark aufsteigenden Impulsen des Körpers. Durch die starke Entwicklung der Kortex wirken zunehmend mehr Impulse auch von diesem System auf den Hirnstamm. Um für die komplexen Koordinationsprozesse genügend Kapazität zu haben entwickelt sich aus dem dorsalen, mittleren Hirnstammabschnitt (überwiegend Metenzephalon) das Kleinhirn.

Anlagebedingte Störungen des Kleinhirns können häufig funktionell vom Hirnstamm kompensiert werden, sodass keine klinischen Auffälligkeiten resultieren. Wird dagegen das fertig ausgebildete Kleinhirn gestört, kann der Hirnstamm diese Funktionen nicht so schnell übernehmen und es kommt zu typischen ‚Kleinhirnzeichen'.

Anhand der eintreffenden Signale lässt sich das Kleinhirn in drei funktionelle Bereiche gliedern:

- Das Vestibulocerebellum verschaltet insbesondere Informationen aus dem Gleichgewichtssystem (Nuclei vestibulares und Vestibularorgan direkt) mit den Augenmuskelkernen (Augenbewegungen), der Rumpfmuskelkerne im Rückenmark (Stützmotorik) und der Streckermuskelkerne der unteren Extremität (aufrechter Stand). Es wird durch den Lobus flocculonodularis repräsentiert.

- Das Spinocerebellum erhält Informationen aus dem Rückenmark und beeinflusst über den Nucleus ruber und die Formatio reticularis den Muskeltonus des gesamten Körpers und die grobe Bewegung der proximalen Extremitäten. Morphologisch zählen zu diesem Kleinhirnabschnitt der Wurm (Vermis) und die paravermale bzw. intermediäre Zone.

- Das Pontocerebellum steht in enger Beziehung zum Großhirn, und hier insbesondere zum Frontallappen (Tractus frontopontinus) und zum Temporallappen (Tractus temporopontinus). Seine Aufgabe steht in der Überprüfung der aktuellen Realisierbarkeit einer kortikal geplanten Bewegung und einer Feinabstimmung der distalen Extremitätenmuskulatur und der Kehlkopfmuskeln (Sprache). Über den Temporallappen ist das Kleinhirn in motorische Lern- und Gedächtnisfunktionen einbezogen. Strukturell liegt es in den beiden Kleinhirnhemisphären.

Rein deskriptiv kann man den Wurm und die Kleinhirnhemisphären aufgrund markanter Furchen in jeweils neun Abschnitte einteilen (von ventro-kranial nach ventrokaudal): der Wurm besteht dabei aus den Abschnitten Lingula, Lobulus centralis, Culmen, Declive, Folium,

Tuber, Pyramis, Uvula und Nodulus. Die Hemisphären aus dem Lobus anterior (Ala lobuli centralis und Lobulus quadrangularis), getrennt durch die Fissura prima der Lobus posterior (Lobulus simplex, durch eine unbenannte tiefere Furche abgegrenzt der Lobulus semilunaris superior, durch die Fissura horizontalis abgegrenzt der Lobulus semilunaris inferior, und durch weitere unbenannte Furchen abgegrenzt der Lobulus gracilis, Lobulus biventer, Tonsilla und Paraflocculus) und getrennt durch die Fissura posterolateralis der Flocculus.

Die Kleinhirntonsillen spielen bei erhöhtem Hirndruck eine wichtige Rolle, da sie am Foramen magnum liegen und bei Kaudalverschiebung in dieses hineingepresst werden, was einen Funktionsausfall des Kleinhirns und der benachbarten Hirnstammregionen zur Folge hat.

Aufgrund phylogenetisch vergleichender Studien lässt sich das Kleinhirn auch in ein Archicerebellum (Lobus flocculonodularis), Palaeocerebellum (Lobus anterior sowie Uvula und Pyramis) und Neocerebellum (Lobus posterior) einteilen. Diese Einteilung zeigt in Verbindung mit der funktionellen Gliederung sehr schön, dass die einzelnen Funktionsbereiche in der Entwicklung nicht schrittweise dazugekommen sind, sondern dass bereits im Palaeocerebellum spinocerebelläre und pontocerebelläre Anteile gemeinsam auftreten.

Die afferenten Bahnen dieses mittleren Systems der Sensomotorik lassen sich in drei Gruppen einteilen:

Spinale Informationen ziehen über den Tractus spinoolivaris zur kontralateralen Oliva inferior und über den Tractus spinovestibularis zu den Vestibulariskernen des Hirnstamms. Von dort können sie über den Tractus olivocerebellaris bzw. Tractus vestibulocerebellaris zum Kleinhirn weitergeleitet werden. Ergänzend bilden sich auch direkte Bahnverbindungen vom Rückenmark zum Kleinhirn: der Tractus spinocerebellaris posterior (Tiefensensibilität der unteren Extremitäten und des unterer Rumpfes) sowie der Tractus cuneocerebellaris (Tiefensensibilität der oberen Extremitäten und des oberen Rumpfes) ziehen ipsilateral durch den unteren Kleinhirnstiel und enden im Spinocerebellum (Wurm und Zona intermedia). Eine zusätzliche Information der Sehnenorgane verläuft im Tractus spinocerebellaris anterior über den oberen Kleinhirnstiel zum ipsilateralen Spinocerebellum. Ein Teil der Fasern kreuzt dabei im Rückenmark zur Gegenseite, revidiert diese Kreuzung jedoch kurz vor Eintritt in den oberen Kleinhirnstiel, sodass auch diese Fasern ipsilateral enden.

Kortikale Informationen (überwiegend aus dem Frontal- und Temporallappen) ziehen zu Kernen der Pons, die entsprechende Signale über den mittleren Kleinhirnstiel auf die kontralaterale Seite zu den Kleinhirnhemisphären projizieren (Tractus cortico-ponto-cerebellaris). Einige wenige Verbindungen bestehen auch von der Cortex zum Nucleus ruber und zur Substantia nigra.

Der Tractus corticonuclearis zieht direkt zu den motorischen Kerngebieten folgender Nerven: doppelseitig zum Nervus oculomotorius, Pars motorica des Nervus trigeminus, kaudaler Teil des Nervus facialis und zum Nucleus ambiguus des Nervus vagus, gekreuzt zum Nervus abducens, rostralen Teil des Nervus facialis und Nervus hypoglossus, und ipsilateral zum Nervus trochlearis. Er ist in die übergeordnete Aufgabe der Sensomotorik nicht direkt integriert.

Vestibuläre Informationen ziehen aus dem Gleichgewichtsorgan zum größten Teil zu den Vestibulariskernen und von dort weiter ipsilateral zum Lobus flocculonodularis des Kleinhirns (Tractus:vestibulocerebellaris); einige primäre Fasern ziehen auch direkt aus dem Ganglion vestibulare ipsilateral zum Vestibulozerebellum.

Innerhalb des Hirnstamms findet sich eine dichte Kommunikation zwischen den Kerngebieten, die eine Reihe von größeren Bahnverbindungen ausbilden, die überwiegend auf die efferenten Kerngruppen (Nucleus ruber und Nucleus vestibularis lateralis) bzw. auf die besondere Regulation des Kleinhirns durch die untere Olive gerichtet sind:

Zum Nucleus ruber gelangen in diesem hirnstammeigenen System Informationen aus dem Kleinhirn (Fasciculus dentatorubralis), aus den oberen Bereichen der Vierhügelplatte (Tractus tectorubralis), und aus dem Zwischenhirn (Tractus pallidorubralis). Zu den Vestibulariskernen ziehen Fasern aus dem Kleinhirn (Tractus cerebellovestibularis) und aus der Formatio reticularis (insbesondere aus dem Nucleus reticularis tegmenti pontis). Die Oliva inferior ist über den Tractus tegmentalis centralis (Tractus rubroolivaris, pallidoolivaris, reticuloolivaris) in das mittlere System integriert. Sie ist ausgangspunkt des funktionell wichtigen Tractus olivocerebellaris, der zu den Kleinhirnkernen und zum Stratum moleculare der Kleinhirnrinde zieht (s. unten). Mehrere Kerngebiete der Formatio reticularis werden auch vom Nucleus ruber und vom Kleinhirn angesteuert (Tractus rubroreticularis, Tractus cerebelloreticularis).

Eine Vielzahl von auf- und absteigenden Bahnen bündelt sich im Fasciculus longitudinalis medialis. Von besonderer Bedeutung sind hierbei Verbindungen zwischen den Gleichgewichtskernen und den efferent-motorischen Kernen zur Kopf- und Halsmuskulatur. Die vestibulären Informationen ziehen überwiegend zu den Augenmuskelkernen und zu den im oberen Mittelhirn gelegenen Nucleus interstitialis

Cajal und Nucleus Darkschewitsch. Diese Kerne sind über die Commissura posterior miteinander in Verbindung und projizieren zum motorischen Trigeminuskern, zum Fazialiskern, zum Hypoglossuskern und zum Nucleus ambiguus. Des weiteren verlaufen Fasern für internukleäre Verbindungen zwischen Abduzens- und Okulomotoriuskernen, Fazialis- und Okulomotoriuskernen, Fazialis- und Trigeminuskernen, Fazialis- und Hypoglossuskernen sowie Fazialiskernen und dem Nucleus ambiguus im Fasciculus longitudinalis medialis.

Die intensive Kommunikation im Hirnstamm erlaubt eine feine Koordination komplexer Kopfbewegungen, u.a. die Koordination der Augenbewegungen, den Lidschluss, Kaubewegungen, den Schluckakt und das Sprechen.

Auf der Kleinhirnoberfläche findet sich eine (zumindest an Versuchstieren dokumentierte) Somatotopik die eine mehrfache ipsilaterale Repräsentation der Körperbereiche zeigt.

Die Feinstruktur des Kleinhirns kann dabei die Art der Informationsverschaltung im allgemeinen erklären. Die überwiegende Anzahl der Kleinhirnafferenzen ziehen als weit verzweigte Moosfasern in das Stratum granulare zu den Körnerzellen, deren Axon in das Stratum moleculare zieht und sich dort in zwei Parallelfasern aufzweigt. Diese Fasern sind etwa 3 mm lang und kontaktieren etwa 350 Purkinjezellen (eine Purkinjezelle erhält die Informationen von etwa 250000 Parallelfasern!). Über diese Fasern werden neben den Purkinjezellen auch die übrigen inhibitorischen, GABA-ergen Interneurone (Golgi-Zellen, Korbzellen, Sternzellen) erregend über Glutamat angesteuert.

Golgi-Zellen haben ihr Perikaryon im Stratum granulosum und projizieren aus den Territorien von drei benachbarten Purkinjezellen ohne große Überlappung auf die Enden der Moosfasern (Glomeruli cerebellares). Korbzellen liegen im unteren Drittel des Stratum molekulare, und verbinden etwa 70 Purkinjezellen (ein Feld von 10 Purkinjezellen parallel zu den Windungen und 7 Reihen quer zu den Windungen des Kleinhirns). Sie enden dabei direkt am Ursprungskegel der Purkinjezellen. Sternzellen liegen im äußeren Abschnitt des Stratum molekulare und enden an den Dendritenstämmen von etwa 12 horizontal benachbarten Purkinjezellen.

Axone der Oliva inferior ziehen als Kletterfasern durch das Stratum granulare direkt in das Stratum moleculare und verzweigen sich parallel zu jeweils einer Purkinjezelle.

Die Purkinjezellen bilden die Endstrecke der Kleinhirnrinde, da ihre Axone als einzige zu den Nuclei cerebellares bzw. direkt zu den Nuclei vestibulares projizieren. Allerdings senden sie auch Kollateralen zu benachbarten Purkinjezellen sowie zu den Korb- und Golgi-Zellen. Es sind GABA-erge Neurone, deren Dendritenbaum streng in einer etwa 20µm dicken und 400µm breiten Ebene quer zu den Kleinhirnwindungen ausgerichtet ist.

Weitgehend unklar ist, wie die komplexe Verschaltung mit den beobachtbaren Funktionen des Kleinhirns korreliert. Neben der sensomotorischen Koordination tatsächlich stattfindender Bewegungen sind dies auch langfristig-motorische Adaptationen und motorisches Lernen.

Entsprechend der unterschiedlichen Funktionen finden sich verschiedene klinische Zeichen bei Kleinhirnstörungen. Typisch ist eine Ataxie, d.h. Unsicherheit beim Halten des Rumpfes und der Extremitäten. Aufgrund der gestörten Koordination kommt es zu Bewegungsstörungen, je näher man an das Zielobjekt kommt (Intentionstremor). Auch die Sprache kann hierbei beeinträchtigt sein (skandie-

rende Sprache; Dysarthrie). **Schnelle antagonistische Bewegungen sind nicht möglich (Dysdiadochokinese). Im Bereich der Okulomotorik entsteht ein Nystagmus (Augenzittern), der sich bei Blickbewegungen verstärkt. Der Muskeltonus ist häufig herabgesetzt. Zentrale Störungen betreffen mehr den Rumpf, laterale Störungen die Extremitäten.**

Die efferenten Bahnen des mittleren Systems senden aufsteigend überwiegend aus dem Kleinhirn Informationen zum Thalamus, absteigend stehen sie über mehrere Kerne mit dem Rückenmark in Verbindung:

Der Tractus cerebellothalamicus beginnt in Nucleus dentatus und Nucleus emboliformis des Kleinhirns und zieht über den oberen Kleinhirnstiel zum Mittelhirn, kreuzt dort zur Gegenseite und endet im Nucleus ventralis lateralis des Thalamus dorsalis. Die im Kleinhirn koordinierte Zielmotorik wird über diese Bahn der planenden Großhirnrinde wieder zurückgesendet.

Der Tractus vestibulospinalis lateralis entspringt aus dem Nucleus vestibularis lateralis und zieht ipsilateral bis in das lumbosacrale Rückenmark. Der Tractus vestibulospinalis medialis aus dem Nucleus vestibularis medialis zieht ipsi- und kontralateral bis zum mittleren thorakalen Rückenmark. Beide Bahnen ziehen in die Laminae VII und VIII und beeinflussen überwiegend die γ-Motoneurone, d.h. den Muskeltonus. Die laterale Bahn wirkt dabei überwiegend auf die untere Extremität und erhöht den Tonus der Extensoren bei gleichzeitiger Entspannung der Flexoren. Sie dient somit dem Stabilisieren des aufrechten Standes. Die mediale Bahn beeinflusst demgegenüber die Nacken- und oberen Rückenmuskeln und stellt damit das Gleichgewicht des oberen Rumpfes und des Kopfes ein.

Der Tractus bulboreticulospinalis aus der Medulla oblongata führt ipsi- und kontralaterale Impulse in die Laminae VII und X des Rückenmarks. Diese bremsen die Aktivität der zervikalen Muskeln bei gleichzeitiger Aktivierung der Rumpfmuskeln.

Der Tractus pontoreticulospinalis hat seinen Ursprung in der Pons und zieht ipsilateral ebenfalls zu den Laminae VII und X. Von dort beeinflusst er erregend die Rumpf- und proximale Extremitätenmuskulatur.

Der Tractus rubrospinalis entspringt im Nucleus ruber und kreuzt in der Decussatio tegmentalis anterior und sendet zahlreiche Kollateralen an den Hirnstamm. Beim Menschen endet die Bahn im zervikalen Rückenmark und wirkt auf die distalen Flexoren der oberen Extremität.

Der Tractus tectospinalis entspringt aus den Colliculi superiores der Vierhügelplatte und zieht nach Kreuzung in der Decussatio tegmentalis posterior in das zervikale Rückenmark. Die Impulse steuern die Nackenmuskulatur und koordinieren reflektorisch die Augenbewegungen mit der Kopf- und Halsbewegung.

Einzelne Kerngebiete der Formatio reticularis differenzieren sich durch spezifische Neurotransmitter; sie sind jedoch überwiegend mit dem Vegetativum verschaltet: adrenerge- und noradrenerge Impulse aus der Formatio reticularis und dem Nucleus caeruleus ziehen zum Nucleus intermediolateralis des Rückenmarks; ebenso dopaminerge Impulse aus dem Di- und Mesencephalon. Serotonerge Impulse aus den Raphekernen projizieren zum Hinterhorn und Zona intermedia (Nucleus raphes magnus) bzw. zum Vorderhorn und Nuclei intermediolaterales (Nucleus raphes pallidus). Cholinerge Impulse vom Hirnstamm zum Rückenmark sind nicht bekannt.

6.6 Wie werden Bewegungsmuster generiert?

Im Gegensatz zu der abstrakten Ebene der Großhirnrinde wirken die im Zusammenhang mit der Sensomotorik stehenden subkortikalen Kerngruppen, die man funktionell als Basalganglien zusammenfasst, an der Ausarbeitung eines konkreten Bewegungsprogramms mit, welches über die Motorkortex dann zur Realisierung geführt werden kann. Neben dieser konzeptionellen Seite sind die Basalganglien auch bei der Kontrolle des Bewegungsablaufs beteiligt. So zeigt sich, dass auch ein Teil des motorischen Gedächtnisses in der Verschaltung dieser Kerngruppen liegt (der größere Anteil liegt allerdings im Kleinhirn).

Zu den Basalganglien gehört das im Endhirn liegende Striatum, bestehend aus Putamen, Nucleus caudatus, Nucleus accumbens und Nucleus amygdaloideus. Aus dem Zwischenhirn zählt man zu den Kernen das Pallidum (Globus pallidus) mit einer Pars lateralis und einer Pars medialis, den Nucleus subthalamicus und mehrere Kerngruppen des Thalamus dorsalis. Funktionell gehört auch die Substantia nigra aus dem Mittelhirn dazu, bei der man eine Pars reticulata und eine Pars compacta unterscheiden kann.

Auf die unterschiedlichen Einteilungen und Nomenklaturen der Basalganglien und der einzelnen Kerngruppen soll hier nicht weiter eingegangen werden.

Die Kerngebiete stehen in einer klar gegliederten Ordnung durch Rückkopplungsschleifen miteinander in Verbindung. Direkte Bahnen zum Rückenmark gehen von diesen subkortikalen Zentren nicht aus; sie führen ihre regulativen Aufgaben vielmehr über kortikale Impulse aus, die entweder über das Kleinhirn (Tractus corticopontocerebellaris) weiter bearbeitet oder über die Pyramidenbahn (Tractus corticospinalis bzw. corticobulbaris) zu den Motoneuronen des Rückenmarks und des Hirnstamms gebracht werden.

Die Basalganglienschleife gliedert sich in drei große Abschnitte: 1. Bahnen aus dem Kortex und Thalamus dorsalis projizieren auf das Striatum. 2. Die Informationen werden weiter zum Pallidum geleitet. 3. Das Pallidum leitet die Informationen zum Thalamus dorsalis weiter und von dort zurück zu den kortikalen Arealen. In diesen Hauptleitungsbogen sind zwei wichtige Nebenkreise eingeschaltet: die Verbindung zwischen Striatum und Substantia nigra, und die Verbindung zwischen Pallidum und Nucleus subthalamicus.

1. Innerhalb des Striatum erhält das Putamen überwiegend Signale aus der motorischen und prämotorischen Kortex und aus dem Nucleus centromedianus des Thalamus dorsalis. Das Putamen zeigt einen stehenden Homunkulus (halbseitig, ipsilateral zur Kortex, kontralateral zur Körperhälfte), dessen Kopf in Richtung Klaustrum und Nucleus caudatus zeigt. Der Nucleus caudatus wird großteils von sekundären Kortexregionen, aber auch vom Nucleus centromedianus des Thalamus dorsalis informiert und zeigt eine Gliederung entsprechend der Kortexabschnitten (Frontalkortex im Caput nuclei caudatus, Parietallappen im Corpus nuclei caudatus, Okzipital- und Temporallappen in der Cauda nuclei caudatus). Auch hier ist die Projektion überwiegend ipsilateral, allerdings gibt es kontralaterale Informationen aus der Zentralregion (Gyrus praecentralis und Gyrus postcentralis) über den Balken. Alle diese Nervenverbindungen (Fibrae corticostriatales und Fibrae centrostriatales) verwenden als Transmitterstoff Glutamat (exzitatorisch erregend).

Die topische Ordnung deutet bereits an, dass das Striatum in eine Vielzahl funktionell verschiedener Sektoren unterteilt werden kann. Die sensorischen Informationen dienen dabei mehr übergeordneten kognitiven Verschaltungsmustern und sind nicht direkt an den bewegungsgenerierenden Abläufen beteiligt. Hier haben die beiden Pole des Nucleus caudatus (ventral der Nucleus accumbens, temporal der Nucleus amygdaloideus) ihre Hauptbedeutung. Dorthin projizieren serotonerge Fasern von den Raphekernen.

Die Informationsverschaltung innerhalb des Striatum läuft teilweise über cholinerge Zwischenneurone, teilweise direkt auf die aus dem Kerngebiet führenden GABA-ergen (inhibitorischen) Neurone.

In einem direkten Regelkreis ziehen neuronale Fortsätze (die neben GABA auch Substanz P enthalten) zur Pars reticulata, einige Fasern auch zur Pars compacta der Substantia nigra. Letztere enthält zusätzlich Informationen aus dem motorischen und prämotorischen Kortex und vom zentromedialen Thalamus dorsalis. Die dopaminergen Zellen der Pars compacta, die über den Dopaminstoffwechsel auch Melanin produzieren und damit für die schwarze Farbe des Kerngebiets verantwortlich sind, projizieren hauptsächlich über die Fibrae nigrostriatales zurück in das Striatum, in dem sie größtenteils, aber nicht ausschließlich inhibitorisch wirken. Funktionell spielt diese Verbindung eine wesentliche Rolle für den Bewegungsantrieb, genauer die Bewegungsinitiation.

In der Substantia nigra gibt es vor allem in der Pars reticulata GABA-erge Neurone, die zur Formatio reticularis und zum Thalamus dorsalis (Nucleus ventralis anterior und Nucleus mediodorsalis) Verbindung aufbauen und besonders Bewegungsprogramme der Augen und des Kopfes beeinflussen. Zytologisch haben diese Neurone große Ähnlichkeiten mit dem medialen Pallidum, bekommen auch Informationen vom Nucleus subthalamicus und senden Signale zum medialen Pallidum.

2. Das Striatum wirkt über GABA hemmend auf die Neurone des Pallidum. Funktionell resultiert aber aus der unterschiedlichen Verschaltung der beiden Pallidumteile, dass die Signale zum medialen Pallidum, die neben GABA auch Substanz P enthalten, bewegungsfördernde Impulse auslösen, während die Signale zum lateralen Pallidum, die als Cotransmitter Enkephalin enthalten, bewegungshemmende Impulse vermitteln.

Die GABA-ergen Neurone des lateralen Pallidums senden hemmende Signale zum Nucleus subthalamicus, der über Glutamat seinerseits exzitatorisch erregend das mediale Pallidum erreicht. Funktionell gehört der Nucleus subthalamicus damit zu der Gruppe von Kernen mit impulshemmender Wirkung (wie das Striatum); er beeinflusst dabei besonders die proximalen Extremitätenmuskeln).

3. Nur das mediale Pallidum sendet Informationen aus dem Komplex weiter und erreicht über GABA-erge Neurone den Nucleus ventrolateralis anterior und mediodorsalis des Thalamus dorsalis.

Die durch die Basalganglienschleife modifizierten Informationen des Frontallappens werden über den Thalamus dorsalis exzitatorisch (über Glutamat) auf die Ausgangsorte zurück projiziert. Der Nucleus ventrolateralis anterior bringt die Signale zur prämotorischen Rindenregionen (Areae 6 und 8 nach Brodmann), der Nucleus mediodorsalis zur präfrontalen Cortex (Areae 9 und 10 nach Brodmann).

Der Gyrus präcentralis (Area 4 nach Brodmann) ist als Ausgangs-punkt der Pyramidenbahn (Efferenz zum Hirnstamm und Rückenmark) nicht angesteuert. Er erhält seine Signale durch kurze Afferenzen aus benachbarten Rindenregionen und vom Nucleus ventrolateralis poste-rior des Thalamus dorsalis, der seine Signale vom Kleinhirn, von den Gleichgewichtskernen und aus dem Rückenmark erhält.

Neben der für die Rumpf- und Extremitätenmuskulatur beschriebe-nen Schleife durch die Basalganglien gibt es auch eine eigene für die Augenmuskeln (okulomotorische Schleife). Diese beginnt in den fronta-len und parietalen Augenfeldern der Großhirnrinde, zieht über den Nucleus caudatus zur Substantia nigra und von dort entweder zum Thalamus dorsalis oder zu den Colliculi superiores mesencephali.

Funktionell kann man noch weitere assoziative Schleifen unter-scheiden, die aus der Präfrontalregion, aus dem orbito-frontalen Kor-tex und aus dem Gyrus cinguli in die Basalganglien einstrahlen. Sie spielen eine Rolle bei übergeordneten Aktivitäten, die auf die motori-sche Komponente Bezug nehmen können (langfristige Planung, Moti-vation, kognitive Aspekte).

6.7 Was heißt Bewegungsantrieb und Handlungsmotivation?

Je besser eine Bewegung vorgedacht wird, desto besser gelingt sie. Motivation und Zielvorstellung spielen dabei eine entscheidende Rolle. Materielles Substrat sind hierbei insbesondere die frontale und parieta-le Assoziationskortex der Großhirnrinde, die beim Menschen überpro-portional stark ausgebildet sind. Die innere Vorbereitung zieht sich jedoch bis in das Rückenmark, indem z.B. die Muskelspindeln auf ein erhöhtes Erregungsniveau durch Ansteuerung der γ-Motoneuronen gebracht werden.

Mit Hilfe der Hirnstrommessungen (Elektroenzephalographie; EEG) und bildgebender Verfahren (funktionelle Kernspintomographie; fMRI und Positronen-Emissions-Tomo-graphie; PET) lässt sich die Kortikale Bereitschaft erkennen.

Die EEG-Desynchronisation beginnt etwa 1,5 Sekunden vor der tatsächlichen Bewegung, Bereitschaftspotentiale gehen ihr etwa 1 Sekunde voraus. Im afferenten Bereich ist das mit dem Erwartungspotential zu vergleichen. Bildgebende Verfahren zeigen eine Vielzahl von Regionen über die gesamte Hirnoberfläche, die bereits bei einer einfachen Bewegung beteiligt sind.

Einige Regionen der Großhirnrinde lassen sich spezifischen Aspekten der Sensomotorik zuordnen (die morphologische Einteilung nach Brodmann steht in Klammern). Dazu zählen die primär-sensorischen Felder im Gyrus postcentralis (Areae 1-3), die primär-motorische Region des Gyrus präcentralis (Area 4), die secundär- und tertiär-sensorischen Felder des Parietallappens (Areae 5 und 7) sowie die sekundär-motorischen (Area 6) und tertiär-motorischen (Area 8) Regionen des Frontallappens. Während die primären Zentren spiegelsymmetrisch aufgebaut sind und jeweils der entgegengesetzten Körperhälfte zugeordnet werden können, bilden sich bereits in den sekundären Feldern deutliche Unterschiede zwischen der linken und rechten Hemisphäre. Diese Unterschiede sind jedoch strukturell kaum erfassbar und überwiegend auf funktioneller Ebene dokumentiert.

Pyramidenbahn. Um die mit Bewegungsmustern vorgedachte Bewegung tatsächlich auszuführen bedarf es einer Informationsweitergabe an die Motoneurone im Rückenmark und Hirnstamm. Diese erfolgt zentral von den großen Pyramidenzellen (Betz-Rießenzellen) des Gyrus präcentralis und wird bezogen auf ihre Zielgebiete als Tractus corticonuclearis (corticobulbaris) und als Tractus corticospinalis bezeichnet.

Die Pyramidenbahn liegt zunächst in der weißen Substanz des Telencephalons und zieht dann weiter zwischen die Basalganglien als zentraler Teil der Capsula interna. Zusammen mit den kortikalen Fasern zum Kleinhirn bildet die Pyramidenbahn im Bereich des Mittelhirns die Großhirnstiele (Pedunculi cerebri, Crura cerebri).

Im Bereich der Pons spalten sich erste Faserbündel ab und versorgen als Tractus corticonuclearis die motorischen Kerne der Hirnnerven. Der Nucleus motorius nervi trigemini und der Nucleus ambiguus für den Nervus glossopharyngeus und Nervus vagus erhalten dabei gekreuzte und ungekreuzte Informationen (bilaterale Versorgung). Der Nucleus nervi facialis wird differenziert versorgt: der kaudale Kernanteil wird bilateral, der kraniale Anteil jedoch nur kontralateral versorgt.

Durch die gemischte Versorgung des Nucleus nervi facialis kann eine periphere (kompletter Ausfall der mimischen Muskulatur der ipsilateralen Seite) von einer zentralen Fazialisparese (kontralateraler Ausfall der perioralen, aber nicht der perioculären mimischen Muskulatur) unterschieden werden.

Die Informationen, die zum Nucleus nervi accessorii ziehen, unterscheiden sich nach den versorgenden Muskeln: die Neurone zum Musculus trapezius werden überwiegend von gekreuzten, die zum Musculus sternocleidomastoideus überwiegend von ungekreuzten Pyramidenbahnfasern angesteuert. Zum Nucleus nervi hypoglossi ziehen überwiegend gekreuzte Fasern; einzelne ungekreuzte sind auch beschrieben.

Die zum Rückenmark ziehenden Nervenfortsätze der Pyramidenbahn liegen ventral im Hirnstamm und erscheinen kaudal der Pons, mittig und paarig als Pyramiden (Pyramis). In ihrem kaudalen Abschnitt findet eine Überkreuzung von 70-90% der Fasern statt, die medial als Tractus corticospinalis lateralis im Rückenmark verlaufen. Die restlichen 10-30% ziehen ungekreuzt als Tractus corticospinalis anterior in das Rückenmark und kreuzen auf Höhe ihres Zielgebietes.

Obwohl eine Somatotopik (motorischer Homunculus) im Bereich des Gyrus präcentralis existiert, ist die Beziehung zum Rückenmark und den motorischen Hirnstammkernen nicht starr fixiert. D.h. bei entsprechender Stimulation (z.B. Training nach Schlaganfall) können die Motoneurone benachbarter Regionen ihre eigentlichen Zielgebiete aufgeben und neue Synapsen zu den nicht mehr versorgten Gebieten bilden. Die Menge der Verbindungen richtet sich nach funktionellen Gesichtspunkten, deshalb auch der zum Körper verzerrte Homunculus.

7. Kapitel. Sinnessystem

7.1 Welche Grundelemente werden für die Sinne benötigt?

Die Wahrnehmung mit ihren zwei Komponenten. Auf der einen Seite stehen von außen kommende Signale, die zum größten Teil messbar und physisch quantitativ beschreibbar sind (äußerer Standpunkt; Empfindungen). Auf der anderen Seite findet man qualitative Eindrücke, die nur individuell erfahrbar sind (innerer Standpunkt).

Physisch-objektive (allgemeiner Aufbau und Funktion eines Sinnesorgans; neuronale Vernetzung) und psychisch-subjektive (Seelenzustand) Elemente lassen sich nur schwer zusammenfügen. Erschwerend kommen dann noch physisch-subjektive (individuelle anatomische und physiologische Besonderheiten) und psychisch-objektive (gemeinsame Begriffe) Aspekte hinzu. Erst die Betrachtung aller Bereiche ermöglicht jedoch eine umfassende Würdigung des Sinnessystems.

Das Wahrnehmungsorgan. Dieses enthält grundsätzlich zwei Teilbereiche, die jedoch zusammenfallen können. Zum einen die adäquate Aufnahme von Signalen, zum zweiten die Umwandlung in eine neuronale Sequenz von Aktionspotentialen, die weiter verschaltet werden können. Signale können jedoch nicht absolut, sondern nur als Veränderung registriert werden. Kontinuierlich Gleiches führt zur Adaptation und wird in Folge gelöscht. Insofern bedarf jedes Wahrnehmungsorgan einen beweglichen Anteil, um bei kontinuierlichen Signalen selbst Veränderungen herbeizuführen.

Unter qualitativen Aspekten können die oben genannten Elemente als ‚dynamische' (Wahrnehmung - schnell wandelbar) und als ‚statische' Komponente (Wahrnehmungsorgan - eine Kontinuität bietend) aufgefasst werden. Im Bezug auf die Struktur ergibt sich so der materielle Aufbau (materielle Kontinuität) und die zum wahrnehmen nötige Bewegung (materielle Wandlung). Um etwas Wahrgenommenes zu erkennen, wird zusätzlich ein Gedächtnis benötigt (immaterielle Kontinuität; Welt der Begriffe), um es zu verarbeiten benötigen wir Phantasie (immaterielle Wandlung). Diese drei unterscheidbaren Tätigkeitsfelder integrieren sich im Denken als fortlaufend kreisende Beziehungen.

7.2 Wann ist ein Sinn ein Sinn?

Die Einteilung und Differenzierung der Sinne kann nach verschiedenen Prinzipien erfolgen.

Betrachtet man den Menschen als Individuum, als unteilbare Einheit, dann zeigt sich ein Spektrum unterschiedlicher, aufeinander bezogener Sinneseindrücke, das in seiner Gesamtheit als Sensorium gleichzeitig immerfort gewoben wird. Die jeweils eigenen Wechselwirkungen schaffen unsere subjektive Wahrnehmung der Umwelt, die nur partiell objektiviert, d.h. bewusst werden kann.

Nimmt man den äußeren Standpunkt der Wahrnehmung als Kriterium, beschreibt man die Sinne mit physikalischen Parametern: sie sind entweder chemisch, mechanisch, thermisch oder elektromagnetisch.

Nimmt man den inneren Standpunkt der Wahrnehmung als Kriterium, so spielt für die Einteilung der Sinne das Bewusstwerden eine wesentliche Rolle. Unter diesem Aspekt entwickelte Aristoteles die bis heute tradierte Fünf-Sinne-Lehre (Sinnesmodalitäten): Sehen, Hören, Riechen, Schmecken und Fühlen. Bei letzterem Sinn unterschied er einzelne Qualitäten (Druck, Schmerz, Wärme, Kälte), entschied sich jedoch für die übergeordnete Begrifflichkeit. Mindestens drei Sinnesqualitäten werden heute ergänzend zu dem Aristotelischen Modell aufgeführt: Gleichgewicht, Propriozeption (Muskel-Gelenk-Sinn) und Eingeweidesinne (chemische Regulationen wie z.B. pH-Wert). Während bei den bisher genannten Sinnen klare neuronale Verbindungen und damit Wahrnehmungsorgane beschrieben werden können, gibt es auch Sinnesqualitäten, bei denen keine klare Zuordnung im Körper vorliegt: darunter fallen der Sinn für Raum und Zeit, der Sinn für Ich und Du, für Sprache und der Gedankensinn.

Es gibt verschiedene Gliederungen, die nicht nur in der Aufzählung der Sinne haften bleiben, sondern eine stufenweise Entwicklung der Sinnessysteme implizieren. Dazu zählt eine Ordnung nach dem Grad des Bewusstseins (Rohen), nach astrologischen Prinzipien (Tierkreiszeichen; Steiner und Soesman) oder im Zusammenhang mit der Menschheitsentwicklung (physische Sinne nach Steiner). Die vorliegende Reihenfolge beginnt mit den Sinnen, die als im Körper gelegen wahrgenommen werden und das Körperbild konstituieren. Es folgen die auf die Umgebung gerichteten Sinne, nach den verschiedenen Stufen der stofflichen Natur gegliedert. Abschließend werden noch geistige Sinne andiskutiert, bei denen eine Zuordnung zu einem spezifischen Wahrnehmungsorgan schwierig ist.

Tastsinn

7.3 Was ist die eigentliche Qualität des tastenden Fühlens?

Obgleich wir das Fühlen gerne zur Beschreibung unserer Umwelt heranziehen und umgangssprachlich sagen, dass feine äußere Strukturen ertastet werden können, ist doch die tatsächliche Projektion der isolierten Tastwahrnehmung streng in der Haut, d.h. wir nehmen nicht den Gegenstand außerhalb von uns, sondern seine Wirkung auf unsere Haut wahr. Der Tastsinn wird damit zum ursprünglichen Vermittler des Erlebens unserer eigenen Grenzen, und es ist nicht ganz von ungefähr, dass diese Sinnesqualität sich beim Menschen als erste (ab dem 2. Schwangerschaftsmonat) entwickelt. Das Phänomen des Erkennens der eigenen Grenzen ist insofern ein wesentlicher Schritt, als erst dadurch der Unterschied zwischen Objekten, die auf einen zukommen, und Objekten, auf die man zukommt, entstehen kann.

Morphologisch stehen für das Tastempfinden unterschiedliche Sensoren zur Verfügung, die sich in zwei funktionellen Ebenen anordnen: freie Nervenenden vermitteln Tasteindrücke, die sehr weit an der Oberfläche (in der Cutis) liegen und als gering diskriminierend beschrieben werden (alte Bezeichnung: protopathische Sensibilität). Diese Nerven sind von marklosen Schwannzellen umgeben (Typ IV Fasern) und verlieren diese Hülle meist erst am Übergang zum Epithel.

Dort zweigen sie sich auf, bilden Varikositäten (rezeptive Membranbereiche) und reichen bis zum Stratum granulosum. Als Mechanosensoren reagieren sie auf Druck (auch leichten Druck, den man Berührung nennt), Scherkräfte (Entlanggleiten auf der Haut), teilweise auch gekoppelt auf mechanische und thermische Reize.

Landläufig werden die Thermosensoren beim Tastempfinden mit besprochen; sie finden sich unter Frage 7.15. Auch sogenannte Nozizeptoren werden oft im Zusammenhang mit dem Tastempfinden postuliert: zum Problem des Schmerzes siehe Frage 7.6 und 8.4.

Die oberflächlichen Tasteindrücke projizieren in die Laminae I, II, III, V und X des Rückenmarks, kreuzen und werden über den Vorderseitenstrang (Tractus spinothalamicus) zum Thalamus (Nucleus ventralis posterolateralis) weitergeleitet. Die entsprechenden Eindrücke aus dem Gesichtsbereich ziehen zum Nucleus spinalis des Nervus trigeminus und ziehen von dort gekreuzt als Lemniscus trigeminalis zum Nucleus ventralis posteromedialis thalami.

Die zweite Gruppe von Tastwahrnehmungen erfolgt fein diskriminierend über spezielle Mechanosensoren (alte Bezeichnung: epikritische Sensibilität). Diese liegen in tieferen Schichten der Haut: am oberflächlichsten die Meissner-Körperchen in den Bindegewebspapillen des Stratum papillare, dann die Merkelzellen in den epithelialen Ausziehungen des Stratum papillare, die Ruffini-Körperchen im Stratum reticulare und die Vater-Pacini-Körperchen im Stratum reticulare und in der Subcutis. Eine besondere Gruppe bilden noch die Haarfollikelsensoren, die Verwandschaft mit den Meissner-Körperchen aufweisen.

Die Informationen dieser Sensoren projizieren über markhaltige Typ II Fasern teilweise in die Hinterwurzel des Rückenmarks, werden

jedoch auch direkt über den Hinterstrang (Funiculus posterior, bestehend aus Fasciculus gracilis und Fasciculus cuneatus) zum Hirnstamm
geleitet (Nuclei gracilis et cuneatus). Von dort erfolgt die Weiterleitung ebenfalls in den Nucleus ventralis posterolateralis des Thalamus.
Aus dem Gesichtsbereich kommende feindiskriminierende Informationen gelangen zum Nucleus principalis nervi trigemini. Die meisten
Fasern projizieren von dort in den kontralateralen Thalamus, ein kleiner Anteil aus dem Mundbereich zieht jedoch ipsilateral zum Thalamus (Wallenberg-Bündel).

**Bei selektivem Ausfall der Hinterstrangbahnen kommt es zu dem
paradoxen Zustand, dass die äußerste Grenze wahrgenommen werden kann, jedoch die etwas tiefergelegenen Sensoren ausfallen und
dadurch eine in der tiefe gelegene ‚taube' Region wahrgenommen
werden kann (‚als ob ein Kleidungsstück auf der Haut liegt'). Im Gegensatz dazu ist bei Ausfall des Vorderseitenstrangs die Wahrnehmung nach innen verlagert, d.h. die feinen Berührungsempfindungen
fehlen.**

Meissner-Körperchen. Fünf bis zehn keilförmig übereinanderge-
schichtete Gliazellen, zwischen denen neuronale Endverzweigungen
liegen. Als ovale Komplexe liegen sie in den Bindegewebspapillen der
Haut und sind über Kollagenbündel mit der Basalmembran der Haut
verbunden. Eine unvollständige Perineuralkapsel liegt basalwärts.

*Die Meissner-Körperchen sind schnell adaptierende Mechanosenso-
ren. Sie nehmen die Geschwindigkeit von Druckänderungen über
Scherbewegungen der Kollagen-Aufhängebündel wahr; außerdem
Vibrationen zwischen 20 und 50 Hz.*

Merkel-Zellen. Spezialisierte Zellen in der basalen Schicht der Epidermis, kommen entweder einzeln oder auch als Gruppen überall in der Haut und an den Haarwurzeln (Tastscheiben) vor. Ihre Anzahl ist regional stark unterschiedlich. Sie sind durch ihr spezielles Zytoskelett charakterisiert (Cytokeratin 20; Aktin-Villin-Bündel) und haben an der Kontaktstelle mit den Nervenfasern zahlreiche Vesikel, die mit Neuropeptiden angefüllt sind (Serotonin, Substanz P, CGRP, Bombesin, VIP, Enkephaline).

Die Merkel-Zellen werden als langsam adaptierende Mechanosensoren mit proprtional-differentiellen Eigenschaften aufgefasst: neben der Geschwindigkeit der Druckänderung kann auch statischer Druck registriert werden.

Ruffini-Körperchen. Um Abschnitte mehrerer Kollagenfaserbündel bildet sich eine zylindrisch ausgezogene Hülle aus perineuralen Zellen (Neurothel), in der sich auch aufgeknäuelte Nervenfasern mit Endverzweigungen befinden. In bestimmten Bereichen (Haarschaft, Gelenkkapsel, Peridontium) kann die Kapsel auch fehlen.

Die Ruffini-Körperchen sind langsam adaptierende Dehnungssensoren.

Vater-Pacini-Körperchen. Um ein zentrales, unmyelinisiertes Axon bilden sich mehrere Schichten von Schwannzellen (Innenkolben) und darum eine vielschichtige (bis zu 50 Lagen) Kapsel aus abgeplatteten Perineuralzellen, zwischen denen eine visköse Flüssigkeit liegt. Zwischen den Perineuralzellschichten befinden sich Kapillaren und einzelne Kollagenfibrillen.

Die Vater-Pacini-Körperchen sind schnell adaptierende Beschleunigungsdetektoren, deren größte Empfindlichkeit zwischen 200-400 Hz liegt. Sie sind zur Erkennung, nicht jedoch zur Lokalisation eines entsprechenden Vibrationsreizes geeignet.

Nachdem sich die gesamte Tastinformation des Körpers im Nucleus ventralis posterior des Thalamus zunächst trifft, wird sie zur Area 1 und Area 3 des Gyrus postcentralis (Großhirnrinde) geleitet und zeigt dort eine charakteristische somatotopische Gliederung (sensorischer Homunkulus).

Bewegungssinn

7.4 Welche Bedeutung hat die Wahrnehmung der eigenen Bewegung?

Eine Ebene tiefer im Körper als der Tastsinn liegt der Bewegungssinn, der die Stellung und Bewegung unseres Körpers im Raum erlebbar werden lässt. Die Bewegung kann sich dabei von zwei Seiten aus beschreiben lassen: intentional vom Subjekt aus beginnt die Bewegung am Zielort, kausal aus dem Blickwinkel des objektiven Betrachters endet sie dort. Die Wahrnehmung lässt sich nicht konkret auf Einzelstrukturen (Muskeln, Sehnen, Gelenke) lokalisieren, sondern bildet ein Summenphänomen.

Die Muskelspindeln sind von einer bindegewebigen Kapsel umgebene Ansammlungen von bis zu 12 dünnen Muskelfasern, die parallel zu den dickeren Arbeitsmuskelfasern verlaufen. Sie sind jedoch nur 2-5 mm lang und ihre sehnigen Enden, die aus der Spindelkapsel herausragen, sind im intermuskulären Bindegewebe (Perimysium) verankert. Die Zahl der Muskelspindeln schwankt zwischen 40 und 500 Spindeln pro Muskel. Besonders viele finden sich in den kleinen Hand-, Fuß- und Nackenmuskeln. Eine relativ konstante Korrelation besteht zwischen der Anzahl der Muskelspindeln und der motorischen Einheiten: so fallen auf etwa drei motorische Einheiten eine Muskelspindel. Da die motorischen Einheiten bei den großen Muskeln sehr viel mehr Muskelfasern umfassen, finden sich dort im Verhältnis zur Muskelmasse weniger Spindelorgane. Durch die Verankerung im Perimysium werden die Längenänderungen der Skelettmuskelfaser (extrafusale Fasern) auf die innerhalb der Spindelkapsel liegenden intrafusalen Muskelfasern übertragen. In der Spindelmitte verlieren die intrafusalen Muskelfasern auf einer kurzen Strecke, die mit zahlreichen Kernen angefüllt ist, ihre Myofilamente und sind in diesem Abschnitt deshalb nicht kontraktil. Dort befinden sich die dehnungsempfindliche Zone der intrafusalen Muskelfasern und die entsprechenden nervösen Endigungen.

Im Zusammenhang mit dem Muskeltonus generieren die intrafusalen Muskelfasern eine Eigenfrequenz (Grundfrequenz), die als Ausgangsstellung für den gesamten Muskel dient.

Die intrafusalen Muskelfasern lassen sich in zwei Gruppen einteilen, wobei auch Zwischenformen (Intermediärfasern) möglich sind. Die Kernsackfasern (nuclear bag fibres), von denen beim Menschen 1-4 pro Muskelspindel vorhanden sind, besitzen im Mittelabschnitt eine Anschwellung, in der die Zellkerne zusammengedrängt sind. Im Bereich dieser Anschwellung finden sich auf einer Strecke von rund 300µm feinste sensible Endigungen in Form anulospiraliger Wicklungen, die mit dem Sarkolemm (Muskelfasermembran) synaptische Kontakte eingehen. Diese afferent zum Rückenmark leitenden Nerven haben eine dicke Markscheide und werden als Ia Fasern bezeichnet. Die Kernkettenfasern (nuclear chain fibres) sind etwas zahlreicher (2-7 pro Muskelspindel beim Menschen) und zeigen in ihrem mittleren

Abschnitt eine kettenartige Anordnung von Zellkernen ohne Anschwellung. Um die kernreiche Zone winden sich neben Ia Fasern auch
etwas weniger stark myelinisierte II Fasern.

*Auch in ihrem enzymatischen Muster unterscheiden sich Kernsack-
und Kernkettenfasern: während letztere viele mitochondriale und gly-
kolytische Enzyme enthalten, finden sich bei den Kernsackfasern nur
wenige dieser Enzyme, dafür aber eine hohe ATPase-Aktivität.*

Alle intrafusalen Muskelfasern haben an beiden Enden kontraktile
Elemente, die bei den Kernsackfasern über motorische Endplatten von
kleinen, im Vorderhorn des Rückenmarks liegenden γ-Motoneuronen
versorgt werden, während die Kernkettenfasern zwar ebenfalls von γ-
Motoneuronen innerviert werden, die aber keine Endplatten sondern
nur weniger differenzierte Endnetze aufweisen. Neben den γ-
Motoneuronen gibt es noch β-Motoneurone, die eine kombinierte
Versorgung von extra- und intrafusaler Muskulatur aufweisen. Beim
Affen zählen bis zu 30% der Motoneurone zu dieser ‚gemischten'
Gruppe.

Die klassischen Muskelspindeln kommen in den meisten, jedoch
nicht in allen quergestreiften Muskeln vor. Ausnahmen bilden die Augenmuskeln, mimische Muskulatur, Musculus pterygoideus lateralis
und die Pharynx- und Oesophagusmuskulatur.

Rezeptoren in den Muskelsehnen (Golgi Sehnenorgan) werden von
dicken, markhaltigen Ib Fasern versorgt und sind am Muskel-Sehnen-
Übergang lokalisiert. Die Sehnenorgane sind mit perineuralem Neurothel eingekapselte Strukturen und enthalten straffe Kollagenbündel,
die sehnigen Fortsätze von 10-15 extrafusalen Muskelfasern. Innerhalb der Kapsel findet sich ein dichtes, parallel zum Faserverlauf ange-

ordnetes Nervennetz, welches seinen adäquaten Reiz durch Spannungsveränderungen erhält.

Das Golgi-Sehnenorgan ist ein langsam adaptierender Mechanosensor, der die Spannung der Skelettmuskulatur dedektiert. Die Erregung erfolgt sowohl bei Kontraktion als auch bei Dehnung des Muskels. Wenige motorische Einheiten reichen bei der Aktivierung bereits aus.

Ähnlich wie die Sehnenorgane arbeiten auch die Ruffini-Körperchen in den Gelenkkapseln, die kapsuläre Spannungsveränderungen in den verschiedenen Abschnitten eines Gelenks registrieren.

Neben der neuronalen Verschaltung im Zusammenhang mit der Sensomotorik (siehe Frage 6.3), bei dem die Informationen spinal (unbewusst) verarbeitet werden, kann der Bewegungssinn auch bewusst werden. Die dafür notwendigen Bahnen verlaufen im Hinterstrang und gelangen über die Nuclei gracilis et cuneatus zum Nucleus ventralis posterolateralis anterior des Thalamus und von dort weiter zum Gyrus postcentralis (Area 2 nach Brodmann).

Gleichgewichtssinn

7.5 Welche grundsätzlichen Aufgaben kann das Gleichgewichtsorgan übernehmen?

Der Gleichgewichtssinn ist der spezialisierte Bewegungssinn des Kopfes. Seine zentrale Rolle existiert nur beim Menschen durch das labile Gleichgewicht, mit dem der Kopf auf der Wirbelkette balanciert. Er bleibt im Gegensatz zum Bewegungssinn des Körpers ganz im Unbewussten (es fehlen weiterleitende Bahnen zum Thalamus und zur Großhirnrinde); seine Störungen werden jedoch bewusst wahrgenommen (Schwindel, Übelkeit).

Wahrnehmungsorgan für das Gleichgewicht ist ein Teil des häutigen Innenohrs (Vestibulum und Bogengänge), das durch kollagene Fasern am Knochengewebe des Os petrosum aufgehängt ist. Im Inneren bildet sich der kaliumreiche Endolymphraum, der Zwischenbereich zum Knochen ist mit Perilymphe gefüllt. Das Häutchen ist ein dünnes Epithel ektodermaler Herkunft, das auf einer Basalmembran aufsitzt. Im Bereich der Sinnessensoren verdickt (Stützzellen) und differenziert (Sinneszellen) sich das Epithel; die kontaktierenden Nerven sind mit einer kräftigen vaskularisierten Kollagenplatte am Knochengewebe fixiert.

Die Sinneszellen des Gleichgewichtsorgans (Haarzellen) zeigen prinzipiell einen einheitlichen ultrastrukturellen Aufbau. Sie besitzen an ihrer apikalen Seite, die zur Endolymphe zeigt, eine einzelne unbewegliche Kinozilie und daneben orgelpfeifen-artig aufgereiht ein Bündel von Stereozilien, die über Glykokalix-Bündel (tip-links) untereinander und mit dem Kinozilium verbunden.

Eine Annäherung der Stereozilien zum Kinozilium führt zu einer exzitatorischen Reizung mit Erhöhung der Aktionspotentialfrequenz der ableitenden Nerven, eine Entfernung inhibiert und erniedrigt damit die Aktionspotentialfrequenz.

Aufgrund der neuronalen Verschaltung und des morphologischen Aussehens werden zwei Haarzelltypen unterschieden: Typ I Zellen haben eine bauchig-kugelige Form und werden von einem afferenten

Nervenfortsatz nahezu vollständig umgeben, der über efferente Nervenfasern moduliert werden kann. Typ II Zellen sind zylindrisch; die afferenten und efferenten Nervenfortsätze kontaktieren die Sinneszelle nur an der basalen Membran.

Die Maculaorgane können Translationsbeschleunigungen des Kopfes registrieren, insbesondere in der Dimension oben-unten (z.B. Schwerkraft, Lift über die Macula sacculi) und vorne-hinten (z.B. Auto, Flugzeug über die Macula utriculi). Die Stützzellen bilden die dafür notwendigen drei Schichten der Statokonienmembran: die Wabenschicht, in die die Kinozilien und Stereozilien ragen, die Gelatinschicht aus Tectorin und Otogelin, sowie die oben aufliegenden Statokonien, anorganische Kristalle aus Kalziumkarbonat. Bei linearen Beschleunigungen sind die Kristalle etwas träger als die Endolymphe, die Haarzellen werden somit an ihrer Oberfläche ausgelenkt. Dies führt zu einem veränderten Kaliumeinstrom aus der Endolymphe, der wiederum den Kalziumeinstrom und damit die Transmitterfreisetzung moduliert. Da die räumliche Lage der Kinozilien innerhalb der etwa 15000 Haarzellen des Sacculus und der etwa 30000 Haarzellen des Utriculus variiert, kommt für jede Beschleunigungsrichtung ein ganz spezifisches Muster an Haarzellauslenkungen zustande.

Die Bogenganorgane (Cristae ampullares) können Drehbeschleunigungen des Kopfes wahrnehmen und besitzen dafür eine Cupula, die aus Otogelin besteht und quer durch die gesamte Endolymphe bis zur anderen Seite des häutigen Bogengangs ragt. Durch die bogenförmige Anordnung der Endolymphschläuche werden bei Winkelbeschleunigungen die gleichsinnig polarisierten Haarzellen ausgelenkt und entsprechend moduliert. Da Cupula und Endolymphe die gleiche spezifi-

sche Dichte haben, werden die Bogengangorgane bei linearer Beschleunigung nicht affiziert.

Die zentralnervöse afferente Verschaltung der Gleichgewichtsinformationen ist in Frage 6.5 genauer besprochen. Die efferenten Fasern zu den Haarzellen kommen aus der Formatio reticularis. Es besteht eine enge Verschaltung mit dem visuellen System über den Fasciculus longitudinalis medialis.

Lebenssinn

7.6 Wie äußert sich der Lebenssinn?

Der auf innere Wahrnehmung gerichtete und am wenigsten bewusste Sinn betrifft die Homöostase des physischen Körpers, die eine essentielle Voraussetzung für den gesunden Ablauf von Lebensprozessen darstellt. Eine Vielzahl von einzelnen Parametern wird an unterschiedlichen Stellen im Körper ausbalanciert und führt zu einer Grundkonstitution, die als dumpfe Stimmung an unser Bewusstsein klopft, ohne dass sie eine Differenzierung einzelner Qualitäten erlaubt.

Über den gesamten Körper ausgebreitet finden sich an vielen Stellen Sinnesregionen für spezifische Aspekte. Sie werden über das Vegetativum vermittelt und moduliert (siehe Kapitel 5). Man kann dabei zentral über das Gehirn gesteuerte Regulationen von dezentral regulierten Parametern unterscheiden.

In die Wahrnehmung tritt der Lebenssinn fast nur unter pathologischen Umständen, d.h. bei Verlassen der für die individuelle Person
tolerierbaren Schwankungsbreite. Indirekt werden dabei die bewussten Systeme angeregt oder übererregt.

Klinisches Leitsymptom wird hierbei entweder der Schmerz oder
psychische Veränderungen (Müdigkeit, Abgeschlagenheit, Nervosität
u.a.). Man kann den Lebenssinn unter diesen Umständen auch als ein
Warnsystem des Körpers auffassen.

Geruchssinn

7.7 Welche Bedeutung hat der Geruch beim Menschen?

Alles Stoffliche hat einen bestimmten Geruch. Durch die
Kopplung des Geruchs mit der Atmung kann man sich einem
Dufteindruck nicht entziehen: man ,muss' die Stoffe der Umgebung riechen, auch wenn man das nicht will. Dieser direkte un-
geschützte Kontakt hat seine Wurzeln in der schützenden reflektorischen Verbindung mit der Umgebung, die viele Instinkte im
Tierreich begleitet. Neben diesen unbewussten Verschaltungen
im limbischen System können wir Menschen die Gerüche auch
bewusst wahrnehmen; die Interpretation ist dabei zu großen Teilen gesellschaftsabhängig und erlernt.

Die Suya-Indianer in Südamerika haben eine Klassifikation
von Gerüchen, die sie auch auf die Menschen anwenden. Sie
unterscheiden dabei vier Kategorien: stark, scharf, mild und faulig.

Die Einteilung in Kategorien entspricht nicht unbedingt sinn-
lich definierbaren Gruppen, sondern bezieht sich auf geistig-

moralische Werte im Sinne eines Urteils. Die Hauptaufgabe des Geruchs ist dabei eine grundsätzliche Unterscheidung zwischen gut und schlecht (böse). Deshalb werden auch in der Sprache Geruchsmetaphern für diese Beurteilung verwendet: ‚ich kann dich nicht riechen', ‚etwas riecht gut'.

Die Vielzahl der Gerüche lässt sich kaum bestimmen. Auf der Rezeptorebene gibt es ca. 350 verschiedene Typen, die unterschieden werden können und in ihrer Kombination die eigentliche Geruchsmischung ausmachen. Da für viele Gerüche keine direkte Benennung möglich ist, unterscheidet man sieben Duftkategorien (nach Amoore): kampferähnlich, moschusartig, blumenartig, mentholartig, ätherisch, beißend und faulig.

In einem klinisch-pathologisch orientierten Ansatz werden die Duftkategorien über partielle Anosmien (Fehlen von bestimmten Geruchswahrnehmungen) definiert. Die sieben bisher bekannten partiellen Anosmien umfassen Geruchsqualitäten, die jeweils in Urin, Malz, Kampfer, Sperma, Moschus, Fisch und Schweiß vorkommen.

Das etwa 5 cm^2 große Riechepithel findet sich ventral und anterior der Concha nasalis superior und liegt sowohl an der lateralen Nasenwand als auch am Septum nasi. Histologisch findet sich ein modifiziertes Respirationsepithel, das in diesem Bereich aus horizontalen Basalzellen, Mikrovilli tragenden Stützzellen und Glandulae olfactoriae besteht, sowie einer zweiten Gruppe von runden Basalzellen, die sich bereits ab der 5. Embryonalwoche zu Neuronen differenzieren, die Axone in Richtung Bulbus olfactorius aussenden. Diese primären Sinneszellen (beim Menschen etwa 10-30 Millionen) weisen die Besonderheit von Nervenzellen auf, haben jedoch nur eine kurze Lebenszeit

(30-60 Tage) und müssen deshalb kontinuierlich regeneriert werden (einschließlich der Axone zum Bulbus olfactorius).

Der apikale Bereich der olfaktorischen Neurone ragt mit etwa 20 unbeweglichen Riechzilien in den von den Glandulae olfactoriae gebildeten Riechschleim. Die basal ausgebildeten Fortsätze sind schwach myelinisiert und ziehen als Nervus olfactorius (Filae olfactoriae) durch die Lamina cribrosa des Siebbeins (Os ethmoidale) zum Bulbus olfactorius.

Neben dem Riechepithel findet man im Septum nasi ein paarig angelegter Kanal, das Vomeronasalorgan. Auch hier findet man ein sensorisches Epithel vergleichbar dem der bereits beschriebenen olfaktorischen Region. Dieser in der Embryonalzeit deutlich angelegte Kanal ist beim Menschen nur noch rudimentär ausgebildet. Die Neurone projizieren über den Nervus vomeronasalis zum Bulbus olfactorius. Ob analog zum Tierreich hier auch beim Menschen Pheromone, d.h. spezifische Geruchsstoffe für die Reproduktion, wahrgenommen werden, ist noch unklar.

Weitere, unmyelinisierte Nervenfasern der Schleimhaut des Nasenseptums ziehen als Nervus terminalis durch die Lamina cribrosa entlang des Tractus olfactorius zur Hirnbasis.

Geruchstoffe gelangen über den Riechschleim, in dem sie wahrscheinlich an olfaktorische Bindungsproteine (OBPs) gekoppelt werden, an ihren spezifischen Rezeptor an den Riechzilien, der mit einem charakteristischen stimulierenden G-Protein (Golf) gekoppelt ist. Durch die Adenylatzyklase III wird cAMP gebildet, das an den Zilien einen unspezifischen Kationenkanal und einen gegenläufigen Chloridkanal öffnet, sodass eine Depolarisation der Zellmembran erfolgt (Natrium und Kalzium strömen in die Zelle, Chlorid strömt heraus). Die Depolarisation ist so stark, dass sie sich bis zum Axonhügel der Nervenzelle ausbreitet und dort in ein Aktionspotential überführt wird.

Der Bulbus olfactorius ist eine Ausstülpung grauer Substanz des Telenzephalons, die unter der basalen Fläche des Lobus frontalis cerebri am Sulcus olfactorius liegt und über den Pedunculus olfactorius mit dem übrigen Gehirn verbunden ist. An den Pedunculus olfactorius legt sich medial der Tractus olfactorius als weiße Substanz unmittelbar an. Histologisch gliedert sich der Bulbus olfactorius (von außen nach innen) in eine Lamina glomerulosa, Lamina mitralis und Lamina granularis. Die Axone der olfaktorischen Neurone ziehen von außen zu den Glomeruli, Regionen mit hoher synaptischer Dichte, die von gleichartig wahrnehmenden Sinneszellen angesteuert werden. Dort findet die Übertragung mittels Glutamat auf Mitralzellen und Büschelzellen statt, die beide lange Axone in den Tractus olfactorius senden und ebenfalls Glutamat als Neurotransmitter produzieren. Zwischen den Glomeruli finden sich hemmende GABA-erge Interneurone (periglomeruläre Zellen), zwischen den Mitral- und Büschelzellen vermitteln ebenfalls GABA-erge Körnerzellen aus der Lamina granularis, die auch efferente Signale aus dem Gehirn erhalten (Noradrenalin und Serotonin aus dem Hirnstamm, Azetylcholin aus dem basalen Vorderhirn). Linker und rechter Bulbus olfactorius sind über den Pedunculus olfactorius (Nucleus olfactorius anterior), dessen Axone in der Stria olfactoria medialis laufen, und die Commissura anterior miteinander verbunden.

An den Glomeruli konvergieren mehr als 1000 Axone auf ein einziges nachfolgendes Neuron (Die Axone von etwa 30 Millionen Riechzellen projizieren auf etwa 30 Tausend Mitral- und Büschelzellen mit Axonen im Tractus olfactorius).

Im Bereich der Substantia perforata anterior verläuft der Tractus olfactorius als Stria olfactoria lateralis zum Temporallappen und endet an der Substantia perforata anterior, der Area praepiriformis (synonym: Cortex piriformis), am Corpus amygdaloideum und der anliegenden Gyrus semilunaris und Gyrus ambiens, sowie an der Area entorhinalis des Gyrus parahippocampalis. Diese Hirnareale werden noch zur primären Riechkortex gerechnet.

Die Riechinformationen werden therapeutisch in der Aromatherapie eingesetzt, da sie ohne Zwischenschaltung im Thalamus sehr viel direkter als alle anderen Sinne auf das limbische System und das Vegetativum einwirken können. Die Verschaltung der spezifischen Gerüche ist dabei noch weitgehend unverstanden.

Durch die Darbietung verschiedener Gerüche (ätherischer Öle) können alle regulativen Ebenen angesprochen werden (Muskelverspannungen, innere Organe etc.). Die Aromatherapie ist ein Teil der Phytotherapie.

Mit dem Geruchssinn werden Körper und Gegenstände über ihre Geruchsstoffe wahrgenommen, ohne dass diese weiter modifiziert werden müssen. Es ist insofern die direkteste Berührung mit dem Stofflichen.

Geschmackssinn

7.8 Ist das Schmecken gleichbedeutend dem Riechen?

Wenn man jemandem einen guten Geschmack attestiert, so meint man in der Regel nicht die gustatorische Komponente, sondern ein kulturell und ästhetisch geprägtes Ideal. Auch genauere Geschmacksqualitäten werden zu Analogien herangezogen: ‚ich bin sauer', ‚etwas ist süß', ‚ein Vorfall ist bitter'. Haben diese Analogien auch eine Bedeutung für die Sinneswahrnehmung?

Im Geschmack wird nicht in erster Linie ein Urteil zwischen gut und schlecht gefällt, sondern es ist ein Überprüfen auf Verträglichkeit. Die Grundqualitäten sind dabei viel unmittelbarer bekannt als beim Riechen: schon Säuglinge können sie differenzieren (geübt wird im Uterus am wechselnden Geschmack des Fruchtwassers).

Die Geschmacksknospen finden sich überwiegend im Epithel der Zungenpapillen (Papillae vallatae, Papillae fungiformes, Papillae foliatae) und vereinzelt auch am weichen Gaumen und im Rachenraum. Sie bestehen aus etwa 20 spindelförmigen Zellen, die an ihrer apikalen Seite eine kleine Grube (Geschmacksporus) bilden. Eine kontinuierliche Erneuerung der Zellen (mittlere Lebensdauer 10 Tage) findet aus dem benachbarten Epithel vom Rand zum Zentrum statt. Ausgelöst wird dies durch extragemmale Nervenfasern, die den entsprechenden Stimulus zur Umbildung des normalen Epithelgewebes setzen. Daneben gibt es auch intragemmale Nervenfasern, die ein Geflecht von Fortsätzen um die Sinneszellen bilden und für die Weiterleitung der Sinnesinformationen verantwortlich sind.

Die verschiedenen Zellen innerhalb einer Geschmacksknospe (dunkle Zellen mit Sekretgranula, helle Zellen ohne Sekretgranula, kurze Zellen) sind wahrscheinlich unterschiedliche Stadien der Sinnes-zellen und keine echten unterschiedlichen Zelltypen.

Die Gesamtzahl der Geschmacksknospen wird bei kleinen Kindern auf 10000 geschätzt, beim Erwachsenen zwischen 3000 und 5000 und beim alten Menschen unter 2000.

Die primären Geschmacksqualitäten, die im Mundraum wahrge-nommen werden, lassen sich aufgrund ihrer biochemischen Charakte-ristika in verschiedene Gruppen einteilen. Die Wahrnehmung findet dabei nicht spezifisch in einer Region des Mundraums statt; allerdings lässt sich eine erhöhte Dichte für bestimmte Qualitäten an der Zungen-spitze (für ‚süß'), am Zungenrand (für ‚sauer' und ‚salzig') und am Zun-gengrund (für ‚bitter') erkennen.

‚Süß', ‚bitter' und ‚umami' werden über eine Rezeptorfamilie wahr-genommen, die eine gleiche intrazelluläre Kaskade auslöst. Für ‚süß' werden dabei die Rezeptoren T1R2 und T1R3 gekoppelt, für ‚umami' die Rezeptoren T1R1 und T1R3 und für ‚bitter' etwa 25-30 verschiedene T2R. Die Vielfalt der Rezeptoren ist mit den vielen unterschiedlichen chemischen Strukturen erklärbar, die als ‚bitter' eingestuft werden. Über ein G-Protein wird eine Kaskade von second messengern ausge-löst (Aktivierung mit GTP, Dissoziation von Gustducin, Aktivierung der Phospholipase Cβ2, Bildung von Inositoltrisphosphat), die schließlich zur Öffnung von Kalziumkanälen im endoplasmatischen Retikulum führt, und über die intrazelluläre Kalziumkonzentration TRPM5-Kanäle öffnet und eine Depolarisation auslöst.

‚Salzig' wird als Qualität über Kationen (insbesondere Natrium) und Anionen (insbesondere Chlorid) vermittelt. ‚Sauer' wird über den intra-zellulären pH-Wert aufgenommen (deshalb organische Säuren stärker als anorganische bei gleichem objektiven pH). Ob der eigene Ge-

schmack ‚Kalzium' beim Menschen existiert, ist noch stand der Diskussion. Spezifische Geschmackssensoren gibt es auch für ‚fettig' und für ‚wässrig'. Auch die Qualität ‚metallisch' wird diskutiert.

Wichtig für den meist zusammengesetzten Geschmack einer Speise ist das kombinierte Erregungsmuster auf der Zunge (etwa 80% der Sinneszellen antworten auf mehrere Qualitäten), die Reizintensität (die jedoch nicht linear zur Aktionspotentialfrequenz ist!) und der Kontext (konzentrationsabhängige Qualitätsveränderungen, zeitliche Adaptation, altersabhängige Empfindlichkeitsabnahme, Kreuzreaktion mit olfaktorischen und sensiblen Reizen).

Die klinische Geschmackstestung (Gustometrie) erfolgt in der Regel für die vier Qualitäten süß (mit Süßstoff oder Zucker), sauer (mit Zitronensäure), salzig (mit Kochsalz) und bitter (mit Chininsulfat). Bei der Objektivierung werden vegetative Parameter wie Atemfrequenz und Hautwiderstand gemessen.

Störungen finden sich bei Nervenläsionen, als Wechselwirkung mit Pharmaka (z.B. L-DOPA oder Penicillin) und bei angeborenen Defekten (Ullrich-Turner-Syndrom, Riley-Day-Syndrom).

Ziel der Geschmacksfasern ist der apikale Anteil des Nucleus solitarius im Hirnstamm (auch Nucleus gustatorius genannt). Die Projektion in dieses Kerngebiet erfolgt über drei verschiedene Nerven: die Geschmacksfasern der vorderen 2/3 der Zunge ziehen über den Nervus facialis zum Hirnstamm und haben ihre Perikarien im Ganglion geniculi; der hintere Teil der Zunge (Papillae vallatae und dorsal gelegener Zungengrund) und der weiche Gaumen projizieren über den Nervus glossopharyngeus mit den Perikarien im Ganglion inferius nervi glossopharyngei (Ganglion petrosum); Geschmacksinformationen aus dem unteren Pharynx und Larynxbereich werden über den Nervus vagus mit den Perikarien im Ganglion inferius nervi vagi (Ganglion nodosum) zum Nucleus solitarius geleitet.

Die Fortsätze aus dem Nucleus gustatorius lagern sich an den Lemniscus medialis und ziehen zum kontralateralen Thalamus, wo sie im Nucleus ventralis posterior thalami verschalten und von dort an die Großhirnrinde (ventraler parietaler Operculumbereich, unterhalb des Gyrus postcentralis) projizieren.

Neben der Geschmackswahrnehmung gibt es noch reflektorische Verbindungen zu den Nuclei salivatorii (Speichelsekretion), zum Nucleus dorsalis nervi vagi (Magensaftsekretion und Würgereflex), und zum Hypothalamus (Nahrungsaufnahme).

Beim Geschmackssinn muss sich ein Körper oder Stoff auflösen, um wahrgenommen werden zu können. Wir erkennen also nicht den Stoff selbst, sondern was aus ihm gemacht wird als chemisch-physischer Prozess. Im Mundraum erfolgt dies durch den Speichel.

Sehsinn

7.9 Wie entwickelt sich eine Wahrnehmung für Licht, und wie das Auge?

Bereits Einzeller (Euglena) besitzen eine Region zur Hell-Dunkel-Wahrnehmung an der Basis der Geißel. Durch intrazelluläre Pigmente wird eine Seite abgedeckt, sodass ein einfaches Richtungssehen möglich ist und die Zelle sich zum Licht hin bewegen kann.

Bei mehrzelligen Lebewesen werden einzelne Gruppen von Zellen für die Lichtwahrnehmung gebündelt und den Bedürfnissen entsprechend angeordnet. Pigment spielt hierbei als Schattenbildner von Anfang an eine wichtige Rolle um die Richtung der Lichtquelle zu erfassen. Der Lichtsinn liegt zunächst in der Haut als Lichtsinneszellen (z.B. Regenwurm). Eine besondere Anhäufung und spezielle Vernetzung von solchen Zellen bildet das Facettenauge (Krebse, Insekten), bei dem eine Vielzahl von Einzelaugen nebeneinander liegt und so ein schwach räumlich aufgelöstes rasterartiges Bild entsteht. Vorteil dieses Systems ist die zeitliche Auflösung mit etwa 250 Hz und in der Folge eine hohe Reaktionsgeschwindigkeit.

Eine alternative Entwicklung führt vom Flach- und Pigmentbecherauge, bei dem die Sinneszellen noch außen von Pigment überdeckt sind, zum Gruben- und Linsenauge, bei dem die Sinneszellen nun dem Licht zugewandt sind und von einer inneren Pigmenthülle umgeben werden. Tiere, die mit wenig Licht konfrontiert sind, bilden Verstärkermechanismen: das Tapetum lucidum bei nachtaktiven Säugern, bzw. Guanin-Kristall-Spiegel bei Kammuscheln, Tiefseekrebs, Hummer und Langusten. Durch Hilfssysteme und neuronale Verschaltungen bis hin zur Ausbildung einer Fovea centralis kann die räumliche Auflösung stark verfeinert werden, die zeitliche Auflösung erreicht jedoch nur 60-65 Hz.

Das menschliche Auge entsteht aus mehreren Anteilen. Grundstimulus ist ein aus dem Diencephalon paarig auswachsendes Augenbläschen, das sich bis zur äußeren Haut (Ektoderm) vorschiebt und dann einstülpt (Augenbecher), sodass aus der neuronalen Anlage zwei Blätter entstehen. Bei diesem Vorgang wird ein Teil des Ektoderms mit nach innen gezogen (Linsenanlage). Der Augenbecher hat anfangs einen Spalt, der den Neuronen der sich bildenden Netzhaut eine direkte Verbindung mit dem Gehirn ermöglicht.

Persistiert dieser Spalt spricht man von einem Kolobom. Dieses kann entweder nur den vorderen Anteil (Iris-Kolobom) betreffen, oder aber auch bis zum Sehnerven mit entsprechenden Funktionsausfällen ausgebreitet sein.

Um den neuronalen Anteil (Retina und Epithelien als innere Augenhaut; Tunica interna bulbi) bildet sich rasch ein dichtes Gefäßkonvolut (Uvea mit den Abschnitten: Iris, Ziliarkörper, Aderhaut; Tunica vasculosa bulbi) und etwas später eine stabilisierende Kollagenhülle (Tunica fibrosa bulbi: Kornea und Sklera).

Einer der zentralen biochemischen Faktoren für die Augenentwicklung ist Pax6.

Mutationen von Pax6 führen zu einer Reihe von Störungen am Auge, die von Aniridie über Hornhaut- und Linsentrübung bis zu Netzhautveränderungen reichen.

Die Entwicklung der eigentlichen Lichtsensoren erfolgt im hinteren Abschnitt des inneren Augenbecher-Blattes, und zwar bedingt durch die Einstülpung von außen nach innen. Die Ventrikulärzone (aus ihr differenzieren sich Photorezeptoren, Bipolar- und Horizontalzellen) zeigt hohe Mitoseaktivität; ein Teil der Zellen wandert in die Marginalzone und bildet dort die Intermediärzone (Grundlage für amakrine Zellen, Ganglienzellen und Müller-Gliazellen). Die Ausdifferenzierung und Reifung der Retinazellen erfolgt von innen nach außen: Segmente der Photorezeptoren reifen erst ab dem 7. Entwicklungsmonat. Die Funktionsfähigkeit der Retina als ganzes erfolgt von zentral (um den Sehnerven) nach peripher (zur Ora serrata).

An das neuronale Blatt der Retina lagert sich außen eine pigmentierte Epithelschicht (hinterer Abschnitt des äußeren Augenbecher-Blattes) an, die eine enge funktionelle Beziehung, jedoch keine direkten Zell-Zell-Kontakte mit den Außengliedern der Photorezeptoren eingeht.

7.10 Wie kommt das Licht bis zur Netzhaut?

Die lichtleitenden und lichtbrechenden Medien im Auge, von der äußeren Luft bis zur Netzhaut, werden als dioptrischer Apparat zusammengefasst. Dieser besteht aus fünf Abschnitten: Tränenfilm, Kornea, Kammerwasser, Linse und Glaskörper.

Der Tränenfilm hat einen dreischichtigen Aufbau. Von den Glandulae tarsales (Meibom-Drüsen), die im dichten Bindegewebe der Augenlider (Tarsus) liegen und ihr holokrines Sekret an den Augenlidrändern abgeben, wird ein oberflächlicher dünner Schutzfilm (0,1-0,2μm) gebildet, der verhindert, dass die wässrige Tränenflüssigkeit über den Lidrand heraustropft.

Aufgrund der Oberflächenspannungen beim geöffneten Auge hält dieser Film nur etwa 5 Sekunden und bricht dann auf. Durch den unwillkürlichen Lidschlag wird diese Schicht immer wieder neu aufgebaut.

Die mittlere, wässrige Phase (etwa 8µm) wird von der Tränendrüse (Glandula lacrimalis) gebildet, die im temporo-superioren Quadranten der Orbita liegt und eine tubuloazinäre, seröse Drüse ohne große Differenzierungen darstellt. Sie ist durch die Sehne des Musculus levator palpebrae in zwei Bereiche unterteilt (Pars orbitalis und Pars palpebralis).

Die Tränenflüssigkeit ist isoton (300 mOsmol mit 129 mM Natrium, 17 mM Kalium, 141 mM Chlorid und 12 mM Bikarbonat). Sie enthält außerdem zahlreiche bakterizide und bakteriostatische Eiweiße (z.B. Lactoferrin, Lysozym, Defensine) sowie Immunglobuline der Klasse A.

Eine verminderte Produktion von Tränenflüssigkeit führt zum klinischen Bild des trockenen Auges, in schweren Fällen Sjögren-Syndrom genannt.

Die innerste Schicht (30µm) ist reich an Muzinen und wird von Becherzellen der Conjunctiva gebildet. Diese verbinden sich mit den membranständigen Muzinen des Hornhautepithels und stabilisieren so den Flüssigkeitsfilm.

Die Hornhaut (Cornea) ist der vordere Anteil der äußeren Augenhaut und dient aufgrund ihrer starken Krümmung als Sammellinse. Die Brechkraft wird mit 43 Dioptrien angegeben. Eine leicht ovale Form der Hornhaut führt dabei zu konstanten physiologischen Abbildungsfehlern, die jedoch von der Netzhaut kompensiert werden können: eine sphärische Aberration macht das Abbild an den Rändern unscharf, eine chromatische Aberration führt zu stärkerer Brechung von kurzwelligem Licht, biologisches Material führt zu Streulicht (Tyndall-Effekt).

Ein Brechkraftunterschied der Hornhaut in verschiedene Richtungen von mehr als 0,5 Dioptrien wird als behandlungswürdiger Astigmatismus angesehen.

Nach vorne ist die Hornhaut durch das Corneaepithel, ein mehrschichtig unverhorntes Plattenepithel, begrenz, das auf einer spezialisierten Basalmembran (Bowman-Membran) sitzt. Diese besteht überwiegend aus Kollagen Typ I und V, zu geringen Teilen aus Kollagen Typ III und VI. Das Epithel wird ständig erneuert (alle 7-10 Tage), wobei es vom Limbus zum Zentrum pallisadenförmig verschoben wird (alle Stammzellen befinden sich im Limbus). Hauptanteil der Cornea ist die Substantia propria (Stroma), ein dichtes kollagenes Geflecht, das lamellenartig geschichtet ist. Die Regelmäßigkeit der Fibrillen in Dicke und Anordnung, sowie der geringe Wassergehalt von 72-82% sind Voraussetzung für die Durchsichtigkeit der Hornhaut. Nach innen ist die Hornhaut durch ein einschichtiges flaches Neuroepithel (Hornhautendothel) abgegrenzt, das auf einer sehr dicken Basalmembran (Descement-Membran: 3-4µm bei Geburt, 10-12µm im Alter) aufliegt. Das Hornhautendothel reguliert maßgeblich den Wasserhaushalt des Stromas.

Versagt das Hornhautendothel kommt es zu einer Schwellung (Hornhautödem) mit Eintrübung. Bei der Hornhauttransplantation spielt das Endothel die kritische Größe, da es nicht regeneriert werden kann. Die Zelldichte darf nicht unter 500 Zellen/mm2 fallen (Normwert bei 3000 Zellen/mm2).

Die Hornhaut ist frei von Blut- und Lymphgefäßen: im Limbusbereich bilden sich Kapillarschlingen zur Ernährung der Hornhaut von der Seite, das Epithel bekommt seinen Sauerstoff direkt von der Umgebungsluft und das Endothel wird über das Kammerwasser versorgt, welches den Sauerstoff überwiegend aus der Iris erhält.

Die Hornhaut zählt zu den am dichtesten innervierten Geweben. Die sensiblen Fasern beginnen im Hornhautepithel und ziehen über die Nervi ciliares longi zum Nervus ophthalmicus. Im Ganglion trigeminale liegt der Zellkörper des ersten Neurons, das einen zentralen Fortsatz zum Nucleus principalis nervi trigemini ausbildet. Von dort werden Informationen zum Thalamus zur bewussten Wahrnehmung weitergeleitet, wichtiger ist jedoch die gekreuzte und ungekreuzte Verschaltung zum Fazialiskern für den Kornealreflex (Lidschluss) und zum Nucleus salivatorius superior für den Tränenreflex (Aktivierung der Glandula lacrimalis).

Das Kammerwasser ist eine isoosmotische Flüssigkeit, die vom Ziliarepithel gebildet wird und neben der Ernährung von Linse und Hornhaut auch für die Aufrechterhaltung des intraokulären Drucks eine zentrale Rolle spielt.

Das Ziliarepithel ist zweischichtig kubisch (inneres unpigmentiertes, äußeres pigmentiertes Epithel) und zeigt in der Pars plicata des Ziliarkörpers eine starke Oberflächenvergrößerung, die durch darunterliegende Kapillarschlingen erzeugt wird.

Durch aktive Sekretion von Natrium und Chlorid wird unter Mitwirkung der intrazellulären Carboanhydrase und mit passivem isoosmotischem Wasserfluss über Aquaporine (AQP-1 und AQP-4) das Kammerwasser produziert (0,12ml pro Stunde). Andere Stoffe folgen entweder passiv (z.B. Alkohol) oder auch aktiv (z.B. Glukose).

Durch Carboanhydrase-Hemmer kann die Kammerwasserproduktion reduziert werden; diese Methode findet Einsatz bei erhöhtem Augeninnendruck (Glaukom).

Nach Zirkulation um die Linse und in der vorderen Augenkammer fließt das Kammerwasser am iridokornealen Winkel wieder ab. Um den für den Formerhalt der Augenform notwendigen, zur Umgebung erhöhten Augeninnendruck aufzubauen, wird der Abfluss des Kammerwassers durch das Trabekelwerk verzögert.

Die Trabekel bestehen aus einem Kern aus elastischen Fasern der von kollagenem Gewebe und epithelialen Zellen (Trabekelwerkszellen) umgeben ist. Die Öffnung der Spalträume zwischen den Trabekeln kann aktiv durch die geraden Fasern des Ziliarmuskels erfolgen.

Das Kammerwasser gelangt schließlich in den Schlemm-Kanal, ein ringförmig und mit Klappen angelegter Gefäßschlauch, der über kleine Abflusskanälchen Verbindung mit dem intraskleralen Venenplexus und äußeren Venensystem hat.

Störungen im Bereich des Kammerwasserabflusses führen zu einem erhöhten Augendruck mit den klinischen Zeichen eines Glaukoms, auch grüner Star genannt (z.B. Winkelblockglaukom bei Verklebung des iridokornealen Winkels).

Die Linse entwickelt sich als Abschnürung aus dem Ektoderm. Sie ist außen von der Linsenkapsel, der Basalmembran der epithelialen Zellen, umgeben.

Das Linsenepithel liegt an der Vorderseite der Linse innerhalb der Kapsel. Es sind hexagonale Zellen die ein typisches Schlussleistennetz und Nexus untereinander ausbilden. Im Bereich des Linsenäquators liegen Stammzellen, die eine ständige Vermehrung zeigen und sich zu den Linsenfasern differenzieren, die den größten Teil der Linse ausmachen. Die Fasern unterteilt man noch einmal in einen fetalen und adulten Kern (die beiden inneren Schichten, in ihrer Bildung abgeschlossen) und einer sich stetig vergrößernden Rinde. Die Linsenfasern eines jeden Bereichs sind annähernd gleich lang, was zu sternförmig ausstrahlenden Linsennähten führt, die an der Vorder- und Rückseite um jeweils 60º verschoben sind (Linsenstern, im fetalen Kern am ausgeprägtesten sichtbar).

Morphologisch sind die Fasern durch ein Fehlen des Zellkerns charakterisiert, das Zytoplasma ist mit besonderen Eiweißen (Crystallinen) angefüllt, die 35% des Volumens ausmachen (die restlichen 65% sind Wasser).

Die Brechkraft der jugendlichen Linse beträgt entspannt 17 Dioptrien und bei maximaler Akkommodation 29 Dioptrien; mit zunehmendem Alter reduzieren sich durch Wachstum und Abnahme der Akkommodationsfähigkeit beide Werte.

Durch den Verlust des Zellkerns kommt es zu Alterungsprozessen der Linsenfasern die unabdingbar zu einer Trübung (Ausfall der Eiweiße) führen. Diese beginnt typischer Weise in den ältesten Anteilen (fetaler Kern) zuerst.

Eine altersbedingte Trübung der Linse nennt man senilen Katarakt oder grauen Star. Andere Gründe für eine Trübung können Stoffwechselstörungen (z.B. Cataracta diabetica), Traumen, Infrarotlicht (Glasbläserstar) oder Entzündungen sein. Die Linse kann heute ohne größere Probleme durch ein Kunststoffimplantat ersetzt werden.

Der Glaskörper (Corpus vitreum) füllt die hintere Augenkammer und besteht zu 99% aus gebundenem Wasser. Er besitzt einzelne phagozytierende Zellen (Hyalozyten) und ist zum Rand mit einem lockeren Kollagennetz (Membrana vitrea) zu den anliegenden Strukturen abgegrenzt. Das Innere ist reich an Hyaluronsäure und Proteoglykanen (Versican), die einen Quelldruck erzeugen und so bei der Formerhaltung des Auges eine Rolle spielen. In der Mitte zieht ein kollagenhaltiger Strang (Canalis hyaloideus) von der Papilla nervi optici bis zur Linse; in ihm findet sich in der Embryonalzeit die Arteria hyaloidea zur Versorgung der Linse. Dieses Gefäß bildet sich bis zur Geburt vollständig zurück.

7.11 Wie wird die Lichtmenge optimiert?

Dem Körper stehen zur Regulation des einfallenden Lichts eine statische und zwei dynamische Komponenten zur Verfügung:

Bis auf kleine Bereiche (Pupille und Sehnervenaustritt) ist der gesamte innere Augenraum zur Umgebung durch ein stark pigmentiertes Epithel, das sich aus dem Neuroektoderm bildet, abgedunkelt. Im Bereich der Iris ist dies das innere Blatt, im Bereich des Ziliarkörpers und der Retina das äußere Blatt des Augenbechers. Zusätzlich finden sich zahlreiche Pigmentzellen in der mittleren Augenhaut (Uvea), die den Dunkelkammereffekt verstärken.

Ein Mangel an Pigmentfarbstoff (Albinismus) führt zu einem fehlenden Schutz vor Streulicht mit der Folge, dass die Augen sehr empfindlich sind und bei zu starker Lichtbelastung leichter Netzhautschäden bis zur Erblindung auftreten.

Die äußere dynamische Lichtregulation (Augenlider) entscheidet, ob überhaupt Licht auf das Auge fällt.

Die Augenlider haben in ihrem Inneren eine derbe, bindegewebige Platte (Tarsus), die durch Bänder (Septum orbitale) an der Orbitawand befestigt sind. Zum Öffnen der Lidspalte bilden sich am Tarsus glatte Muskelzellen (Musculi tarsales superior et inferior), die vom oberen Grenzstrang aus (Ganglion cervicale superius) innerviert werden. Dem oberen Lid steht zusätzlich der quergestreifte Musculus levator palpebrae zur Verfügung, der über den Nervus oculomotorius innerviert wird.

Bei gestörter Augenlidöffnung spricht man von einer Ptosis.

Der Lidschluss erfolgt über den Musculus orbicularis oculi, der als Teil der mimischen Muskulatur vom Nervus facialis innerviert wird. Da der Lidschluss nicht nur für die Lichtabschirmung, sondern auch für die Verteilung des Tränenfilms zuständig ist, besteht der Augenringmuskel aus verschiedenen Faserzügen, die aufeinander abgestimmt eine wellenartige Kontraktion von lateral nach medial ausführen.

Die innere dynamische Lichtregulation erfolgt über die Einstellung der Pupillenweite mithilfe der Iris. Dafür differenziert sich das äußere epitheliale Blatt des Augenbechers im Bereich der Iris in ein Myoepithel, das sich nur an der vorderen Umschlagfalte abhebt und damit im Irisstroma liegt. Das innere Blatt lagert Pigment ein und bildet die lichtabweisende Schicht der Iris. Das Stroma wird zur Stabilisierung der Iris benötigt und liegt der Epithelschicht ventral auf. Es besteht aus stark vaskularisiertem lockeren Bindegewebe, in das sich unterschiedlich viele Melanozyten einlagern können. Letztgenannte Zellen sind für die unterschiedliche Farbe der Iris verantwortlich. Zur vorderen Augenkammer hin bilden die Fibrozyten eine mehrlagige vordere Grenzschicht.

Das Myoepithel gliedert sich in einen zur Pupille hin gelegenen Musculus sphincter pupillae (0,1-0,2 mm dick), der von Neuronen aus dem Ganglion ciliare innerviert wird und zur Verengung der Pupille (Miosis) eingesetzt wird, und einem flächig zum äußeren Rand ziehenden Musculus dilatator pupillae (10-20 μm dick), der über das Ganglion cervicale superius innerviert wird und zum Öffnen der Pupille (Mydriasis) dient.

Die Pupillenweite passt sich vegetativ der Umweltleuchtdichte an; dabei sind die beiden Augen neuronal gekoppelt. Fällt Licht in ein Auge, so verengt sich innerhalb von 0,3-0,8 Sekunden nicht nur die Pupille des belichteten Auges (direkte Lichtreaktion), sondern auch die Pupille des anderen Auges (konsensuelle Lichtreaktion). Auch bei der Sehveränderung von der Ferne in die Nähe verengen sich symmetrisch die Pupillen (Konvergenzreaktion) um die Tiefenschärfe zu erhöhen.

Die Beweglichkeit der Pupille ist in der Klinik ein wichtiger diagnostischer Faktor.

7.12 Wie und warum wird fokussiert?

Das menschliche Auge hat die Fähigkeit, in einem eng umschriebenen Bereich der Netzhaut (Fovea centralis) durch eine hohe Rezeptordichte die von außen kommenden Lichtstrahlen hochaufgelöst aufzunehmen und damit ein scharfes Abbild dieses kleinen Bereichs der Umwelt zu ermöglichen. Durch unterschiedliche Lichtabsorptionen in unserer Umwelt können wir lernen, Gegenstände und Formen zu differenzieren. Da unsere Augen paarig arbeiten, kann auch die Entfernung dieser Gegenstände zum Auge lernend abgeschätzt werden und damit ein räumlicher, dreidimensionaler Eindruck entstehen.

Die Bildebene muss über den dioptrischen Apparat so eingestellt werden, dass sie unmittelbar an der Fovea centralis liegt. Da sich die Bildebene jedoch mit dem Abstand eines Gegenstandes verändert, muss sie so korrigiert werden, dass sie sich nicht von der Fovea centralis entfernt. Es gibt dafür zwei Mechanismen:

Die Beweglichkeit der Linse kann die Gesamtbrechkraft des Auges verändern und damit eine Anpassung der Bildebene erreichen. Da die Linse als durchsichtige Struktur keine Myofilamente enthalten darf, ist die modulierbare Größe nach außen verlagert.

Über Zonulafasern (aufgebaut aus Fibrillin) ist die Linsenkapsel (Basalmembran der Linsenzellen) am Ziliarepithel befestigt, welches den Ziliarkörper nach innen begrenzt. Im Stroma des Ziliarkörpers befindet sich ein zirkulär angeordneter glatter Muskel, der über Nerven aus dem Ganglion ciliare innerviert ist. Dieser Musculus ciliaris besteht aus longitudinal orientierten Muskelfasern, die zur Sklera hin liegen, und zirkulären Fasern, die auf Höhe der Ziliarfortsätze nach innen angeordnet sind. Als Besonderheit sind die Muskelzellen nicht durch Gap-Junctions miteinander verbunden, sondern jeweils einzeln innerviert.

Kontrahiert sich der Ziliarmuskel, so schiebt sich die Muskelmasse nach vorne innen, was zu einer Erschlaffung der Zonulafasern und zu einer Abrundung der Linse führt. Damit wird die Brechkraft höher. In jungen Jahren können so 15 Dioptrien zur ruhenden Gesamtbrechkraft von 58,6 Dioptrien des Auges hinzugefügt werden (Nahakkommodation). Um die Brechkraft wieder zu reduzieren bedarf es eines antagonistischen Systems, das in diesem Fall aus den elastischen Fasern der

Aderhaut, insbesondere der Bruch'schen Membran, besteht. Sie werden bei Kontraktion des Ziliarmuskels gespannt und ziehen den Muskel bei Erschlaffung wieder in die Ausgangsposition zurück. Die Linse wird dadurch wieder abgeflacht (Fernakkommodation). Da die Elastizität der elastischen Fasern und die Beweglichkeit der Linse mit dem Alter abnehmen, kommt es zu einem Verlust der Akkommodationsbreite: die Nahakkommodation ist dann nicht mehr so gut möglich.

Klinisch spricht man hier von einer physiologischen Akkommodationsreduktion, der Presbyopie oder Altersweitsichtigkeit.

Auch die Fovea centralis kann passiv bewegt werden. Dies erfolgt im menschlichen Auge über die glatte Muskulatur der Choroidea, die nicht nur um die Blutgefäße (perivaskulär), sondern auch im Aderhautstroma liegt. Die Innervation erfolgt vegetativ und durch intrinsische Neurone (siehe Frage 5.3). Über die Blutgefäße kann die Aderhaut ihre Dicke schwellkörperartig verändern; die nicht-vaskuläre Muskulatur ist wahrscheinlich für die Feinpositionierung der Fovea centralis von Bedeutung.

Liegt die Bildebene in Fernakkommodation vor der Fovea centralis, spricht man von einer Myopie (Kurzsichtigkeit; in Relation zu langer Bulbus oculi). Korrigiert werden kann dies durch eine Streulinse mit negativer Dioptrienzahl. Bei Nahakkommodation kann die Bildebene meist ohne zusätzliche Korrektur an die Fovea centralis projiziert werden.

Liegt die Bildebene in Fernakkommodation (virtuell) hinter der Fovea centralis spricht man von Hypermetropie (Übersichtigkeit; in

Relation zu kurzer Bulbus oculi). Diese wird durch eine zusätzliche Sammellinse mit positiver Dioptrienzahl korrigiert.

7.13 Wie wird der Lichtimpuls verarbeitet?

Die Netzhaut (Retina) bietet das rezeptive Feld, in dem die Lichtimpulse aufgenommen, umgewandelt und bearbeitet über den Sehnerv zum Gehirn weitergeleitet werden. Innen grenzt sie mit ihrer Basalmembran (Membrana limitans interna) an den Glaskörper, außen berührt sie mit den Photosensoren das retinale Pigmentepithel. Nach vorne geht sie an der Ora serrata in das unpigmentierte Epithel des Ziliarkörpers über.

Zwischen Retina und Pigmentepithel kann es bei Mikrotraumen der Netzhaut oder auch bei zu geringem Augeninnendruck durch eine fehlende feste Verankerung leicht zur Ablösung (Ablatio retinae) kommen.

In der Netzhaut liegen zwei besondere Regionen: die Sehnervenpapille (Discus nervi optici) besteht aus den gebündelten Nervenfasern, die aus dem Auge zum Gehirn ziehen. Da hier keine Photosensoren liegen, ist diese Region ein blinder Fleck im Gesichtsfeld, der jedoch beim Binokularsehen funktionell ausgeglichen werden kann. Die in der Netzhaut befindlichen Blutgefäße treten über den Sehnervenkopf ein und aus (Arteria und Vena centralis retinae). Da diese Region weniger stark durchblutet ist, erscheint sie bei der Augenspiegelung als helle, leicht elliptische Scheibe.

Die Macula lutea (gelber Fleck) liegt etwa 4 mm temporal von der Sehnervenpapille und ist durch ihr gelbliches Aussehen (Einlagerung von Karotinoiden) charakterisiert. Sie hat im Zentrum eine Einziehung (Fovea centralis), die den Ort des schärfsten Sehens darstellt. In diesem Bereich finden sich keine Blutgefäße.

Die Karotinoide können effektiv blaues Licht absorbieren, welches schädigende Effekte auf Gewebe hat. Ein Mangel dieser Farbstoffe wird im Zusammenhang mit der senilen Makuladegeneration diskutiert.

Im Querschnitt zeigt die Retina eine funktionelle Schichtung. Ganz außen findet man die Photosensoren, deren Zellkörper die äußere Körnerschicht bilden. In der Mitte bilden sich um die innere Körnerschicht, die einen Großteil der Interneurone (Bipolarzellen, Horizontalzellen, amakrine Zellen) enthält, zwei synaptische Kontaktbereiche: die äußere und die innere plexiforme Schicht. Innen liegen die Zellkörper der Ganglienzellen zusammen mit weiteren Interneuronen (amakrinen Zellen). Die den Sehnerven bildenden Fortsätze der Ganglienzellen bilden die an den Glaskörper angrenzende Nervenfaserschicht.

Für die Übertragung des Lichtes in einen Nervenimpuls stehen zwei Systeme von Photosensoren zur Verfügung: die Stäbchen, charakterisiert durch ein zylindrisches Außensegment mit gestapelten Membranscheiben, erkennen auch bei Dunkelheit feine Helligkeitsunterschiede (skotopisches Sehen). Ihre größte Empfindlichkeit haben sie durch den Sehfarbstoff Rhodopsin bei einer Wellenlänge von etwa 500nm. Die Zapfen, charakterisiert durch ein konisches Außensegment mit diskusförmigen Membraneinfaltungen, eignen sich bei ausreichender Beleuchtung zum Farbensehen (photopisches Sehen). Durch unterschiedliche Sehfarbstoffe (Jodopsine) bilden sich drei Gruppen aus, die ihre maximale Empfindlichkeit bei 420nm ('blau'), 540nm ('grün') und 560nm ('rot') haben.

Das durch die Zapfen konstituierte Farbensehen arbeitet nicht in Form der subtraktiven Farbmischung (pysikalische Phänomene der Lichtabsorption und –reflexion) mit den Grundfarben rot, gelb und blau, sondern in Form der additiven Farbmischung (physiologisches Phänomen) mit den Grundfarben rot, grün und blau. Neben dem Farbton ist der so entstehende Farbenraum noch durch Sättigung und Dunkelstufen bzw. Helligkeit gekennzeichnet.

Die trichromatische Theorie (Young, Maxwell und Helmholtz) gilt für den Bereich der Signalaufnahme. Die Signalverarbeitung in der Retina arbeitet jedoch mit der Gegenfarbentheorie (Mach und Hering): hier organisieren sich zwei antagonistisch organisierte Prozesse (grün-rot und gelb-blau).

Beim trichromatischen Sehen kann durch Veränderung bei einer Zapfenform (Vererbung häufig X-chromosomal rezessiv) eine Farbanomalie auftreten. Fällt eine Zapfenform komplett aus (dichromatisches Sehen) ist die Farbwahrnehmung stark eingeschränkt. Das rot-grün System ist dabei sehr viel häufiger betroffen.

Eine Störung der Zapfen tangiert das Farbensehen nicht, führt jedoch zu einer eingeschränkten Dunkeladaptation (Nachtblindheit).

Die Sensorschicht der Netzhaut besteht aus etwa 120 Millionen Stäbchen und 6 Millionen Zapfen. Die Dichte ist dabei für Zapfen in der Mitte der Fovea centralis, für Stäbchen in der parafovealen Region am höchsten. Für Zapfen fällt sie von der Fovea centralis aus steil ab und erreicht einen annähernd konstanten Wert von 5000/mm. Die Dichte der Stäbchen fällt zur Ora serrata hin wesentlich langsamer ab.

In ihrer Reaktion unterscheiden sich die Photosensoren von allen anderen Sinnessystemen: bei Belichtung kommt es zu einer Hyperpolarisation, bei Dunkelheit zu einer Depolarisation des Membranpotentials. Dieses scheinbare Paradoxon führt dazu, dass die Sensoren bei Dunkelheit in ihrer Empfindlichkeit gesteigert werden, während bei Lichteinfall eine größere Unempfindlichkeit zur Hell-Adaptation führt.

Licht als adäquate Sinnesmodalität führt zur Isomerisation von Rhodopsin zu Metarhodopsin II, welches zusammen mit Transducin den einfallenden Lichtimpuls um > 1:1000 verstärkt. Die chemische Reaktion führt zu einer Hemmung von cGMP und in Folge zu einer Unterbrechung des Natrium- und Kalziumeinstroms in die Zelle. Das einzelne Lichtsignal wird hierbei ein zweites Mal mit dem Faktor 1:1000 verstärkt!

Bei Lichteinfall verbrauchen sich die mit Sehpurpur angefüllten peripheren Membranscheiben der Außenglieder. Diese werden abgestoßen und vom angrenzenden retinalen Pigmentepithel phagozytiert. Als weitere wichtige Funktion übernimmt das retinale Pigmentepithel die Kontrolle der Stoffwechselversorgung der Photosensoren über die Choriokapillaris der Aderhaut. Die Absorption von nicht zum Sehen verwendetem Licht ist über die Melanosomen des Pigmentepithels möglich. Diese Funktion nimmt jedoch mit dem Alter ab und wird überwiegend von den Melanozyten der Aderhaut durchgeführt. Das Pigmentepithel enthält dann nur noch wenig Pigmentgranula und überwiegend Lipopfuszingranula (Reste der Phagolysosome).

Bei einem erblich bedingten Phagozytosedefekt der Pigmentzellen kommt es zu einer Ansammlung von verbrauchten Außengliedern und in Folge zu einem toxisch-metabolisch bedingten Untergang der Photosensoren (eine Form der Retinitis pigmentosa).

Die durch Lichtquanten ausgelöste Hyperpolarisation der Photosensoren muss in eine Aktionspotentialfrequenz an den Ganglienzellen im Inneren der Retina übersetzt werden. Die dafür notwendige Zwischenstufe wird von den bipolaren Zellen gebildet, die mehrere Photosensoren zu einem rezeptiven Feld zusammenschließen. Diese Felder sind konzentrisch und überlappend angeordnet, und werden von der Fovea centralis zur Ora serrata zunehmend größer. Zwei funktionelle Gruppen von Bipolarzellen kann man unterscheiden: die On-Zellen reagieren bei Hyperpolarisation der Photosensoren (Lichtreiz) mit einer Depolarisation im Zentrum des rezeptiven Feldes und mit einer Hyperpolarisation der Randbereiche (laterale Hemmung). Die Off-Zellen sind spiegelbildlich dazu organisiert: das Zentrum hyperpolarisiert parallel zu den Photosensoren und depolarisiert die Randbereiche zur Kontrastverstärkung.

Eine assoziative Vernetzung erfolgt durch zwei Klassen von Interneuronen: Horizontalzellen, die den Input der Bipolarzellen modifizieren, werden von amakrinen Zellen, welche die Übertragung auf die Ganglienzellen beeinflussen, unterschieden.

Die Ganglienzellen nehmen das on-off-Verhalten von zum Teil mehreren Bipolarzellen auf, übersetzen es jedoch in eine Aktionspotentialfrequenz, die über den Sehnerven zum Gehirn weitergeleitet werden kann. Je nach Leitungsgeschwindigkeit im Sehnerven lassen sich drei Klassen von Ganglienzellen unterscheiden, die im Sinne der parallelen Signalverarbeitung unterschiedliche Auswertungen des Konzerts der Lichtimpulse vornehmen. Das magnozelluläre System weist eine kurze, phasische Antwort auf und dient der schnellen Hell-Dunkel-Erkennung. Das parvozelluläre System überträgt vorrangig farbspezifische (chromatische) Informationen. Das koniozelluläre System schließlich leitet am langsamsten und ist für reflektorische Verschaltungen (z.B. Pupillenmotorik) und Bewegungskodierungen zuständig.

Um die entsprechenden Verarbeitungen in der Netzhaut sicherzustellen, bildet sich ein spezieller Typ von radiärer Glia, die Müller-Zellen, aus. Nach innen bilden die Fortsätze der Müller-Zellen eine Grenzschicht zur Membrana limitans interna, nach außen formen sie, durch Zonulae adhaerentes untereinander verbunden, im Bereich zwischen den Zellkörpern und Segmenten der Photosensoren die Membrana limitans externa. Ihre Zellkörper befinden sich in der inneren Körnerschicht. Ein zweiter Typ von Gliazellen (Astrozyten) findet sich in der Nervenfaserschicht in Interaktion mit den retinalen Blutgefäßen.

Die Fortsätze der Netzhautganglienzellen bündeln sich im Bereich der Papilla nervi optici und ziehen durch die Lamina cribrosa sclerae aus dem Auge. Dahinter erweitert sich der Sehnerv (Nervus opticus) durch Integration von Bindegewebssepten, die der Pia mater zugerechnet werden und in denen die Blutgefäße verlaufen, und durch Myelinisierung der Axone mit Oligodendrogliazellen. Über einen schmalen Subarachnoidalspalt steht der Sehnerv ab der Lamina cribrosa auch mit dem äußeren Liquorraum in Verbindung. Als äußere Begrenzung bildet sich im intraorbitalen Abschnitt eine Durascheide.

Trotz individueller Unterschiede in Form und Aussehen der Sehnervenpapille lassen sich auf Erkrankungsprozesse weisende Veränderungen relativ deutlich ablesen: ein erhöhter Augeninnendruck führt zu einer Exkavation (Glaukom-Papille), ein erhöhter Hirndruck zu einer Schwellung (Stauungs-Papille).

Nach Durchtritt durch den Canalis nervi optici nähern sich die Sehnerven und bilden das Chiasma opticum, in dem die Nervenfasern der jeweils nasalen Netzhauthälfte zur Gegenseite kreuzen (etwa 53% aller

Opticusfasern). Dadurch kommen die jeweils korrespondierenden Netzhauthälften zueinander: die linken Fasern von beiden Retinahälften (entspricht dem rechten Gesichtsfeld) und entsprechend die rechten. Die nach dem Chiasma opticum weiterziehende Bahn wird Tractus opticus genannt. Von ihr ziehen die meisten Fasern über die Radix lateralis zum Corpus geniculatum laterale, einem Teil des Thalamus dorsalis (bewusstes Sehen), ein kleiner Teil verläuft über die Radix medialis zu den Colliculi superiores (reflektorische Blickmotorik) und zur Area pretectalis (Pupillenweite und vertikale Blickbewegung) des Mittelhirns und zum Hypothalamus (zirkadiane Rhythmen, besonders Tag-Nacht).

Das Corpus geniculatum laterale bildet sechs Schichten, in denen die visuellen Signale noch einmal modifiziert werden können und zum ersten mal auch von nicht-visuellen Impulsen beeinflusst werden (Hirnstammsignale im Zusammenhang mit Wachheit und Aufmerksamkeit). Die Signale ziehen dann über die Sehstrahlen (Radiatio optica, Gratiolet) zur Area striata um den Sulcus calcarinus im Okzipitallappen (primäre Sehrinde, Area 17 nach Brodmann, Area V1). Dort findet ein enger Austausch zu den weiterverarbeitenden Regionen (Area 18 und 19 nach Brodmann, Area V2-V4) statt: Area V2 wird in Zusammenhang mit der Gestalterkennung gesehen, Area V3 mit bewegten Konturen und Area V4 mit der Farbwahrnehmung.

Läsionen der Sehbahn führen zu typischen klinischen Ausfällen. Ist der N. opticus betroffen, führt dies bis zur Erblindung eines Auges. Bei Schädigung der kreuzenden Fasern im Chiasma opticum (z.B. bei Hypophysentumor) kommt es zum Wegfall beider temporaler Gesichtsfelder (bitemporale Hemianopsie). Eine Schädigung im Tractus

opticus oder im weiteren Verlauf zeigt eine Störung der gleichseitigen Gesichtsfelder beider Augen bis hin zu einem kompletten Ausfall (homonyme Hemianopsie).

Bereits in der Netzhaut wird das uns als Ganzes erscheinende Bild in einzelne Untereinheiten von Aktionspotentialen zerlegt (vergleiche die verschiedenen Ganglienzellsysteme), die dann im Gehirn in verschiedene Regionen gesendet werden. Ein ‚Bild', wie es oft in Büchern auf die Cortex projiziert wird, kommt in dieser Form jedoch dort niemals an! Es werden nur Bildveränderungen weitergeleitet, die eine Hilfestellung für die Interpretation des sichtbaren Bildes liefern. Um das Bild in seiner Bewusstwerdung zu verstehen, reicht die beschriebene afferente (zum Gehirn ziehende) Nervenbahn nicht aus. Es bedarf hierzu einer efferenten Ergänzung, die jedoch nicht als einfache Struktur zur Retina oder weiter nach außen zieht; sie ist immateriell.

7.14 Wie wird ein Gegenstand [als Ganzes] gesehen und wahrgenommen?

Sehen ist ein aktiver Vorgang (intentionales Sehen), der durch individuell geprägte, ruckartige Bewegungen (Sakkaden) das kleine Zentrum für scharfes Sehen der Netzhaut (Fovea centralis) so verändert, dass in einem Integral ein kontinuierliches Gesamtbild der Umgebung hergestellt werden kann. Die Raumrichtung und Bewegung oder Unbewegung von Form und Hintergrund wird dabei komplex im Gehirn verrechnet. Die paarige Anlage der Augen mit einer großen Über-

schneidung der Gesichtsfelder erlaubt eine dreidimensionale Rekonstruktion (Raumerlebnis).

In scheinbarem Widerspruch steht dazu die Tatsache, dass das Gesichtsfeld von der ganzen Netzhaut gebildet wird und Störungen der Netzhaut außerhalb der Fovea centralis durchaus messbar sind. Allerdings sind diese Messgrößen tatsächlich mehr von klinischer Relevanz und stören die subjektive Bildentwicklung nur selten.

Die veraltete Vorstellung des passiven Sehens eines Gesamtbildes, geprägt durch den physikalischen Vergleich des Auges mit einer Kamera, wurde aufgrund neuer Forschungsergebnisse falsifiziert. Damit muss aber auch die davon abhängige Vorstellung revidiert werden, dass nämlich das Sehen in der Netzhaut beginnt. Wir öffnen uns der Welt mit Erwartungen, die als Lichtreflexion von der Netzhaut wieder aufgenommen werden. Die Netzhaut kann nur das sinnvoll aufnehmen, was vorher festgelegt wird. Fehlt die Festlegung (z.B. beim gedankenlosen Starren) entsteht kein Bild, geschweige denn eine Erinnerung davon. Natürlich können äußere Veränderungen einen Bereitschaftsstimulus setzen; dies ist jedoch noch kein konkretes Bild, sondern nur eine Motivation dieses zu erzeugen. Die Notwendigkeit von vorher existierenden Begriffen wird in dieser Gedankenkette nachvollziehbar: ‚ich kann einen Tisch nur sehen, wenn ich eine allgemeine Vorstellung von einem Tisch habe'.

Als Unterstützung der aktiven Komponente des Sehens (willkürliches, bewusstes Sehen) ist die Fähigkeit der Eigenbewegung essentielle Voraussetzung für die Sinneswahrnehmung, die das Auge aufnimmt. Ohne Augen- bzw. Kopfbewegung verblasst das Bild und verschwindet. Sehen kann unter solchen

Bedingungen nur noch stattfinden, wenn sich etwas in der Umwelt bewegt (unwillkürliches, abhängiges Sehen).

Grundlage für das aktive Sehen bilden die äußeren Augenmuskeln, die in der Orbita liegen und zu den feinsten Bewegungserzeugern gehören. Die Grundbewegungen (ausgehend vom Blick gerade aus) in der Horizontal- (nasa-temporal) und Sagittalebene (oben-unten) werden durch jeweils zwei Paare gerader Muskeln realisiert (Musculus rectus medialis – Musculus rectus lateralis; Musculus rectus superior – Musculus rectus inferior). Ergänzt wird dieses System durch zwei schräge Muskeln: der Musculus obliquus superior, dessen Sehne durch die Trochlea umgelenkt wird, zieht das Auge nach nasal-unten mit einer leichten Innenrotation und unterstützt damit die Innenrotation des Musculus rectus superior. Der Musculus obliquus inferior bewegt das Auge nach temporal-oben und bewirkt eine leichte Außenrotation, die die Außenrotation des Musculus rectus inferior unterstützt.

Die Augenmuskeln zeigen funktionell einige Besonderheiten. Die motorische Einheit ist sehr klein (eine Nervenfaser versorgt etwa 20 Muskelfasern). 10-20% der Muskelfasern sind multipel innervierte Tonusfasern, die nicht durch ein fortgeleitetes Aktionspotential erregt werden und besonders für Dauerkontraktionen geeignet sind. Die übrigen Muskelfasern sind überwiegend nicht-ermüdbare, schnelle Zuckungsfasern. Durch das Vorhandensein von sieben verschiedenen Myosinformen, darunter ein superschnelles MyosinEOM, können die besonderen Bewegungsmuster der Augenmuskeln entstehen. Die sehr kleinen Muskelspindeln im Mittelabschnitt der Augenmuskeln enthalten nur Kernkettenfasern; statt Golgi-Sehnenorganen bilden sich myotendinöse Zylinder an den Enden der Tonusfasern.

Um störende Bewegungskomponenten am nur weich in der Orbita liegenden Augenbulbus zu verhindern bedarf es eines speziellen Gurtungssystems. Bindegewebshüllen (Retinacula musculorum) bilden sich um die Muskelbäuche, die über die Vagina bulbi (Tenon-Kapsel) miteinander in Verbindung stehen und am Periorbitalrand verankert sind. So werden die Muskeln fast wie in Sehnenscheiden geführt. Daneben spalten sich die geraden Augenmuskeln in zwei etwa gleich große Anteile: das innere Stratum bulbare zieht zum Auge und bewirkt die Bewegung. Das äußere Stratum orbitale ist über sehnige Verbindungen (Lacerti musculorum) am vorderen Orbitarand befestigt. So wird eine Retraktion des Bulbus verhindert.

Die äußeren Augenmuskeln werden von drei paarigen Kerngruppen aus dem Hirnstamm angesteuert. Im Mittelhirn findet sich der Nucleus nervi oculomotorii, der über den Nervus oculomotorius ipsilateral die Musculi recti superiores, mediales und inferiores sowie den Musculus obliquus inferior innerviert. Etwas kaudal davon findet sich der Nucleus nervi trochlearis, dessen Fasern in der Hirnsubstanz kreuzen, dorsal unter der Vierhügelplatte austreten und als einzige periphere Nervenfasern kontralateral den Musculus obliquus superior ansteuern. Zentral in der Rautengrube liegt schließlich der Nucleus nervi abducentis, dessen Fasern am Unterrand der Pons austreten und ipsilateral zum Musculus rectus lateralis ziehen.

Die Kerngruppen sind durch internukleäre Verbindungen eng miteinander gekoppelt, um so die konjugierten Bewegungen beider Augen zu garantieren. Hier ist insbesondere eine gekreuzte Verbindung zwischen dem Okulomotorius- und dem Abduzenskern zu nennen, die für die horizontale Blickbewegung (Musculus rectus medialis der einen mit Musculus rectus lateralis der anderen Seite) notwendig ist. Über den Fasciculus longitudinalis medialis erreichen auch zahlreiche supranukleäre Signale die Augenmuskelkerne. Diese kommen aus den Colliculi superiores mesencephali, der Area pretectalis, dem Nucleus interstitialis Cajal, den Vestibulariskernen und anderen Kernen der Formatio reticularis (z.B. pontines Blickzentrum). Die Colliculi superiores erhalten wiederum auch Signale aus dem frontalen Blickzentrum der Kortex (Area 8, Gyrus frontalis superior).

Die Augenbewegung ist grundsätzlich anders neuronal verschaltet und vernetzt als alle anderen Skelettmuskeln. Es fehlt eine direkte Verbindung aus dem Gyrus praecentralis. Deswegen ist sie bei Schädigungen des ersten motorischen Neurons (z.B. amyotrophe Lateralsklerose) nicht betroffen.

Temperatursinn

7.15 Warum sollte man die Temperatur nicht bei der Tastempfindung mit behandeln?

Anders als das Tastempfinden, welches unsere äußere Körperhülle spürbar und erlebbar werden lässt, kann über den Temperatursinn die äußere Wärme wahrgenommen werden. Diese steht dabei in enger Beziehung zur nach außen strömenden inneren Wärme, die der Mensch als homoiothermes Wesen laufend produziert und abgibt. So kann die scheinbar paradoxe Empfindung entstehen, dass die Hand eines anderen Menschen beim Händedruck als warm, wenn sie jedoch die Bauchdecke berührt als kalt erscheint.

Die Körperkerntemperatur wird beim Menschen auf etwa 36,5 – 37,0ºC gehalten und im Wesentlichen von den inneren Organen mit hoher Stoffwechseltätigkeit erzeugt. Die Wärme wird über das Blut im Körper verteilt und erreicht auch Bereiche, die keine eigene Wärmebildung aufweisen (z.B. Akren) und erwärmt diese. Die Abgabe erfolgt über die Haut, ist jedoch regional sehr unterschiedlich, sodass an unserer Körperoberfläche (Körperschale) unterschiedliche Temperaturen gemessen werden können. Die mittlere Hauttemperatur liegt bei 33 – 34ºC, ist jedoch stark umgebungsabhängig. Die Hauttemperatur dient als dynamische, schnell veränderbare Referenzgröße für die von außen einwirkende Wärme.

Die fehlende bewusste Wahrnehmungsfähigkeit der eigenen Temperaturfelder erklärt, warum kältere Hautareale, die auf einen gestörten Wärmekörper hinweisen, im Normalfall nicht selbst erkannt werden. Dem Arzt können solche Regionen jedoch wichtige diagnostische Aspekte liefern. So ist z.B. eine kalte Nierenregion oft Hinweis für Blutdruckprobleme.

Da die Temperatur (neben einer konstanten Komponente außerhalb des Indifferenzbereichs von 31 bis 36ºC, die als dauerkalt bzw. dauerwarm empfunden wird) meistens als Unterschied wahrgenommen wird, erscheint ein temperiertes Umfeld aus Sicht des heißen Umfelds als kalt, aus Sicht des kalten Umfelds als warm. Ähnlich wie das Thermometer passt sich die Temperaturempfindung jedoch an, sodass nach einer Zeit das vorliegende Umfeld ‚objektiv' beurteilt werden kann (als kalt, warm oder heiß).

In der Haut finden sich spezifische Kalt- und Warmpunkte: an der Handfläche sind dies 1-5 Kaltpunkte/cm2 und 0,4 Warmpunkte/cm2; die größte Dichte erreichen die Thermosensoren im Gesicht.

Die Thermosensoren sind strukturell freie Nervenendigungen. Kälte wird dabei über Gruppe III (Adelta) Fasern, Wärme über Gruppe IV (C) Fasern zum Rückenmark in die Laminae I, II, III, V und X projiziert. Von dort kreuzen nachgeschaltete Neurone über die Commissura alba anterior in den kontralateralen Tractus spinothalamicus lateralis und enden in der Formatio reticularis und im Nucleus ventralis posterior thalami. Nur wenige Fasern ziehen vom Thalamus zum Gyrus post-centralis.

Für den Gesichtsbereich ziehen die Temperaturfasern über den Nervus trigeminus zu seinem Nucleus spinalis (Pars caudalis); die Regionen der Haut sind dabei in einer typischen Zwiebelschalensomatotopik angeordnet. Der Lemniscus trigeminalis lagert sich an den Lemniscus medialis und zieht ebenfalls zum Nucleus ventralis posterior thalami.

Hörsinn

7.16 Wie entwickelt sich die Wahrnehmung für Schall?

Schall entsteht, wenn irdisches Material aus seiner Umgebung herausgelöst und in Schwingung versetzt wird (sich bewegt). Wir nehmen damit etwas Wesenhaftes der jeweiligen Materie wahr, dringen bis zu ihrer inneren Struktur vor ohne die

Struktur direkt zu berühren (Berührung beendet die Schwingung und den Schall), ohne von der oberflächlichen Erscheinung abgelenkt zu sein (Schall lässt sich nur schwer imitieren).

Je nachdem, welchen Charakter die Druckschwankungen des Schalls zeigen, kann man einen Sinuston (einfache, klare Schwingung mit definierter Periode und Amplitude; in der Natur sehr selten) von einem Klang (Sinuston mit zusätzlichen Schwingungen, die man Obertöne nennt) und von einem Geräusch (Schwingungen ohne Periodik) unterscheiden.

Da alle Schallphänomene nur als inneres Abbild eines Erzeugers (als Negativ) in einer beschränkten Zeit existieren, können sie nicht direkt wahrgenommen werden, sondern bedürfen einer Übersetzung. Dieser Vorgang ist als Resonanzphänomen beschreibbar, bei dem das Innenohr in der besonderen Lage ist, selbst Schwingungen zu erzeugen und so in Resonanz mit den von außen herangetragenen Schwingungen zu treten.

Die Eigenschwingungen des Innenohrs können so kräftig sein, dass ein für andere hörbares Ohreigengeräusch (starke otoakustische Emissionen) entsteht.

Die Zusammensetzung der Schwingungen ist bewusst regulierbar, was einen bestimmten Klang in einem Klanggemisch oder in einem Geräusch heraushörbar werden lässt. Die Regulation erfolgt dabei psychophysisch auf drei Ebenen: auf der elementarsten Ebene wird ein einzelner Klang identifizierbar. Eine Ebene höher entsteht vertikal ein Zusammenklang (Akkord), horizontal eine Melodie. Noch eine Ebene höher dann eine Komposition. Das Resonanzphänomen beschränkt sich jedoch nicht auf das Innenohr. Auch andere Bereiche im Körper geraten je nach Klangquelle in Schwingung. Deshalb eignen sich bestimmte Instrumentengruppen zur Anregung von bestimmten

Systemen: Streichinstrumente an der Haut, Holzblas-instrumente im Luftsystem, Metallglocken an der Muskulatur, Blechblasin-strumente im Kreislaufsystem, Harfe am Nervensystem.

Der Mensch verwendet den Schall nicht nur zur Orientierung im Raum und zum Erkennen und Lokalisieren von Schallquellen, sondern als zentrales interpersonelles Kommunikationsmittel über die Sprache. Das Ohr (Sinnesorgan) ist in dieser Beziehung funktionell sehr stark mit dem Kehlkopf (Stoffwechselorgan) verbunden.

Die Bedeutung des Hörens lässt sich auch an seinen Ausfällen ermessen: kein anderes Sinnesorgan hat so starke Auswirkungen auf die menschliche Entwicklung. Angeborene Taubheit führt zu einer Stummheit und zu einer erschwerten Kommunikation mit hörenden Mitmenschen. Die echte Gebärdensprache zeigt eigenständige Elemente, die mit unserer Lautsprache nicht ausgedrückt werden können. Allerdings fehlt ihr auf großen Strecken die Möglichkeit der feinen Analyse, die einen wesentlichen Bestandteil unserer Wissenschaftlichkeit ausmacht. Das Evidenzerlebnis des Schwingens und Spürens der inneren Struktur ist für Taube in dieser Form nicht möglich.

7.17 Wie kommt die Information des Schalls zu den Sinneszellen?

Die Schallaufnahme erfolgt an den inneren Haarzellen im Innenohr. Zur Optimierung des Erkennens und Lokalisierens einer Schallquelle entwickelt sich aus einem Teil des Kiemenbogensystems (erster

Schlundbogen, erste Schlundfurche, primäres Kiefergelenk), welches bei Landlebewesen in dieser Form nicht mehr benötigt wird, ein vorgeschaltetes Verstärkersystem (Mittelohr), das der Impedanzanpassung zwischen Luft und Innenohrflüssigkeit dient. Neben dieser ‚Luftleitung' kann das Innenohr auch über Schwingungen des Os petrosum (Knochenleitung) angeregt werden.

Klinisch wird die unterschiedliche Erregbarkeit mit den Stimmgabelversuchen nach Weber und Rinne getestet. Beim Rinne-Versuch wird zunächst die Knochenleitung, dann die Luftleitung an einem Ohr miteinander verglichen. Gesunde hören nach Ende der Knochenleitung die noch immer vorhandenen zarten Schwingungen über die Luft (Rinne positiv). Bei Schallleitungsstörungen werden diese Schwingungen nicht mehr gehört (Rinne negativ). Beim Weber-Versuch wird durch aufsetzen der schwingenden Stimmgabel auf der Mitte des Schädels die Knochenleitung beider Ohren miteinander verglichen. Bei einseitiger Schallleitungsstörung erscheint der Klang auf der gestörten Seite lauter, bei einseitigem Innenohrschaden ist der Klang auf der gestörten Seite abgeschwächt.

Die Aufnahme des Schalls aus der Luft erfolgt über den äußeren Gehörgang (Meatus acusticus externus), eine Umformung der ersten Schlundfurche. Dieser ist zur Ohrmuschel hin knorpelig (hyaliner Knorpel), nach innen zu knöchern stabilisiert. Er wird von mehrschichtig-verhorntem Plattenepithel ausgekleidet, das zahlreiche Talgdrüsen (Glandulae sebaceae) und seröse Drüsen (Glandulae ceruminosae) ausbildet, die das Ohrenschmalz (Cerumen) bilden.

Der Gang hat im Bereich von 3 kHz eine Resonanzverstärkung von 20-25 Dezibel und verbessert damit die Schallübertragung in diesem Frequenzbereich.

Die Ohrmuschel bildet sich aus jeweils drei Ohrhöcker der ersten beiden Schlundbögen, die miteinander verschmelzen (Tragus, Crus helicis und obere Helix aus dem 1. Schlundbogen, Helix, Anthelix, Antitragus und Lobulus aus dem 2. Schlundbogen). Sie ist über Bänder (Ligamenta auriculare anterius, superius et posterius) befestigt und über viele quergestreifte Muskeln extrinsisch (von außen an die Ohrmuschel ziehend) und intrinsisch (innerhalb der Ohrmuschel) ergänzt, die über den Nervus facialis versorgt werden. Die Muskeln sind jedoch nur schwach ausgebildet, sodass eine echte Bewegung der aus elastischem Knorpel bestehenden Ohrmuschel (wie z.B. bei Tieren) nicht möglich ist.

Der äußere Gehörgang endet am Trommelfell, einer dünnen Membran aus Bindegewebe, die auf der Außenseite mit einem mehrschichtig verhornten Plattenepithel, auf der Innenseite mit einem einreihigen kubischen Epithel überzogen ist. Der Hammergriff (Manubrium mallei) ist mit dem Trommelfell verwachsen, von außen sichtbar als Stria mallearis die von ventral oben zur Mitte zieht.

Zieht man die Ohrmuschel nach hinten oben, kann man das Trommelfell direkt betrachten (Otoskopie).

Klinisch teilt man das Trommelfell in vier Quadranten, beginnend ventral von der Stria mallearis und gegen die Uhrzeigerrichtung fortschreitend. Der Stapes projiziert dabei auf den IV. Quadranten, das Fenestra cochleae auf den III. Quadranten, der Lichtreflex erscheint zwischen I. und II. Quadranten. Bei einer Parazentese (Durchstechen des Trommelfells bei Mittelohrprozessen) wird der II. Quadrat bevorzugt.

Am Rand des Trommelfells bildet sich eine Faserknorpelverdickung (Anulus fibrocartilagineus), die das Trommelfell straff spannt (Pars tensa). Ein kleiner Bereich oberhalb der Stria mallearis ist von dieser Aufhängung ausgenommen und bleibt schlaff (Pars flaccida). Da das überziehende Epithel dieser Region dünner ist, erscheint es bei der Ohrspiegelung rötlich, während das übrige Trommelfell gräulich schimmert.

Der zentrale Abschnitt des Mittelohrs (Paukenhöhle; Cavitas tympani) bildet sich vom Rachen ausgehend über die Tuba auditiva aus der ersten Schlundtasche. Lateral an der Kontaktstelle zur ersten Schlundfurche entsteht das Trommelfell, medial bildet sich ein Kontakt zum Innenohrbläschen (rundes und ovales Fenster). Nach dorsal erweitert sich der luftgefüllte Raum (Pneumatisierung) im ersten Lebensjahrzehnt in den Processus mastoideus (Cellulae mastoideae).

Die Ohrtrompete (Tuba auditiva) ist eine 3,5-4 cm lange Röhre. Sie hat von der Paukenhöhle ausgehend einen knöchernen (1/3) und einen knorpeligen (2/3) Abschnitt, der über das Ostium pharyngeum tubae im Nasopharynx endet.

Ohne Mittelohr würden aufgrund des hohen Schallwiderstandes (Impedanz) im Innenohr nur 2% des ankommenden Schalls auf das Innenohr übertragen werden. Durch die Gehörknöchelchen wird eine größere Menge an Schallenergie (ca. 60%) weitergeleitet. Die Schallschwingung wird dabei über das Trommelfell von einer Luftschwingung in ein Vibrieren der Gehörknöchelchen übersetzt.

Bereits am äußeren Ohr wird die Eigenbewegung beim Menschen reduziert. Im Mittelohr wird die ursprünglich für das primäre Kiefergelenk zwischen Malleus und Incus vorhandene Muskulatur noch weiter reduziert (auf den Musculus stapedius und Musculus tympanicus), sodass die eigentliche Bewegung für die Schallübertragung nun nicht mehr aktiv, sondern passiv stattfindet (Umkehr vom Bewegen zum Bewegt werden als Voraussetzung für das Hören).

Die drei Gehörknöchelchen Hammer (Malleus), Amboss (Incus) und Steigbügel (Stapes) bilden eine steife, jedoch schwingungsfähige Einheit, die unter dynamischen Bedingungen (bei Schwingungsübertragung) gleichgerichtete Bewegungen vom Trommelfell zum ovalen Fenster ausführt. Tonische Einwirkungen (z.B. Luftdruckschwankungen) haben auf diese Übertragung unter physiologischen Bedingungen so gut wie keinen Einfluss.

Tonische Veränderungen können im Rahmen von verschiedenen Pathologien die Gehörknöchelchenkette in ihrem Schwingungsverhalten verändern. Dazu zählt ein Tubenverschluss mit Unterdruckbildung oder ein Paukenhöhlenerguss mit nach außen gedrücktem Trommelfell.

Bei der Otosklerose wird die Schwingung durch Versteifung der Steigbügelplatte mit der Labyrinthkapsel (Stapesankylose) ausgebremst.

Der Malleus ist mit einem Griff (Manubrium mallei) am Trommelfell fixiert. Der Halsbereich (Collum mallei) sitzt so auf, dass das seitliche Ende des Manubrium mallei als Processus lateralis noch etwas absteht. Auf dem Collum mallei sitzt das große Caput mallei. Das Caput mallei ist durch zwei Bänder an der Paukenhöhle fixiert (Ligamentum mallei superius et laterale), zwei weitere Strukturen stabilisieren den Malleus am Halsbereich: die Sehne des Musculus tensor tympani nach medial und das Ligamentum mallei anterius, das teilweise verknöchert und als Processus anterior bezeichnet wird.

Über die Articulatio incudomallearis (Rest des primären Kiefergelenks) ist das Caput mallei großflächig mit dem Corpus incudis verbunden. Es ist ein Sattelgelenk, das funktionell durch einen straffen Kapselapparat eine Amphiatrose darstellt.

Der Incus hat von seinem Corpus incudis, der über das Ligamentum incudis superius fixiert wird, ausgehend zwei Fortsätze. Ein kurzes Crus breve, das über das Ligamentum incudis posterius an der Paukenhöhle fixiert ist, und ein längeres Crus longum, das über die Articulatio incudostapedia mit dem Stapes in Beziehung steht. Dieses Gelenk ist ein flaches Kugelgelenk mit ebenfalls straffer Kapsel.

Der Stapes zeigt an seinem Caput stapedis die gelenkige Verbindung zum Incus und den sehnigen Ansatz des Musculus stapedius. Es formen sich dann zwei Schenkel (Crus anterius und Crus posterius), die oft mit einer dünnen Bindegewebsschicht (Membrana stapedialis) verbunden sind. Sie inserieren in der Fußplatte (Basis stapedis), die im ovalen Fenster durch ein Ringband (Ligamentum anulare stapediale) beweglich fixiert ist (Syndesmosis tympanostapedialis).

Die beiden Muskeln des Mittelohrs bewegen die Gehörknöchelchenkette nicht aktiv, sondern dienen der Regulation der Übertragung. Der Musculus tensor tympani ist eine Abspaltung des Musculus pterygoideus medialis. Er liegt in einem halboffenen knöchernen Kanal (Semicanalis musculi tensoris tympani) parallel zur Tuba auditiva und wird vom Nervus mandibularis versorgt. Er sorgt bei Kontraktion zu einer Spannung des Trommelfells und zu einer Versteifung der Gehörknöchelchenkette. Der Musculus stapedius liegt in einer eigenen Knochenhöhle vor dem Fazialiskanal und ist mit 7mm einer der kleinsten quergestreiften Muskeln des menschlichen Körpers. Er wird vom Nervus facialis versorgt und kippt bei Kontraktion den Steigbügel aus dem ovalen Fenster, sodass die Schwingungen zum Innenohr gedämpft werden.

Die Schalltransduktion im Innenohr erfolgt als Wanderwelle über die Scala vestibuli, die aufgrund bestimmter Resonanzeigenschaften den häutigen Anteil der Cochlea (Reissner-Membran und Basilarmembran der Scala media) so stark auslenkt, dass dort die inneren Haarzellen des Cortiorgans abgebogen werden und ein Signal an die anliegenden Nervenzellen weitergibt. Die äußeren Haarzellen dienen als aktive Verstärker des Wanderwellenmaximums. Die Bewegungen können über die Scala tympani und das runde Fenster zum Mittelohr hin ausgeglichen werden.

Das Modell der Wanderwelle greift nicht bei der über Knochenleitung vermittelten Hörwahrnehmung. Hier kommt es zu einer direkten Schwingungsresonanz in bestimmten Abschnitten der Cochlea.

7.18 Wie wird die Schallinformation erkannt und moduliert?

Vollständig umgeben vom Os petrosum liegt das häutige Labyrinthus cochlearis (Ductus cochlearis) in Form einer 2,5 mal gewundenen Schnecke, das als Ausstülpung in der Nähe des ovalen Fensters beginnt und in der Schneckenspitze mit einem Caecum cupulare blind endet. Über einen schmalen Gang (Ductus reuniens) steht der cochleäre Anteil mit dem vestibulären häutigen Anteil an der Schneckenbasis in Verbindung. Innerhalb des häutigen Innenohres findet sich eine besondere Kaliumreiche Flüssigkeit (Endolymphe), zwischen dem häutigen Anteil und der Knochenwand befindet sich Perilymphe.

Ein Querschnitt durch den Schneckengang zeigt, dass der häutige Anteil seitlich breitflächig als Stria vascularis an einer Bindegewebsbrücke (Ligamentum spirale), zur Mitte hin jedoch in Form des Limbus spiralis nur an einer dünnen Ausziehung (Lamina spiralis ossea) verankert ist. Die kürzere Verbindung des häutigen Labyrinths zwischen Lamina spiralis ossea und Ligamentum spirale wird durch eine kräftige Bindegewebsplatte (Basilarmembran; überwiegend aus Kollagen Typ II) stabilisiert; zwischen Limbus spiralis und Stria vascularis bildet sich eine sehr dünne Grenzmembran (Reissner-Membran; Membrana vestibuli) aus. Die epitheliale Auskleidung des Ductus cochlearis differenziert sich in den verschiedenen Abschnitten höchst unterschiedlich:

Der zur Mitte hin liegende Limbus spiralis besitzt einen dickeren Bindegewebskörper, auf dem die epithelialen Interdentalzellen erhöht liegen. Sie dienen als Auflagefläche für die gallertige Membrana tectoria, die von ihnen auch laufend neu gebildet wird.

Die Epithelzellen der Reissner-Membran bilden ein dünnes, einschichtiges Plattenepithel, das den Endolymphraum zur Perilymphe der Scala vestibuli abgrenzt.

Lateral bildet sich die Stria vascularis, ein mehrschichtiges Epithel mit eingelagerten Kapillaren, über die der hohe Kaliumgehalt der Endolymphe generiert werden kann. Die zur Endolymphe zeigenden Epithelzellen werden als Marginalzellen bezeichnet und sind die zentralen Zellen im Kaliumtransport, der aktiv gegen ein Konzentrationsgefälle aufgebaut wird.

Auf der Basilarmembran, die den Ductus cochlearis zur Scala tympani abgrenzt, differenziert sich das Corti-Organ. Dieses enthält die Sinneszellen (Haarzellen), die in zwei Gruppen angeordnet sind: eine Reihe innerer Haarzellen, gehalten von den inneren Phalangenzellen, und drei Reihen äußerer Haarzellen, die von den äußeren Phalangenzellen gestützt werden. Die äußeren Haarzellen sind durch ein weitläufiges Tunnelsystem verbunden, das lateral als äußerer Tunnel, medial als Nuel-Raum und von den Innenpfeilerzellen und Außenpfeilerzellen zur Mitte hin abgegrenzt als innerer Tunnel (Corti-Tunnel) bezeichnet wird. In diesen miteinander verbundenen Räumen befindet sich Perilymphe. Das Cortiorgan geht medial über die inneren Grenzzellen in das innere Sulkusepithel auf den Limbus spiralis über, lateral bilden sich nach den äußeren Grenzzellen verschieden benannte Epithelzellen (Hensen-Zellen, Claudius-Zellen, Boettcher-Zellen) deren genaue Funktion nicht bekannt ist. Sie verbinden sich über das äußere Sulkusepithel mit der Stria vascularis.

Die äußeren Haarzellen (12000-19000) sind längliche Zellen, deren apikaler Teil von Stützzellen stabilisiert wird und drei Reihen gebogen angeordneter Stereozilien enthält. Diese sind über Spitzenfäden (Tipp links) und Seitenfäden miteinander verbunden. Die längsten Stereozilien ragen in die Tektorialmembran. Im apikalen Zytoplasma sind die Stereozilien in der Kutikularplatte, einem dichten Aktin-Gerüst, verankert. Der größere Teil des Zellkörpers der äußeren Haarzellen ist nicht zellulär gestützt sondern ragt in die Perilymphtunnel und erhält dadurch eine individuelle Mobilitätskomponente. Die hohe Bewegungsfrequenz von bis zu 20000 mal pro Sekunde (20 kHz) erreichen sie durch spezialisierte zytoplasmatische Bausteine, z.B. Prestin.

Die inneren Haarzellen (3500) sind birnenförmig und vollständig von Stützzellen umgeben. Ihre Stereozilien sind ähnlich die der äußeren Haarzellen angeordnet, sie ragen jedoch nicht in die Tektorialmembran. Ab einer bestimmten Schwingungsintensität, die ohne Verstärkung der äußeren Haarzellen bei einem Schalldruckpegel von 60 dB liegt, berührt die Tektorialmembran schwingend die inneren Haarzellen und führt durch Abknickung ihrer Stereozilien zu einem apikalen Kaliumeinstrom, der einen basolateralen Kalziumeinstrom auslöst und damit basal eine Freisetzung von Neurotransmittern (wahrscheinlich Glutamat) aus Vesikeln bedingt. Die dort endenden Nerven erhalten so die Information des Schallreizes und leiten diese als Nervenaktionspotential weiter zum Gehirn.

Die neuronale Vernetzung der Haarzellen ist im inneren und äußeren Bereich sehr unterschiedlich. Eine innere Haarzelle sendet Signale an etwa 10-20 Typ-1-Ganglienzellen (bipolar, schwach myelinisiert mit Schwann-Zellen, Kontakt zu nur einer Haarzelle), die 95% der Ganglienzellen im Modiolus ausmachen und zu den Nuclei cochleares im Hirnstamm ziehen. Die 5% Typ-2-Ganglienzellen (unipolar, unmyelinisiert) kontaktieren etwa 20-50 äußere Haarzellen und dienen der intrinsischen kochleären Koordination; sie projizieren nicht zum Hirnstamm. Ein dritter Typ von Nervenfasern findet sich im Hörnerv, nämlich aus dem oberen Olivenkomplex stammende Fortsätze, welche die Haarzellen efferent beeinflussen (Rassmussen-Bündel, Tractus olivocochlearis). Sie verwenden Acetylcholin und GABA als Transmitter. Etwa 55% projizieren dabei überwiegend ipsilateral auf die Nervenenden der inneren Haarzellen, 45% überwiegend kontralateral direkt auf die äußeren Haarzellen.

Die aufsteigende Hörbahn gliedert sich in zwei Untergruppen:

Die direkte Hörbahn projiziert vom Ganglion spirale (1. Neuron) zum Nucleus cochlearis posterior (2. Neuron), kreuzt dann über die Striae acusticae am Boden des IV. Ventrikels zur Gegenseite und zieht entlang des Lemniscus lateralis zum Colliculus inferior (3. Neuron). Von hier besteht eine Verbindung zum Corpus geniculatum mediale (4. Neuron), das über die Radiatio acustica zu den Gyri temporales transversi (Heschl-Querwindungen; Area 41 nach Brodmann) vermittelt.

Die indirekte Hörbahn enthält mehrere Zwischenverschaltungen und beginnt im Nucleus cochlearis anterior. Über das Corpus trapezoideum (Trapezkreuzung) werden die oberen Olivenkomplexe beider Seiten angesteuert, von dort aufsteigend die Nuclei lemnisci laterales und schließlich die Colliculi inferiores. Auch dieses Signal kann weiter über das Corpus geniculatum mediale zur Hörrinde gelangen.

Durch die komplexe Verschaltung der Hörbahn werden drei Funktionen erfüllt: eine in allen Kerngruppen beibehaltene Tonotopie erlaubt eine frequenz-spezifische Verarbeitung und Rückkopplung auf allen Ebenen (reflektorisch und bewusst). Spezifische Neurone reagieren auf Frequenzzu- und –abnahmen, andere auf Lautstärkenänderung, andere werden durch benachbarte Frequenzen gehemmt. So können aus einem Schallmuster verschiedene Merkmale herausgezogen werden (Merkmalsextraktion). Schließlich kann über Laufzeit- und Pegeldifferenzen zwischen links und rechts eine Lokalisation der Schallquelle (Richtungshören) erfolgen; dies passiert besonders im oberen Olivenkomplex.

Sprache, Gedanken und Ich

7.19 Gibt es für Sprache, Gedanken und Ich eigene Wahrnehmungsorgane?

Es gibt eine Reihe von Qualitäten, denen eine sinn-ähnliche Wahrnehmung zugesprochen wird, ohne dass ein direktes morphologisches Korrelat (Sinnesorgan) erkennbar ist. Dazu zählen der Sinn für Zeit, für Magnetismus (Raumorientierung), für Worte und damit Sprache, für Gedanken und für das Erkennen andere Individualitäten (Ich-Wesen).

Diese im Sensorium integrierten, und dennoch als abgrenzbare Einheiten beschreibbaren Bereiche zeigen, dass nicht alle Sinnesqualitäten isoliert beschrieben werden können, sondern dass aus der Summe der bisher ausgeführten Sinne weitere entstehen können (das Ganze ist mehr als die Summe seiner Teile). Insofern basiert z.B. die Sprache auf dem Hörorgan, das Erkennen von Sprache (auch von unbekannten Sprachen) ist jedoch zum Tönen (auch unbekannter Melodik) deutlich abgrenzbar. Da man auch dem Sprechen eine Melodik unterlegt, die für jede Sprache charakteristische Grundmodule aufweist, die individuell jedoch teilweise starken Variationen unterliegt, muss für die Spracherkennung ein zusätzliches Element vorhanden sein. Dieses ist unter anderem dafür nötig, dass der musikalische Teil nicht in den Vordergrund der Betrachtung rückt. Passiert dies, dann können wir uns nicht mehr auf den sprachlich vermittelten Inhalt konzentrieren (wir hören nur wie etwas, aber nicht was gesagt wird).

Der Gedankensinn geht noch einen Schritt weiter: er vermittelt nicht nur, was gesagt wurde, sondern lässt uns das Gesagte verstehen. Wir kommen damit in die Lage, die Idee hinter dem Gesagten, die Begriffe zu verstehen. Auch hier ist das Hörorgan präsent, die Sprache als Vermittler der Ideen; allerdings können auch alle anderen Sinne diese Vermittlerrolle übernehmen und als Sensorium gemeinsam eingesetzt werden (z.B.: ich fasse einen Tisch an, den ich sehe und höre dazu das Wort ‚Tisch'). Als Mensch bin ich in der Lage, die konkreten Sinnesimpulse in eine abstrakte Begriffsebene zu übertragen. Nur so sind mathematische Sätze möglich.

Mit dem Ich-Sinn kann man schließlich erfassen, welches andere Individuum eine Aussage macht und ob diese originär von ihm gedacht ist, oder nur von jemand anderem übernommen. Auch hier erkennen wir das unter Zuhilfenahme vieler Sinnesorgane, die im einzelnen für diese Leistung nicht auseinandergetrennt werden können.

Ausstrahlende Wärme und schöpferische Synthese

7.20 Wie können wir unsere nach außen gerichtete Aktivität reflektieren?

Das Sinnesspektrum ist mit den beim heutigen Menschen beobachtbaren Bereichen nicht erschöpft, auch wenn es in unserem Bewusstsein eine abgeschlossene Einheit bildet. Zwei Bereiche seine exemplarisch genannt, die heute aus Mangel an einem geeigneten Sinnesorgan kaum eingesetzt werden, aber durch Weiterentwicklung eine Bedeutung für den Menschen erhalten können:

- die ausstrahlende Wärme beinhaltet jene seelischen Kräfte, die wir an die Umwelt in Form von Wärme oder auch Licht abgeben. Während kognitive Elemente von uns bereits erkannt und in eine strukturelle Beziehung gesetzt werden, ist das Erkennen der seelischen Ebene bisher nur wenigen Menschen gegeben. Mit technischen Geräten versucht man Spuren davon in unser gewohntes Sinnenspektrum zu übersetzen, ohne jedoch einen passenden Wortschatz zu besitzen. Das Wahrnehmen dieser Kräfte bedarf eines Mitschwingens des eigenen Körpers (Resonanz); am geeignetsten erscheint hierfür das Hypothalamus-Hypophysen-System, das sich jedoch noch nicht auf diese Aufgabe eingestellt hat.

- ähnliches gilt auch für die schöpferische Synthese, die aus der Willenskraft heraus bis in das Materielle neugestaltend wirkt. Derartiges Wahrnehmen können wir bisher nur erahnen. Die momentanen technischen Möglichkeiten für solche Fähigkeiten stecken noch im Virtuellen; doch dies kann man als Keim für eine zukünftige Entwicklung sehen. Ein Sinnesorgan für diesen Komplex könnte die Epiphyse werden, da sie wie kein anderes Organ materialisierende bzw. härtende Tendenzen aufzeigt (z.B. höchste Affinität zu Fluor).

Über die nötigen Metamorphosen bis zu ausgebildeten Sinnesorganen kann man im Moment nur spekulieren. Ob es tatsächlich zu solch einer Entwicklung kommt, wird die entferntere Zukunft zeigen.

8. Kapitel. Gedächtnis, Lernen und Emotionen (das limbische System)

8.1 Welche Vorstellungen existieren zum Gedächtnis?

Um Informationen bewusst zu verarbeiten bedarf es neben der formalen Ebene (Beschreibung der Informationswege) auch eine inhaltliche Ebene, die für die Interpretation (Deutung) und die Bewertung (Urteil) maßgeblich ist. Diese inhaltlichen Aspekte setzen eine Vergleichsmöglichkeit voraus, die uns als Gedächtnis zur Verfügung steht. Es gibt dabei neben dem individuellen Gedächtnis auch eine überindividuelle Komponente, sodass auch neue Informationen gedeutet und beurteilt werden können. Dies ist wiederum eine wesentliche Voraussetzung für den Prozess des Lernens, der eng mit dem Gedächtnis zusammenhängt.

Anhand der Dauer und der Art des Vergessens lassen sich verschiedene Anteile des Gedächtnisses unterscheiden:

Zum Kurzzeitgedächtnis zählt das sensorische Gedächtnis, das nur wenige hundert Millisekunden dauert und der ersten Informationsbündelung dient, um z.B. bei Sinnesorganen eine Vorsondierung zwischen wichtigen und weniger wichtigen Merkmalen zu ermöglichen. Die zunächst angesammelte Information beginnt sofort zu verblassen und steht dann einem Erinnern nicht mehr zur Verfügung. Das primäre Gedächtnis kann Inhalte bereits wenige Minuten stabilisieren, hat jedoch einen sehr begrenzten Speicherumfang (dies ist besonders im Zusammenhang mit der Sprache wichtig). Es werden dabei etwa 7 Informationseinheiten (chunks) gleichzeitig gehalten; neu eintreffende Informationen verdrängen die alten, sodass bei einem hohen Informationsfluss die Verweildauer und damit das Erinnerungsvermögen deutlich kürzer wird.

Zum Langzeitgedächtnis zählt man das sekundäre Gedächtnis, bei dem Inhalte auch nach längerer Zeit (bis zu Jahren) wieder aktiviert werden können, und das tertiäre Gedächtnis, das als dauerhaft ohne die Möglichkeit einer Auslöschung angesehen wird. Das Vergessen von Informationen aus dem Langzeitgedächtnis hängt entweder von bereits gelernten Inhalten (proaktive Hemmung – ,altes Wissen verhindert neues Wissen') oder von später hinzugekommenen Inhalten (retroaktive Hemmung – ,neues Wissen ersetzt altes Wissen') ab.

Den Übergang vom Kurzzeit- in das Langzeitgedächtnis nennt man Konsolidierung. Dieser Vorgang ist analog zu dem Begriff Lernen.

Eine Gedächtnisstörung nennt man Amnesie, die man in eine anterograde Amnesie, bei der nach einer Schädigung keine neuen Inhalte gespeichert werden können, und eine retrograde Amnesie, bei der gespeicherte Inhalte vor der Schädigung nicht mehr verfügbar sind, weiter unterteilt.

Neurophysiologisch wird als Grundlage des Lernprozesses die Existenz von Hebb-Synapsen angesehen. Diese haben die besondere Eigenschaft, bei wiederholter Erregung die Verbindung zum nächsten Neu-

ron zu verstärken. Dies geht nur, wenn gleichzeitig inaktive benachbar-
te Synapsen geschwächt und abgebaut werden. Derartig inaktivierte
Neurone gehen dann durch Apoptose zugrunde.

Während im frühen 20. Jahrhundert noch die Neuronentheorie zur Erklärung des Gedächtnisses herangezogen wurde (ein Neuron ist für eine Information zuständig) wurde Mitte des Jahrhunderts die RNA-Hypothese (Katz und Halstead 1950, Hyden 1970) und die synaptische Theorie (Hebb 1949) entwickelt. Letztere wird von den meisten Wissenschaftlern heute favorisiert.

Das neuronale Netz als strukturelles Analogon für den Gedächtnisinhalt zu setzen, erlaubt eine morphologische Ebene des Gedächtnisses zu vermuten.

Für das sensorische Gedächtnis wird die Strecke zwischen dem Sensor und den ersten Verarbeitungsstellen einschließlich der primären Rindenregion verantwortlich gemacht. Das sensorische Gedächtnis arbeitet demnach für jeden sensorgenerierten Bereich eigenständig.

Das primäre Gedächtnis verbindet als erste Instanz nach der sensorischen Ordnung verschiedene Sinnesqualitäten. Diese Verknüpfung ist mengenmäßig limitiert – insofern würde man eine kleine Struktureinheit vermuten können. Eine Hauptrolle spricht man der präfrontalen Kortex in diesem Zusammenhang zu, ohne dass eine genauere Ortung existiert.

Für die Konsolidierung gibt es abhängig von der Art des Inhalts genauere Vorstellungen der anatomischen Zuordnung: bei expliziten bzw. deklarativen Gedächtnisinhalten (Fakten, Ereignisse) spielt der

Hippocampus eine zentrale Rolle. Implizite Gedächtnisinhalte umfassen Handlungsabläufe und Gewohnheiten (prozedurales Gedächtnis), die über Wechselwirkungen der Basalganglien (besonders Corpus striatum) und der Großhirnrinde gefestigt werden, motorische Lerninhalte, bei denen das Kleinhirn eine wichtige Rolle spielt, und emotionale bzw. vegetative Gedächtnisinhalte, die über das Corpus amygdaloideum verschaltet werden.

Für das Langzeitgedächtnis spielen die bei der Konsolidierung genannten Orte sicherlich auch eine wichtige Rolle. Allerdings wird es zunehmend schwerer, genaue Lokalisationen anzugeben; vielmehr ist das Gehirn in seiner ganzen Komplexität hier angesprochen. Damit wird aber die morphologische Ebene der Betrachtung für die differenzierten Gedächtnisinhalte nicht mehr adäquat anwendbar.

Unter funktionellen Zusammenhängen sollte man beim Langzeitgedächtnis berücksichtigen, dass Gedächtnisinhalte nicht nur über Erinnern als denkende Tätigkeit hervorgeholt werden, sondern im Körper auch durch Veränderungen außerhalb des Nervensystems wieder aktiviert werden. Dies kann z.B. durch das Auftreten einer ähnlichen Situation wie der abgespeicherten erfolgen, oder auch durch Lösen einer Muskelspannung.

Ein bisher noch nicht berücksichtigter Aspekt stellt die überindividuelle Gültigkeit vieler Informationsinhalte dar. Weitere Phänomene sind die nicht-örtlich gebundene Kommunikationsfähigkeit zwischen Menschen und die Fähigkeit einzelner Individuen Informationen abrufen zu können, die sie selbst vorher nicht entwickelt haben. Solche Beobachtungen legen nahe, dass es überindividuelle Informationsfelder gibt, die nicht auf materiell-morphologischer Grundlage basieren (feinstoffliche Felder). Das

Gehirn wird in einem solchen Fall als ‚Antenne' oder Sensor aufgefasst; je nach Anlage und Training können dann unterschiedliche Bereiche aus dem gemeinsamen Informationsfeld genutzt werden. Ausgearbeitet sind diese Ideen u.a. im ‚morphogenetischen Feld' von Rupert Sheldrake, aber auch in dem Begriff der Akasha-Chronik (Rudolf Steiner u.a.).

Neben dem bewussten Gedächtnis gibt es das Phänomen des Gedächtnis auch im Unbewussten. Allerdings sind Adaptationsprozesse davon abzugrenzen (Anpassungen eines Sollwertes). Häufig wird unter dem unbewussten Gedächtnis alle Zusatzinformation eines Ereignisses oder Zustandes verstanden, die nicht bewusst abrufbar ist (z.B. parallel stattgefundene Emotion). Die Inhalte sind damit qualitativ den bewussten gleichgesetzt und unterscheiden sich nur über die Möglichkeit willentlich erinnert zu werden.

8.2 Was versteht man unter Emotionen?

Ganz allgemein stellt die Emotion in der abendländischen Tradition eine bewusste sinnliche Regung der Seele dar, die sich in unterschiedlichen Affekten ausdrückt (passiones animae). Diese können als angenehm (Lust) oder unangenehm (Unlust) eingestuft werden.

Platon nennt vier Kategorien von Affekten (Lust, Leid, Begierde, Furcht), Aristoteles charakterisiert elf Affekte (Begierde, Zorn, Furcht, Mut, Neid, Freude, Liebe, Hass, Sehnsucht, Eifersucht, Mitleid).

Im Mittelalter unterscheidet Thomas von Aquin in einem singulär entwickelten Denkansatz zwei große Gruppen: zu den begehrenden Affekten zählt er Liebe und Hass, Sehnsucht und

Abscheu, Lust und Trauer, zu den überwindenden Hoffnung und Verzweiflung, Furcht und Kühnheit, sowie Zorn.

Descartes beschreibt sechs Grundformen (Freude, Hass, Liebe, Trauer, Verlangen, Bewunderung), die in zahlreichen Zwischenformen miteinander kombiniert werden können. Spinoza reduziert auf drei Grundaffekte: Freude, Trauer und Verlangen.

In der Romantik spricht Carus von der Welt der Gefühle oder vom Gemüt, dem man orientierend vier Grundregungen (Freude, Trauer, Liebe, Hass) wie ein Koordinatensystem zuordnet.

In der modernen Psychologie gibt es verschiedene Einteilungen, wobei besonderes Augenmerk auf der Findung von Primäremotionen/ Basisemotionen liegt. Diese Herangehensweise wird jedoch sehr kritisch diskutiert. Häufig findet man folgende sechs Primäremotionen: Liebe, Freude, Überraschung, Ärger, Trauer, Angst.

Versucht man die für verschiedene Emotionen verwendeten Wörter (weit über 100!) nach ihrer Zusammengehörigkeit einzuteilen, so ergeben sich in der Regel 10-12 Klassen (die hier vorgestellten Klassen werden mit jeweils einem Wort genannt, wenngleich eine Fülle von verschiedenen Schattierungen vorhanden sein können): Abneigung, Aggression, Angst, Freude, Lust, Mitgefühl, Neid, Sehnsucht, Traurigkeit, Unruhe, Verlegenheit, Zuneigung. Zu der Klasse ,Angst' gehören z.B. Entsetzen, Panik, Schreck, Verzweiflung, Furcht, Hysterie und Schock. Interessant ist die Ähnlichkeit der sprach-empirisch zusammengestellten Gruppen mit den von Thomas von Aquin genannten moral-philosophisch eingeteilten Gruppen.

Die Emotionen lassen sich von verschiedenen anderen Bereichen abgrenzen:

- *Motivationen (Triebe). Die homöostatischen Triebe (Durst, Hunger, Schlaf, Temperaturerhalt) werden mit Sollwerten der körperinneren Homöostase beschrieben, die nicht-homöostatischen Triebe (Sexualität, Bindungsbedürfnis, Entdeckerdrang) haben eine überwiegend pränatale Prägung.*

- Stimmung (Gemütsverfassung). Sie besteht über einen längeren Zeitraum. Man unterscheidet eine Grundstimmung, die zu den Persönlichkeitsmerkmalen zählt, von verschiedenen Stimmungslagen, die oft unbewusst die Wahrnehmung und das Handeln beeinflussen.

Folgende Schlüsselaspekte charakterisieren alle Emotionen: es sind Zustände, bei denen immer eine leibliche Komponente beteiligt ist und ebenso das interpretierende Bewusstsein affektiert wird. Es sind spontane Energiebewegungen im Körper, die wir, indem wir sie wahrnehmend deuten, entweder zulassen oder unterdrücken. Emotionen hängen eng mit der Umgebung zusammen (Situationsbezug); es zeigen sich deshalb nicht selten Gruppenphänomene (gleichartige Emotionen bei unterschiedlichen Menschen in Interaktionen).

Während Emotionen oft im Kontext der Bewertung betrachtet werden, und damit eine Kategorisierung in gut oder schlecht erfolgt, wird der qualitative Aspekt sehr viel seltener berücksichtigt (z.B. bemerkt man die auftretenden Gefühle überhaupt). Emotionen sollen im folgenden (Frage 8.5-8.7) auf drei verschiedenen Ebenen beschrieben werden: der physiologisch-humoralen, der motorisch-verhaltensmäßigen und der subjektiv-psychologischen Ebene. Phänomenologisch lassen sich verschiedene Aspekte der Ebenen zueinander in Beziehung setzen, ohne dass dabei jedoch die einzelnen Prozesse erschöpfend auf eine Ebene reduzierbar sind.

8.3 Was versteht man strukturell unter dem Limbischen System?

Der Begriff des Lobus limbicus wurde von Paul Broca als topographische Bezeichnung für eine Gruppe von telencephalen Rindenabschnitten eingeführt, die wie ein Band um den Balken liegen: dazu zählen der Gyrus cinguli des Frontal- und Parietallappens (mit der rostral gelegenen Area subcallosa) und der Gyrus parahippocampalis des Temporallappens (mit dem rostral gelegenen Uncus).

Unter evolutiven Aspekten grenzt der Lobus limbicus als Teil der neocorticalen Strukturen (Neopallium) an den Archicortex (Archipallium), der das Indusium griseum und die Hippokampusformation umfasst. Als dritten telencephalen Rindenanteil gibt es noch das Palaeopallium (Riechhirn), das aus Bulbus olfactorius, Tractus olfactorius und Area präpiriformis besteht.

Obwohl der Begriff ‚limbisches System' in der Forschung und Klinik verwendet wird, gibt es keine klare Definition der dazugehörigen Strukturen. Übereinstimmend werden bestimmte telenzephale Regionen (innerer Bogen: Hippokampus mit Fornix, Septumregion, Gyrus paraterminalis; äußerer Bogen: Gyrus parahippocampalis, Gyrus cinguli, Area subcallosa, Indusium griseum mit Striae longitudinales) und das Corpus amygdaloideum, sowie aus dem Dienzephalon die Corpora mammillaria und der Nucleus anterior thalami genannt.

Ergänzend findet man gelegentlich weitere Kerngebiete aus dem Dienzephalon (Nucleus habenularis, weitere Thalamuskerne) und Mesenzephalon (Nuclei interpedunculares, Nuclei tegmentales).

Hippokampus. Diese komplex aufgebaute Großhirnrinde findet sich eingestülpt im medialen Temporallappen so, dass sie von außen nicht sichtbar ist. Besonders rostral zeigt diese Einstülpung zehenartige Fortsätze (Pes hippocampi), nach kaudal ist sie glatt begrenzt, wird schmal und geht am hinteren Rand des Balkens in das Indusium griseum über. Die großen wegführenden Axone bündeln sich nach mediodorsal und bilden die Fimbriae hippocampi, die sich zu den Crura fornicis nach kaudal bündeln. Diese überdecken teilweise den medial gelegenen Gyrus dentatus, in den von kaudal die Striae longitudinales hineinziehen. Weitere Afferenzen kommen aus der Area entorhinalis (s.u.) und aus dem Thalamus dorsalis. Anhand eines Frontalschnittes lässt sich die Hippokampusregion in sechs Abschnitte einteilen: vom Gyrus parahippocampalis kommend bildet sich zunächst das Subiculum, eine aus vielen Pyramidenzellen bestehende Ansammlung, die insbesondere die Axone des Fornix bilden (Efferenzen). Es schließt sich das Cornu ammonis an, das sich in vier Abschnitte gliedert (CA1 – CA4) und ebenfalls überwiegend aus Pyramidenzellen besteht, deren Fortsätze in den Fornix ziehen. Die Region CA4 wird c-förmig vom Gyrus dentatus umhüllt, der eine dichte Schicht von Körnerzellen aufweist. In diesem Bereich findet auch noch im Erwachsenenalter Neurogenese (Neubildung von Neuronen) statt. Die Körnerzellen bilden ein Moosfasergeflecht zu den Pyramidenzellen im Ammonshorn (CA3 und CA4), das besonders viel Zink enthält und als Transmitter Glutamat verwendet.

Septumregion. Sie besteht aus dem gliösen Septum pellucidum, der Trennschicht zwischen den beiden Vorderhörnern der Seitenventrikel, und dem Septum verum, Kerngruppen die als Gyrus paraterminalis kaudal an die Area subcallosa angrenzen. Die Neurone stehen in enger Beziehung zum Hypothalamus und sind sensitiv für Steroidhormone. Der mediale Anteil vermittelt mehr vom Hirnstamm zum Hippokampus und Kortex, während der laterale Anteil absteigende Verbindungen vom Hippokampus zum Hirnstamm moduliert.

Gyrus parahippocampalis. Die an den Hippokampus angrenzende Hirnwindung im Temporallappen, in der sich die Area entorhinalis (Area 28 nach Brodmann) befindet. Diese verschaltet Informationen aus den Riechzentren, dem Vorderhirn und verschiedenen neokortikalen Bezirken zum Hippokampus und den telenzephalen Basalganglien (Mandelkernkomplex, Striatum, Nucleus accumbens).

Gyrus cinguli. Diese Hirnwindung liegt an den medialen Flächen des Telencephalons oberhalb des Balkens und ist besonders rostral durch eine deutliche Primärfurche (Sulcus cinguli) von der übrigen Großhirnrinde abgefurcht. Im Parietallappen ist der Sulcus cinguli kaum vorhanden. Die rostral gelegene Area cingularis anterior (Area 24 nach Brodmann) erhält Informationen aus dem Hippocampus, dem Mandelkernkomplex, der Septumregion und dem Thalamus und projiziert zu motorischen Regionen der Großhirnrinde, zu den Basalganglien und zum Kleinhirn. Die kaudal gelegene Area cingularis posterior (Area 23 nach Brodmann) zeigt Verbindungen zu den sensorischen Systemen.

Area subcallosa. Sie liegt im Frontallappen unterhalb des Balkens als Fortsetzung des Gyrus cinguli. Man vermutet hier eine Verschaltung olfaktorischer Signale (Stria olfactoria medialis), die über die Striae longitudinales zur Hippocampusformation weitergeleitet werden.

Indusium griseum. Eine dünne Schicht grauer Substanz, die auf dem Balken zwischen den Striae longitudinales liegt und den rudimentären Teil der die beiden Hemisphären verbindenden telenzephalen Rinde darstellt.

Corpus amygdaloideum. Der Mandelkernkomplex liegt als telenzephale Kerngruppe im Temporallappen, rostral der Cauda des Nucleus caudatus. Er wird in drei Kerngruppen unterteilt: die oberflächliche Gruppe steht in enger Beziehung zu olfaktorischen Regionen, die laterobasale Gruppe zu großen Teilen der Kortex und die zentromediale Gruppe zum Hypothalamus und Hirnstamm.

8.4 Welche Argumente unterstützen die Parallelisierung von Limbischem System, Gedächtnis und Emotionen?

Eine Reihe von klinischen Beobachtungen an isolierten Schädigungen und an spezifischen Stimulationssituationen (funktionelle Bildgebung) in den wichtigen Zentren des limbischen Systems weisen darauf hin, dass diese eine große Bedeutung bei der Konsolidierung von Gedächtnisinhalten und bei der Entstehung von Emotionen haben.

Ein klinisch besonders wichtiger Prozess, der sich im limbischen System abspielt, ist die Schmerzverarbeitung. Schmerz ist somit keine Sinneswahrnehmung, sondern eine Emotion!

Grundvoraussetzung für Erscheinungen des Lebendigen ist die Gedächtnisbildung. Diese kann in einen erhaltenen (genetische und epigenetische Information) und in einen erworbenen

Anteil untergliedert werden. Letzterer basiert auf den mit dem Sensorium aufgenommenen Inhalten, die in einem komplexen neuronalen Prozess sortiert und konsolidiert werden.

Experimentell zeigen besonders Neurone des Hippocampus eine ausgeprägte Fähigkeit zur Langzeitpotenzierung: sie reagieren bei wiederholtem Reiz mit lang anhaltenden Änderungen der synaptischen Übertragung. Transmitter ist hierbei Glutamat, das besonders über NMDA-Rezeptoren agiert. Die zeitliche Ausdehnung ermöglicht das Ausbilden von assoziativen Verbindungen und das Verbinden mehrerer zeitlich zunächst getrennter Ereignisse (z.B. eines Ablaufs).

Aus dieser physiologischen Beschreibung lässt sich erklärend herausarbeiten, dass Gedächtnisinhalte immer als Komplex gespeichert werden. Wird ein Detail dieses Komplexes abgefragt, erhält man als Antwort den gesamten Komplex.

Dieses Phänomen wird bei modernen lerntheoretischen Ansätzen bewusst eingesetzt; ebenso ist es wichtig bei der psychoanalytischen Arbeit.

Die Bahnverbindungen des Mandelkernkomplexes prädestinieren diese Region für eine Verknüpfung der verschiedenen Ebenen, die bei der Emotion angesprochen werden: die zentromediale Kerngruppe kommuniziert mit den vegetativen Zentren im Hirnstamm und Hypothalamus, die laterobasale Kerngruppe steht in enger Verbindung zum Frontallappen, zu übergeordneten somatomotorischen Regionen und zu vielen sensorischen Regionen, die oberflächliche Kerngruppe zeigt eine besonders intensive Verbindung zum olfaktorischen System.

Funktionelle Beschreibungen parallelisieren die drei Gruppen: zentromedial steht der vegetative Tonus (besonders Sexualität) im Zentrum, laterobasal die gefühlsmäßige Signifikanz (Selbstverteidi-

gung) und oberflächlich die emotionale Kontrolle und Erinnerung (in Bezug auf die Nahrungssuche und Nahrungsaufnahme).

Unter dem Blickwinkel der Emotion als wichtiger Unterstützung für die Kommunikation mit der Umwelt und mit Artgenossen zeigen sich drei elementare Einheiten, die beeinflusst werden: Selbsterhalt auf körperlicher Ebene (besonders Nahrungsaufnahme und Erkennen von potentiellen und realen Gefahren), Selbsterhalt in der Gruppe (Eingliederung in eine Hierarchie) und Arterhalt (Steuerung des Sexualverhaltens).

Schmerz ist eines der wichtigsten Gefühle, die einen Handlungsbedarf signalisieren, so auch die Notwendigkeit einen Arzt aufzusuchen. Die Vielzahl der Beschreibungen von Schmerz zeigt, dass es sich nicht um eine Sinneswahrnehmung im Kontext des Sensoriums handeln kann. Gerade die nicht somatisch gebundenen Formen (z.B. Phantomschmerz) unterstreichen dies.

Schmerz besteht immer aus verschiedenen Teilaspekten:

- auf der physiologischen Ebene lassen sich qualitative Aspekte verschiedenen Lokalisationen zuordnen. Der somatische Schmerz gliedert sich in den Oberflächenschmerz (Haut) und den Tiefenschmerz (Bindegewebe, Muskel, Knochen, Gelenke). Dem gegenüber steht der viszerale Schmerz aus den Eingeweiden.

Historisch tradiert wird von polymodalen Nozizeptoren gesprochen, die auf mechanische, thermische und chemische Reize reagieren und in nahezu allen Geweben vorkommen. Unter physiologischen Bedingungen sind sie ‚stumm‘; sie reagieren nur auf pathophysiologische Veränderungen (der logische Fehler dieser Argumentation: physiologisch und pathologisch sind fließend ineinander übergehende Zustände, die von uns willkürlich festgelegt werden. Der Körper hat hier keine wirkliche

Trennschärfe!). Es wird zwischen dünn markhaltigen und marklosen Nervenfasern für die Nozizeption unterschieden. Sie sollen peripher verschiedene Neuropeptide freisetzen und so eine lokale Entzündungsreaktion als Antwort auf noxische Reize unterstützen (die Entzündung als Schmerzauslöser würde sich so selbst erhalten – als biologisches Schutzprogramm nicht besonders logisch!).

Jede Veränderung im Gewebe kann, muss aber nicht als Schmerz erlebt werden. Insofern ist eine ‚Objektivierung' im Sinne der quantitativen Bestimmung von Veränderungen als schmerzauslösend mit physiologischen Parametern nicht möglich.

- auf der motorisch-verhaltensmäßigen Ebene zeichnet sich der Schmerz durch bestimmte Bewegungsmuster aus, die eine nach innen gerichtete Aufmerksamkeit als Grundthema haben. In der Mimik ist dies ein Verschließen des Sensoriums: schließen der Augenlider, Zusammenkneifen der Lippen bzw. der Zähne. Bei der Atmung ist dies entweder ein Anhalten der Atmung oder ein langsames geräuschvolles Lufteinziehen. Je nach einstudiertem Schmerzverhalten kommt es auch zu einem Schmerzschrei, der sich jedoch erst als Entspannungsmoment an die angespannte Erstreaktion anschließt. Der Körper tendiert zu einer eingerollten Körperhaltung (Krümmung, Kopfneigung). Wird ein äußeres Agens als Schmerzauslöser identifiziert, wird eine abwendende Bewegung durchgeführt (Flucht- bzw. Schutzreflex). Diese Bewegung kann je nach Intensität der Schmerzempfindung sehr unterschiedlich sein.

Die reflektorische Komponente im Sinne eines Schutzreflexes kann auch unabhängig von der Schmerzempfindung ausgelöst werden (z.B. während des Schlafes oder unter Narkose). Da sie ein spinales Phänomen darstellt, findet sie auch bei dezerebrierten Zuständen statt (z.B. Hirntod).

- auf der subjektiv-psychologischen Ebene lässt sich apparativ mit der subjektiven Algesimetrie die Schmerzschwelle, die Schmerztoleranzschwelle und die Schmerzintensität individuell bestimmen.

Bei der objektiven Algesimetrie werden nicht die Aussagen des Probanden, sondern evozierte Hirnrindenpotentiale als Parameter erfasst. Diese variieren jedoch auch individuell.

Für die Bewertung eines Schmerzes ist immer der Vergleich mit Erlebnissen aus der Vergangenheit nötig. Ein wesentlicher Faktor ist hierbei auch das soziokulturelle Umfeld und dessen Umgang mit der Emotion Schmerz.

Im Rahmen des Schmerzgedächtnisses wird das komplexe Zusammenspielen aller drei Ebenen als Bildeinheit gespeichert. Wird ein ähnlicher Zustand auf nur einer Ebene real wiederholt, können die anderen Ebenen aus dem Gedächtnis ergänzt werden und die Emotion Schmerz als Gesamtphänomen generieren.

Auf der physiologischen Ebene ist dies eine Veränderung des Gewebes, auf der motorischen Ebene das einnehmen einer ‚Schmerzhaltung' (verzerrte Mimik, gekrümmte Rumpfstellung), auf der kognitiven Ebene das sinnliche Wahrnehmen eines solchen Zustandes (besonders über Sehen und Hören) oder die bewusste Vorstellung einer Situation.

8.5 Was passiert auf der physiologisch-humoralen Ebene der Emotionen?

Emotionen sind eng mit dem viszeralen Regulationssystem verknüpft. Es kommt dabei zu spezifischen komplexen Veränderungen der vegetativen Regelgrößen, die jeweils für eine Emotion charakteristisch sind. Dabei sind nicht nur bewusst wahrnehmbare Anteile des Regulationssystems angesprochen (z.B. Herzfrequenz, Atmung, Schweißausbruch), sondern auch die unbewussten Größen (z.B. Blutdruck, Blutzuckerspiegel).

Spezifisch findet man z.B. bei der Angst erweiterte Pupillen, erhöhte Herzfrequenz und stärkerer Pulsschlag, flache und schnelle Atmung, gehemmte Blasen- und Darmtätigkeit. Traurigkeit kann zur Tränenproduktion führen, zum Erblassen und zu erniedrigter Körpertemperatur. Ekel kann Übelkeit, Erbrechen und Schweißausbruch auslösen. Schuld ist durch Erröten, Schwitzen, erhöhte Temperatur und Magenverstimmung geprägt.

Allgemein formuliert beeinflussen die Emotionen den Körper in zwei Ebenen: zum einen die Modulation der Erregbarkeit, zum anderen die Schwingungsfähigkeit (Häufigkeit von Schwankungen).

Ein weiterer Ansatz auf der physiologisch-humoralen Ebene ist die Beschreibung der Hirnfunktion während verschiedener Emotionen (neurologischer Ansatz). Hierbei zeigen sich typische aktivierte Bereiche verschiedener Regionen und Abschnitte des Gehirns. Inter- und intraindividuelle Schwankungen limitieren jedoch die Aussagekraft dieser Befunde und lassen keine echte Strukturierung oder Gruppenbildung von verschiedenen Emotionen zu.

Diesen Verlust an Klarheit erkennt man auch an Aussagen führender Neurowissenschaftler, wenn sie das Wesen des Gefühls in zahlreichen Veränderungen von Körperzuständen, die in unzähligen Organen durch Nervenendigungen hervorgerufen werden, beschreiben. Eine solche Aussage hilft weder bei der phänomenologischen Klärung von Emotionen noch bei dem Versuch einer wissenschaftlichen Einordnung. Die Betrachtung der Leitungsbahnen (Nervensystem) ist somit für die Fragestellung nicht ergiebig.

8.6 Wie lässt sich die motorisch-verhaltensmäßige Ebene der Emotionen fassen?

Die sensomotorischen Systeme werden in typischer Weise von den Emotionen eingefärbt. Neben einer mehr generalisierten Tonusverschiebung (erhöhter Muskeltonus bis zur Muskelstarre bei Angst, Furcht und Schrecken; verminderter Muskeltonus bei Traurigkeit) zeigen sich die Emotionen besonders ausgeprägt in der Mimik, aber auch in typischen Bewegungen. Die Stärke der Emotion lässt sich dabei mit der Deutlichkeit der Bewegungsmuster korrelieren.

Der emotionale Ausdruck wird für andere am stärksten durch die Mimik erkennbar, an zweiter Stelle durch Körperbewegungen und erst an dritter Stelle über die Stimme.

Paul Ekman entwickelte ein ‚Facial Action Coding System' zur Emotionserkennung.

Freude. Als mimischer Ausdruck sind die Mundwinkel angehoben, gleichzeitig die Augenlider leicht seitlich angespannt (Bildung von

Lachfalten am lateralen Lidrand). Das Lachen kann von einem stillen Lächeln bis zum Freudenschrei variieren. Die Aktivität der rechten Körperseite ist stärker als die der linken. Besonders die Strecker-Motorik ist aktiviert, was zu einem Aufspringen, Hüpfen bzw. Arme in die Luft strecken führt. Beim Phänomen der inneren Freude erkennt man eine Entspannung der Gesichtsmuskulatur; auch die gesamte Körpermotorik ist dezent.

Ärger/ Wut. Insbesondere die Augenbrauen sind hier zusammengezogen und zur Nase gedrückt. Diese erregende motorische Komponente ist durch das Zusammenbeißen der Zähne bei leicht geöffneter Lippe (gefletschte Zähne) ergänzt. Motorisch sind besonders die Beuge-Muskeln aktiviert (Buckelbildung als ob man los springt, Hände zur Faust geballt.

Ekel/ Aversion. Die Mimik kann hier zweierlei ausdrücken: der Mund ist entweder leicht offen, die Zunge mehr oder weniger stark in die Breite geführt und herausgedrückt (wie zum Erbrechen: Entfernen des erregenden Agens), oder zusammengepresst und der Kopf nach hinten geschoben (Verhindern des Eindringens). Die Augen sind leicht geschlossen (Abschottung gegen den auslösenden Sinnesreiz). Der Körper ist entweder gekrümmt oder abwendend gedreht.

Angst/ Furcht/ Schrecken. Die erhöhte Wachsamkeit und Fluchtbereitschaft zeigt sich mimisch in weit geöffneten Augenlidern, die entweder einen Gegenstand fixieren oder suchend umherblicken. Der Mund ist leicht geöffnet und unbeweglich. Der erhöhte Tonus kann zu einem Zittern führen, das sich in der Mimik bis zum Zähneklappern steigern lässt. Der Körper versucht sich abzuwenden, kann jedoch durch eine Übererregung vollständig blockiert werden (Starre).

Trauer. Der generell verminderte Tonus führt zu einem Herabhängen der Augenlider, Augenbrauen und der Mundwinkel. Auch die Körperhaltung ist schlaff und leicht gebeugt.

Überraschung. Etwas Unerwartetes weckt zunächst die Aufmerksamkeit, was sich in geöffneten Augenlidern (eventuell nach oben gezogene Augenbrauen) und einer gesteigerten Bewegungsbereitschaft zeigt. Bei unangenehmer Interpretation ähnelt die Motorik der Angst, bei angenehmer Interpretation entlädt sich die Spannung individuell variabel (Lachen, Erröten, Zucken etc.). Typisch ist hier die Zweiteiligkeit der motorischen Reaktion.

Die Verachtung wird von Ekman als Basisemotion angesehen, andere verstehen sie jedoch als Mischung zwischen Ekel und Ärger. Die Mundwinkel werden aktiv nach unten gezogen bei Anspannung der Oberlippe, das obere Augenlid wird bewusst nach unten gedrückt. Die Körperhaltung ist abweisend. Die Scham, nicht Teil der Basisemotionen von Ekman, ist durch eine charakteristische Mimik differenzierbar: zu Boden blicken mit gleichzeitigem Erröten und Herzklopfen, scharrende Bewegungen die eine Unterwürfigkeit signalisieren.

Zusammenfassend ist die motorisch-verhaltensmäßige Ebene der Bereich, der Emotionen einem anderen mitteilen und miterleben lassen kann.

8.7 Welche Ansätze umfasst die subjektiv-psychologische Ebene der Emotionen?

Es gibt kaum einen größeren Wortschatz als für die Abstufungen von Emotionen:

Abscheu, Angst, Anhänglichkeit, Antizipation, Arroganz, Aufregung, Bedauern, Befriedigung, Begeisterung, Beleidigung, Besorgnis, Bewunderung, Bosheit, Böswilligkeit, Eifersucht, Einsamkeit, Eitelkeit, Empfindlichkeit, Empörung, Enthusiasmus, Entrüstung, Entsetzen, Enttäuschung, Entzücken, Erregung, Feindseligkeit, Freude, Freundschaft, Fröhlichkeit, Genuss, Gier, Gleichgültigkeit, Glück, Gram, Güte, Hass, Herzlichkeit, Hoffnung, Humor, Interesse, Kummer, Langeweile, Leidenschaft, Liebe, Mitgefühl, Mitleid, Neid, Neugier, Niedergeschlagenheit, Nostalgie, Panik, Patriotismus, Rache, Raserei, Reizbarkeit, Reue, Sarkasmus, Schadenfreude, Scham, Schamlosigkeit, Schmerz, Schüchternheit, Schuld, Selbstbewunderung, Selbstzufriedenheit, Sentimentalität, Sorge, Staunen, Stolz, Tobsucht, Traurigkeit, Ungeduld, Unsicherheit, Unzufriedenheit, Verachtung, Verbitterung, Verdruss, Verlegenheit, Verliebtheit, Verwirrung, Verzagtheit, Verzweiflung, Wissbegier, Wut, Zärtlichkeit, Zerknirschung, Zweifel, etc.

Auslöser für das Erleben von Emotionen haben immer ihren Ursprung in der Sinnesebene (dem Sensorium als Ganzes). Dieses kann entweder von außen oder von innen angesteuert werden: Emotion ist damit nicht nur ein Ausgeliefertsein eines Reizkomplexes aus der Umwelt sondern kann auch aktiv erzeugt werden (z.B. durch Einnahme einer bestimmten Position). Für das Bewusstsein entscheidend ist die auf den Auslöser folgende Introspektion (Erlebnismitteilung). Letztere wird in zwei Dimensionen (angenehm-unangenehm und erregend-deaktivierend) erlebt.

8.8 Kann man Emotionen noch ganz anders erfassen und beschreiben?

In der Psychopathologie werden Veränderungen von Emotionen auf verschiedenen Ebenen betrachtet:

- gestörtes Erleben (zu wenig, zu stark, verändert)

- veränderte Auslösbarkeit (zu rasch, zu gering)

- gestörte Kommunikation (zu gering, zu stark, unpassend)

- kognitive Fixierung

Die Veränderungen dienen dabei zur Erhebung eines Befundes im Rahmen der Diagnostik; teilweise werden Emotionen auch therapeutisch eingesetzt (z.B. flooding im Rahmen der Verhaltenstherapie).

Die große Bedeutung der Emotionen im Zusammenhang mit therapeutischen Strategien wurde besonders von Servan-Schreiber herausgearbeitet, der 2003 sieben Aspekte als ‚Neue Medizin der Emotionen‘ zusammenfasste:

1. Kohärenz zwischen Herz und Hirn: durch Konzentration auf einen gleichmäßigen Puls wird die Gehirnfunktion stabilisiert (z.B. Meditation oder Atemtraining)

2. Die Neuro-emotionale Integration durch Augenbewegung nach Shapiro kann verschüttete Emotionen effektiv aufdecken und lösen.

3. Einsatz von Licht (Erweiterung des Tagesrhythmus; dabei auch die Bedeutung des Schlafes)

4. Akupunktur als körperlicher Stimulus, der den Geist über den Körper anregt

5. achtsame Ernährung (z.B. Omega-3-Fettsäuren) und ausreichendes Trinken

6. Bewegung: laufen lockert die Gedanken – nicht die Dauer, sondern die Strecke ist dabei entscheidend; die Anstrengung soll moderat sein, sodass man noch sprechen kann; auch andere formen von regelmäßiger Gymnastik können helfen

7. bewusste emotionale Kommunikation (zuhören und einfühlen)

Bei diesem Ansatz der Betrachtung von Emotionen geht es also nicht in erster Linie um die Qualität, sondern um die sinnvolle Integration und das Lösen von falsch gespeicherten Emotionen. Die Rahmenbedingungen für Emotionen sollen stabilisiert werden.

9. Kapitel. Bewusstsein und Großhirnrinde

9.1 Welche Voraussetzungen ermöglichen die Entwicklung eines Bewusstseins?

Es gibt verschiedene Bedeutungen des Begriffs Bewusstsein:

In der Philosophiegeschichte fokussiert Descartes mit dem Begriff ‚conscientia' die engere Nomenklatur, die sich aus dem ‚Geist'-Begriff der Antike und der antiken Bedeutung von ‚conscientia' als Bewusstsein und Gewissen herleitet. Dennoch bleibt der Begriff vage und ohne einheitliche Definition. So schwanken philosophische Aussagen zwischen den Extremen bei der Wesensbestimmung, dass alles ein Bewusstsein unterschiedlicher Formen ist (z.B. Berkeley) und dass es das Bewusstsein als solches nicht gibt (z.B. Ryle). Auch die Seinsbestimmung wird darauf bezogen: das Bewusstsein leitet sich aus dem Sein ab (z.B. Marx), bzw. das Sein kann nicht ohne vorheriges Bewusstsein gedacht werden (z.B. Hegel).

Innerhalb des Bewusstseins wird spätestens seit Kant ein empirisches (individuelles) von einem transzendentellen (übergeordnetem) Bewusstsein unterschieden.

Das empirische Bewusstsein ist dabei in weitere Stufen unterteilbar. Bin ich mir meines Bewusstseins bewusst, ist das bereits eine andere Stufe (in diesem Fall Selbstbewusstsein). Bewusstsein ist somit inhaltlich nicht determiniert, sondern lässt sich entwickeln und verändern.

Bewusstsein wird eng mit der Sprache assoziiert. Es ist damit ein im sozialen Umfeld entstehendes Phänomen (z.B. Pöppel), was intentional auf etwas gerichtet ist (z.B. Brentano, Husserl, Heidegger).

Aufgrund folgender Beobachtungen wird die Tätigkeit des menschlichen Bewusstseins im biomedizinischen Kontext auf das Gehirn projiziert: Bewusstsein 'erlischt' im Schlaf, lässt sich durch spezifische neurogene Medikamente ab- und anschalten, 'bildet' sich irgendwann nach der Befruchtung, hat sich im Lauf der Evolution 'entwickelt' und 'erlischt' mit dem Tod des menschlichen Gehirns. Um die komplexen Phänomene während des Schlafs zu beschreiben, spricht man heute gerne vom Wach- und vom Schlafbewusstsein.

Im medizinischen Kontext ist Bewusstsein ein Zustand den man hat und gleichzeitig ist (lebt). Die Erfahrbarkeit und die Kommunizierbarkeit dieses Zustandes hängen von bestimmten Funktionen ab, die sich aus der menschlichen Struktur ablesen lassen. Ein wesentlicher struktureller Bereich ist dabei die Großhirnrinde, die jedoch nicht allein das Bewusstsein darstellen kann, sondern des gesamten übrigen Körpers als Sensoren und Effektoren bedarf.

Roman Bauer spricht in diesem Zusammenhang von einer Einheit mit neuro-psychischem Doppelaspekt, ähnlich dem Welle-Teilchen-Phänomen der Physik. Bewusstsein steht somit in dem Dilemma, nicht wissenschaftlich erklärbar und dennoch existent zu sein. Er definiert Bewusstsein als ‚parametrische Eigenschaft des cerebralen Neuronenfeldes, wenn dieses im Betriebszustand der alpha und beta Aktivität ist.'

9.2 Gibt es verschiedene Bewusstseinszustände?

Es scheint, als ob man verschiedene Zustände des Bewusstseins auf einer zweidimensionalen Skala unterscheiden kann, wobei der natürliche Zustand linear gedacht wird und die pathologischen Veränderungen aus dieser Kette heraustreten. Die lineare Darstellung unterscheidet folgende Zustände: Tiefschlaf (3 Stadien) – Traumschlaf – Wachschlaf – Wachsein – gesteigertes Wachsein. Wegweisend für die unterschiedlichen Zustände ist das Elektroenzephalogramm (EEG) und die dadurch sichtbar werdenden Summenfrequenz.

Die Schlafphasen finden beim gesunden Menschen immer in derselben Reihenfolge statt, Die ersten 3 Zyklen, die jeweils mit einer REM-Schlaf-Phase enden und etwa 1,5 Stunden pro Zyklus dauern, werden als Kernschlaf angesehen; sie sind für einen erholsamen Schlaf nötig. In der Regel finden 4-5 Zyklen in einem Nachtschlaf statt.

Das Einschlafen aus dem Wachbewusstsein hat einen eigene, charakteristischen Ablauf. Zunächst erreicht man das Schlafstadium 1, indem die α-Wellen des EEG im Wachzustand langsam verschwinden und durch ϑ-Wellen ersetzt werden. Subjektiv können hier Sinnesein-

drücke entstehen und man kann leicht erweckt werden. Am Ende des Stadium 1 sieht man im EEG Vertexzacken, die den Übergang in die eigentlichen Schlafstadien anzeigen. In dieser Phase kann es zu einzelnen Zuckungen der Muskulatur kommen. Man vermutet, dass sie durch die Umstellung der motorischen Kontrollsysteme bedingt sind.

Nach etwa 10-15 Minuten stellt sich das Schlafstadium 2 ein, das durch K-Komplexe und ß-Spindeln im EEG charakterisiert ist. Dieser leichte Schlaf stellt die Grundeinstellung während der gesamten Schlafzeit dar. Von diesem Niveau finden vertiefte Schlafeinheiten statt, die durch unterschiedlich ausgeprägte δ-Wellen im EEG charakterisiert sind (Schlafstadien 3 und 4; Tiefschlaf), und Traumschlafphasen, die durch Muskelzuckungen (besonders der äußeren Augenmuskeln; rapid eye movements = REM-Schlaf) ohne Auswirkung auf das EEG charakterisiert sind. Die Dauer der REM-Schlaf-Phasen nimmt dabei im Lauf der Nacht von 5-10 Minuten auf 20-30 Minuten zu.

Schlafstörungen. Bei der Insomnie unterscheidet man Einschlaf- und Durchschlaf-störungen. Diese können durch zahlreiche Faktoren zustande kommen (u.a. Aktivitätsniveau, Stress, Ernährung).Die Hypersomnie ist durch ein Übermaß an Schlafphasen auch während des Tages charakterisiert (Prototyp dieser Erscheinung ist die Narkolepsie).

Eine spezifische Störung stellt der Somnambulismus dar (Schlafwandeln). Hier kommt es zu motorischen Automatismen am Übergang vom Tiefschlaf (Stadium 4) zur Grundeinstellung (Stadium 2).

Wachschlaf ist der Zustand, in dem man sich befindet wenn man nicht schläft, aber seine Bewusstheit nicht einsetzt. Es ist ein Träumen mit offenen Augen, bei dem man sich ganz in seiner Vorstellungswelt aus Gedanken befindet. Dieser ‚chaotische' (im Sinne von rasch wechselnder) Zustand spiegelt sich im normalen EEG durch eine Vielfalt an kurzen Frequenzeinheiten von ‚ganz langsam' (0,5 Hz) bis ‚sehr schnell' (etwa 40 Hz) wieder. Bei geschlossenen Augen reduziert sich dieser Wechsel und es stellt sich ein überwiegender α-Wellen-Zustand ein. Da fast alle Menschen die meiste Zeit in diesem Zustand leben, nennt man ihn ‚Wachheit'.

Trance ist ein schlafähnlicher Zustand, bei dem die allgemeine Aufmerksamkeit und Wachheit herabgesetzt ist, jedoch fokussiert auf einzelne Bereiche auch eine geschärfte Aufmerksamkeit vorhanden ist. Durch diese Doppelbeziehung der Aufmerksamkeit kann dieser Zustand nicht durch ein EEG definiert werden.

Wachsein ist mit Aufmerksamkeit und der Beziehung zur Umwelt verbunden. In einem solchen Zustand findet man im EEG β- (und γ-) Wellen mit einer Frequenz zwischen 13 und 38 Hz. Nach neueren Einteilungen unterscheidet man niedrige β-Wellen (13-15 Hz), die mit einer entspannten, nach außen gerichteten Aufmerksamkeit assoziiert werden, mittlere β-Wellen, die bei hellwacher Aufmerksamkeit und Konzentration auftreten, und hohe β-Wellen (21-38 Hz), die bei Hektik, Stress und Angst beobachtet werden. Frequenzen zwischen 38 und 70 Hz werden als γ-Wellen bezeichnet und erscheinen in einem Zustand anspruchsvoller Tätigkeit mit hohem Informationsfluss (eine etwas vage Beschreibung!).

In der Klinik unterscheidet man quantitative und qualitative Bewusstseinsstörungen:

Quantitativ. Bei einer Benommenheit sind Denken und Handeln verlangsamt, bei der Somnolenz tritt eine Schläfrigkeit auf und beim Sopor liegt ein schlafähnlicher Zustand vor, aus dem man durch starke Reize erweckt werden kann. Die schwerste Form ist das Koma, das wiederum in vier Stadien unterteilt wird. Besonders in der Notfallmedizin dient die Glasgow Coma Scale zur schnellen Einstufung des Komas.

Qualitativ. Bei einer Bewusstseinstrübung kann das momentane Erleben nicht mehr adäquat vergegenwärtigt werden. Eine Einengung führt zu einer verminderten Ansprechbarkeit (Extremform: Autismus). Eine Bewusstseinsverschiebung kann in verschiedenen Ebenen stattfinden. Dazu zählt auch die Trance (s.o.).

Gesteigertes Wachsein ist ein Zustand, der in der Regel nur über bestimmte Schulungen erreicht werden kann (vgl. Frage 10.2). Gewisse Fähigkeiten treten auch bei einzelnen Menschen spontan auf. Durch die (zumindest teilweise) Beherrschung der Frequenzspektren können hier Synchronisationen erfolgen, die einem normalen Menschen als ‚Zauberei' erscheinen.

9.3 Welche Rolle spielt der Hirnstamm für das Bewusstsein?

Wachheit und Aufmerksamkeit als Voraussetzung für bewusstes Sein werden von verschiedenen Arealen des Hirnstamms wesentlich beeinflusst. Das Bewusstsein selbst hat jedoch mit diesen Abschnitten des Gehirns keine Wechselbeziehung.

Monoaminerge und cholinerge Zellgruppen der Formatio reticularis steuern den Wechsel zwischen Schlaf (vergleiche Frage 5.8) und Wachheit, somit die Bewusstseinslage. Sie werden als aufsteigend-retikuläres Aktivierungssystem (ARAS) zusammengefasst und erreichen sehr viele subkortikale Regionen sowie auch das Rückenmark. Ihre Funktion wird als unspezifische Aktivierung angesehen. Steigt diese Aktivierung zu stark an, wird der Thalamus und damit nahezu alle zum Gehirn aufsteigenden Bahnen gehemmt. Optimale Leistung wird somit bei mittlerer Aktivierung erreicht.

Für die selektive Aufmerksamkeit (gating) ist dagegen besonders der Nucleus reticularis thalami von Bedeutung. Dieser steht in Wechselbeziehung zur Großhirnrinde. Von dort (insbesondere aus dem präfrontalen Bereich) kommen auch die Signale, die selektiv einzelnen Informationen die Weiterführung zur Kortex ermöglichen. Dieses Kontrollsystem ist in seiner Kapazität limitiert, sodass nicht gleichzeitig einer Vielzahl von Reizen die gleiche erhöhte Aufmerksamkeit entgegen gebracht werden kann.

9.4 Wie arbeitet die Großhirnrinde?

Die Neokortex (Isokortex) zeigt in allen Bereichen zunächst einen gleichen Aufbau, der jedoch je nach Funktion eine unterschiedliche Dicke der einzelnen Schichten aufweist. Anhand der Form des Perikaryons unterscheidet man Pyramidenzellen, die etwa 85% aller Neurone ausmachen, zumeist Glutamat als Transmitter verwenden und deren Spitze zur Hirnoberfläche zeigt, von Interneuronen (zu denen Korbzellen, Kandelaberzellen, Doppelbuschzellen und bipolare Zellen gehören), deren Fortsätze in der Hirnrinde bleiben und die zumeist GABA als Transmitter verwenden.

Die Zellen sind nicht gleichmäßig verteilt, sondern bilden verschiedene Schichten (Laminae),bei denen die großen Pyramidenzellen zwei besonders markante Schichten (Lamina pyramidalis externa und interna) zeigen. Um diese herum sind die Körnerschichten angeordnet (Lamina granularis externa und interna, Lamina multiformis). Ganz oberflächlich (Lamina molecularis) und in die Tiefe (weiße Substanz) schließen sich Regionen an, in denen Nervenfortsätze aber kaum Perikaryen liegen.

In primär auf Afferenzen ausgerichteten Abschnitten findet man kaum große Pyramidenzellen, sodass man von einer granulären Kortex spricht. Demgegenüber weisen die efferenten Abschnitte viele große Pyramidenzellen auf (agranuläre Kortex). Im Gyrus praecentralis finden sich die größten Pyramidenzellen, die auch Betz-Rießenzellen genannt werden. Anhand der unterschiedlichen Dicke der Schichten entwickelten Korbinian und Brodmann 1909 eine Gliederung in verschiedene Regionen (Areae).

Neben dieser tangentialen Gliederung zeigt sich ein für die Funktion bedeutsamerer Aufbau der Isokortex in einzelne Module, die radiär (von oberflächlich in die Tiefe) angeordnet sind. Diese Zellsäulen sind etwa 30µm im Durchmesser und bestehen aus etwa 110 Neuronen, über alle Rindenschichten verteilt. Die Zellen eines Moduls werden als Gruppe aktiviert. Durch geeignete Interneurone werden benachbarte Module gehemmt, sodass man auch von rezeptiven Feldern mit lateraler Hemmung sprechen kann.

Führt man diese Analogie weiter, erscheint die Großhirnrinde als eigener Sensor, der durch die aus dem Körper weitergeleiteten Signale aktiviert und modifiziert werden kann. Über die primär vom Sensor detektierten Inhalte kann man zunächst nur spekulieren (siehe z.B. Frage 8.1 – feinstoffliche Felder).

Mehrere hundert der einzelnen Module werden funktionell als Makromodule (Durchmesser 500 - 1000µm) zusammengefasst. Diese nahe assoziative Verknüpfung erfolgt innerhalb der Großhirnrinde: über den Exner-Streifen in der Lamina molecularis, die Stria externa (äußerer Baillarger-Streifen) in der Lamina granularis interna und die Stria interna (innerer Baillarger-Streifen) in der Lamina pyramidalis interna. Die Verbindung zu weiter entfernt liegenden Modulen erfolgt über Fortsätze, die in der weißen Substanz verlaufen. Über Kommissurenbahnen wird dabei das kontralaterale Pendant angesteuert, über lange oder kurze Assoziationsfasern andere Moduleinheiten der gleichen Hemisphäre.

Kommissurensystem. Die größte Einheit formiert sich zentral am dorsalen Übergang zwischen den beiden Endhirnbläschen und bildet den Balken (Corpus callosum), der aus etwa 200 Millionen markhaltigen Nervenfasern besteht.

Man unterscheidet im Querschnitt ein rostral gelegenes Genu, das als Rostrum nach ventral ausläuft, in der Mitte den Truncus und kaudal das Splenium, das etwas dicker als der Rest ist. Da der Balken nicht die gesamte rostral-kaudale Länge des Gehirns einnimmt, bilden die Fasern der beiden Frontallappen eine ‚zangenartige' Biegung (Forceps minor bzw. Forceps frontalis), ebenso die Fasern des Okzipital- und Temporallappens (Forceps major bzw. Forceps occipitotemporalis).

Die klinische Bedeutung dieser Faserverbindungen konnte an Patienten studiert werden, bei denen zur Behandlung schwerer Epilep-

sien der Balken durchtrennt wurde (heute nicht mehr angewendet). Während alltägliche Verrichtungen ohne Störungen möglich waren, lies sich bei diesen ‚split-brain'-Patienten mit bestimmten Testverfahren zeigen, dass z.B. ein Sinneseindruck der linken Körperhälfte, der auf das rechte Großhirn projiziert, nicht benannt werden konnte, da keine Verbindung zum linkshirnigen Sprachzentrum bestand.

Der vordere Anteil des Temporallappens, insbesondere die beiden Mandelkerne, werden über die Commissura anterior verbunden. Diese zieht am Unterrand des Putamen entlang durch das Zwischenhirn (trennt dabei vom Pallidum einen ventralen Anteil ab) und liegt mittig unmittelbar rostral der Columnae fornicis.

Der Austausch von hippokampalen Informationen erfolgt über Verbindungen im Bereich des Fornix (Commissura fornicis bzw. Psalterium).

Topographisch eng am kaudalen Balken liegt die Commissura epithalamica (Commissura posterior), die jedoch funktionell zum Hirnstamm gehört und keine kortikalen Fasern enthält.

Assoziationssystem. Benachbarte Hirnwindungen werden über die Fibrae arcuatae breves, etwas weiter entfernt gelegene über die Fibrae arcuatae longae miteinander verbunden.

Innerhalb des Frontallappens bildet sich zusätzlich der Fasciculus orbitofrontalis, im Okzipitallappen der Fasciculus occipitalis verticalis.

Lange Assoziationsfasern verbinden die verschiedenen Hirnlappen einer Hemisphäre miteinander. Die Verbindung des Frontallappens mit allen anderen Abschnitten erfolgt dabei über vier Bahnsysteme: das

Cingulum unmittelbar im Gyrus cinguli dorsal des Balkens, der Fasciculus subcallosus ventral des Balkens und dorsolateral des Nucleus caudatus, der Fasciculus longitudinalis superior dorsolateral des Putamen an der Capsula externa und der Fasciculus frontooccipitalis inferior ventral an der Capsula externa. Zwischen Okzipital- und Temporallappen bildet sich zusätzlich der Fasciculus longitudinalis inferior und als direkte Verbindung zwischen Frontal- und Temporallappen bildet sich der Fasciculus uncinatus aus.

Trotz struktureller Gleichartigkeit, zeigen die beiden Hirnhälften sehr unterschiedliche Funktionen. Dieses Phänomen nennt man die Lateralisation der Großhirnrinde. Die Projektionsfasern sind dabei mit bilateral symmetrischen Rindenfeldern verbunden: die thalamokortikalen Bahnen des Sensoriums (primäre Sinnesfelder) und die primär efferenten Bahnen aus dem Gyrus praecentralis. Erst in den Sekundär- und Tertiärfeldern bildet sich eine funktionelle links-rechts Asymmetrie, bei der sich dynamische Knotenpunkte grob lokalisieren lassen.

Die häufige Lokalisationsübereinstimmung bestimmter Fähigkeiten kann diagnostisch genutzt werden, um bereits bei der klinischen Untersuchung eine Schädigung des Gehirns genauer einschränken zu können. Dabei ist jedoch eine ausführliche Anamnese notwendig, um den differenzierten Gebrauch des Gehirns mit zu berücksichtigen.

So verteilen sich z.B. beim Musikkonsumenten die aktivierten Zentren während des Anhörens von Musik ganz anders als bei einem professionellen Musiker oder bei einem Komponisten, der die Musik ‚in Gedanken' hören kann.

Das dynamische Konzept der Knotenpunkte ist bei der Rehabilitation nach Schädigung ein wichtiger Aspekt. Durch Training lässt sich

an einer anderen Stelle eine Funktion wiederherstellen, selbst wenn die zunächst angelegte Region nicht mehr funktioniert.

Die Bearbeitung von Informationen zielt auf der linken Großhirn-hemisphäre mehr auf eine Analyse hin und wird sequentiell durchge-führt. Dadurch entstehen Klassifizierungen, Ursache-Wirkungsbeziehungen und die Entwicklung logischer Ketten. Die rechte Großhirnhemisphäre zielt demgegenüber mehr auf eine Synthese und verarbeitet die Informationen analog. So entstehen ganzheitlich ge-formte Gestalten, Ähnlichkeitsbeziehungen und Gesamteindrücke.

Eine detaillierte Messung von komplexen Aktivitäten ist im Gehirn nicht möglich. Allerdings lässt sich die kollektive elektrische Tätigkeit der Hirnrinde über Potentialschwankungen auf der Kopfhaut ableiten (Elektroenzephalographie; EEG).

Auch die durch die Bewegung entstehenden Magnetfelder lassen sich mit modernen Messmethoden darstellen (Magnetoenzephalogra-phie; MEG). Dieses aufwändige Verfahren kann Aktivitätsquellen mit einer Genauigkeit bis zu 2 mm räumlich auflösen.

Im wachen Ruhezustand (Entspannung, geschlossene Augen) zeigt sich ein Grundrhythmus zwischen 8 und 13 Herz, der als α-Wellen be-zeichnet wird. Bei Sinnes- oder Geistestätigkeit wird der α-Rhythmus blockiert und durch höherfrequentere β-Wellen (15-30 Herz) ersetzt. Dies findet insbesondere in den Regionen der jeweiligen Sinnesbereiche statt (desynchronisiert). Bei Lernprozessen oder erhöhter Aufmerksam-keit können auch Frequenzen über 30 Herz auftreten (γ-Wellen). Eine synchronisierte 40-Herz-Aktivität wird dabei im Zusammenhang mit dem ‚binding' bei der Gedächtnisbildung diskutiert.

9.5 Wie kann die Großhirnrinde zum Bewusstsein beitragen?

Aus der großen Vielzahl kortikaler Neurone konnten bisher einige wenige genauer charakterisiert werden, die möglicherweise Schlüsselpositionen bei der Bewusstseinsbildung haben.

Spindelneurone (von-Economo-Neurone). Diese Zellen kommen nur in der vorderen cingulären Kortex (Area 10 nach Brodmann) und im frontoinsulären Bereich vor. Aufgrund ihrer Größe eignen sie sich für eine schnelle Bearbeitung von Informationen.

Ihre Aufgabe wird insbesondere bei der Beurteilung und Einordnung sozialer Werte diskutiert, sodass sie bei intuitivem Verhalten in der Gruppe maßgeblich aktiviert sind.

Spiegelneurone/ Oszillationsneurone. Das Phänomen der Oszillation (erhöhte Synchronisation eines Bereichs) wurde besonders in der Area suprachiasmatica des Hypothalamus untersucht und dient hier als Zeitgeber für den Tag-Nacht-Rhythmus.

Oszillationen im Sinne eines Verstärkermechanismus kommen jedoch in fast allen kortikalen Bereichen vor. Sie sind allerdings auf eng umschriebene Bereiche begrenzt.

Fällt die Abgrenzung der oszillierenden Bereiche weg, kann dies der Grund für eine generalisierte Übererregung sein, die als epileptisches Ereignis klinisch manifest werden kann.

Oszillierende Phänomene sind eng mit der Bildung von Feldern (im physikalischen Sinn) verbunden. Durch die Generierung verschiedener Schwingungszustände kann hier eine Parallelschwingung zu anderen Schwingungsmodulen (z.B. einer anderen Person) eingestellt werden. Dies wird als Grundlage für das empathische Mitgefühl angesehen.

*Spiegelneurone aktivieren im Gehirn des Beobachtenden die glei-
chen Areale wie bei jener Person, die etwas aktiv ausübt. Voraussetzung für die Auslösung dieses Phänomens ist, dass das Aktivitätsmus-
ter im Gehirn des Beobachtenden bekannt, also erlernt ist. Je nach dem
in welchem Kontext das Erlernen stattgefunden hat, wird das komplexe
Gedächtnisbild aktiviert. Werden innerhalb einer Gesellschaft ähnliche
Gedächtnisbilder in unterschiedlichen Menschen abgespeichert, kann
über die Spiegelneurone simuliert werden, was der andere bei der Aktivität erlebt (z.B. Gefühle). Auch eine spontane Imitation kann über die
Spiegelneurone ausgelöst werden (z.B. Gähnen oder Lachen).*

*Bei unterschiedlichen Gedächtnisbildern führt die Aktivierung von
Spiegelneuronen unter Umständen zu einer völlig anderen Interpretation des Beobachtenden. Eine große Quelle für Missverständnisse,
wenn die Interpretation dann nicht kommuniziert wird!*

Sprache ist der interindividuelle Träger für unser Bewusstsein. Ohne sie ist eine Kommunikation der Bewusstseinsebene
nicht möglich. Sprache ist dabei nicht einfach Lautmalerei, sondern ein komplexes System mit definierten Regeln der Syntax
und Grammatik. In diesem Sinn ist auch die Gebärdenverständi-
gung von Taubstummen eine echte Sprache.

Ob die Sprache auch der intraindividuelle Träger für unser
Bewusstsein ist lässt sich experimentell nicht ermitteln. Die
Schilderungen sogenannter ‚Wolfskinder', die außerhalb der
menschlichen Gemeinschaft aufwuchsen, zeigt deren einge-
schränkte Fähigkeit zur Bewusstseinsäußerung. Ob die Äuße-
rung mit der Bildung parallel geht lässt sich empirisch nicht beweisen.

Durch hirnorganische Sprachstörungen (Aphasien) kann man die komplexe Verknüpfung vieler Zentren der Großhirnrinde erkennen, die interessanter Weise alle auf einer Hemisphäre lokalisiert sind. Diese Hirnhälfte wird die dominante genannt; bei den meisten Menschen ist dies die linke.

Broca-Aphasie. Die Brocaregion (Area 44 und 45 nach Brodmann) liegt im Gyrus frontalis inferior, Pars triangularis und Pars opercularis, direkt an der Fissura lateralis. Bei Ausfall ist das Sprachverständnis normal, die Sprachbildung gestört: die Artikulation von Worten ist mühevoll, der Klang entstellt und das Nachsprechen macht Probleme.

Wernicke-Aphasie. Die Wernickeregion (Area 22 nach Brodmann) liegt bogenförmig im Gyrus temporalis superior und reicht über die hinteren 2/3 der Länge der Fissura lateralis. Bei Ausfall ist das Sprachverständnis gestört. Dies beeinflusst funktionell auch die Sprachbildung: der Ablauf ist zwar flüssig, viele Wörter sind jedoch von ihrem Klang entstellt (Paraphasie) und Wortneubildungen (Neologismen) treten auf.

Amnestische Aphasie. Störungen liegen im Gyrus angularis und Gyrus supramarginalis (Area 39 und 40 nach Brodmann) im Parietallappen hinter dem Ende der Fissura lateralis. Die Sprachbildung ist nur leicht beeinträchtigt, allerdings können Dinge nicht benannt werden und die Bedeutung von Worten wird nicht erkannt.

Transkortikale Aphasie. Hier sind Regionen neben den genannten Hauptzentren betroffen. Man unterscheidet eine motorische, eine sensorische und eine gemischte transkortikale Aphasie. Das Nachsprechen gelingt bei dieser Schädigung noch sehr gut.

Leitungsaphasie. Hier ist insbesondere der Fasciculus arcuatus betroffen, Assoziationsfasern, die das dorsale Wernickezentrum mit der

Brocaregion verbinden. Vorherrschende Störung ist hier die Unfähigkeit nachzusprechen.

Globale Aphasie. Dies ist die schwerste Form der Sprachstörung, bei der die gesamte Hirnrinde um die Fissura lateralis ausfällt.

Neben diesen groben klinischen Störungen gibt es viele Detailaspekte bei der Sprachbildung und dem Sprachverständnis, die jedoch keiner genaueren Lokalisation zugeordnet werden können.

Hirnaktivitätsstudien zeigen, dass beim Einsatz der Sprache (aktiv oder auch passiv beim Lesen) in der Regel alle Zentren gleichzeitig integriert und aktiviert sind.

Ein noch nicht angesprochenes Phänomen ist der komplexe Inhalt, der über die Sprache vermittelt werden kann, und zunächst als geistiges Phänomen verstanden wird. Die Übersetzung dieses geistigen, nicht-materiellen Vorgangs in eine organische Bewegung der Sprechmuskeln über Aktivierungsmuster von Neuronengruppen ist aus dem bisher Gesagten nicht erklärbar. Am ehesten lässt sich die Verbindung über oszillierende Neurone, die als Antennen für geistige Schwingungen verstanden werden können, erklären. Für eine genauere Zuordnung gibt es jedoch keine Modelle.

10. Kapitel. Ich-Sein und Hirntod

10.1 In wieweit hängen kognitive Leistungen mit dem Gehirn zusammen?

Die Beschreibung und der Nachweis kognitiver Leistungen ist nur über den Zwischenschritt der Kommunikation möglich. Kommunikation bedeutet hier eine gemeinsame Ebene, auf der Informationen ausgetauscht werden können.

Das zentrale Organ für Kommunikation unter Menschen ist das Gehirn. Fällt es aus, ist dieser essentielle Zwischenschritt nicht möglich und wir wissen nicht, ob bei dem Individuum mit dem Ausfall noch kognitive Prozesse ablaufen.

Ein ähnliches Problem stellt die Beobachtung von kognitiven Leistungen bei Tieren dar: auch hier ist die Kommunikation primär nicht möglich. Von uns erdachte Apparaturen sind der einseitige Versuch, an diese Ebene bei Tieren heranzukommen. Ob sie für deren Beschreibung der kognitiven Leistungen jedoch adäquat sind, lässt sich niemals beweisen.

Kommt es zum Herz-Kreislauf-Stillstand (umgangssprachlich zum Tod) eines Menschen, dann lassen sich noch einige Minuten Hirnak-

tivitäten nachweisen. Tritt innerhalb dieses Zeitfensters der Kreislauf wieder in Aktion, so kann über die Erlebnisse retrospektiv kommuniziert werden. Die besondere Wirkung dieser Aktivität auf kognitive Prozesse ist als Nahtoderlebnis mannigfaltig dokumentiert.

Kommunikationen nach dem Wegfall der Hirnaktivität des Individuums müssen über einen anderen Träger/ Medien stattfinden. Dieses Vorgehen wird parapsychologisch genannt. Dass die Information des Menschen jedoch nicht sofort verschwindet, zeigt sich z.B. an Wesensveränderungen von Organspendeempfängern.

Die kognitive Leistung ist unter den bisher genannten Aspekten betrachtet nicht mit Messmethoden am Nervensystem erfassbar. Einzig die Übersetzung zum Zweck der Kommunikation stellt sich als Aktivitätsparameter des Gehirns dar.

10.2 Gibt es reines Denken ohne den Aspekt der Kommunikation?

In der Meditation findet eine Zentrierung auf das Eigene statt, bei dem das fortlaufende verbale Denken unterbrochen wird. Dies ist möglich, wenn man den gewohnten Aspekt der Kommunikation entfernt. Dies kann auf zwei Arten geschehen: in der indischen Tradition konzentriert sich der Yogi auf sein Inneres und verschließt sich den Reizen der Außenwelt. In der japanischen Tradition nimmt der Zen-Mönch alles (äußere und innere Stimuli) auf ohne es zu bewerten.

Elektrophysiologisch lassen sich beide Phänomene mit ihrer jeweili-
gen Intention bestätigen: beim Yogi reagiert das EEG nicht auf äußere
Reize, beim Zen-Mönch lassen sich äußere Reize im EEG nachweisen,
jedoch ohne die typischen Verarbeitungszeichen.

Je nach Vollkommenheit der jeweiligen Meditationstechniken las-
sen sich drei Stufen elektrophysiologisch unterscheiden: alle Anfänger
entwickeln zunächst einen langsamen alpha-Rhythmus (8-12 Hz), be-
vorzugt im Frontalhirn. Diese Ableitungen sind typisch für alle Arten
der inneren Konzentration. Ziel ist eine bewusste Ausbreitung des al-
pha-Rhythmus, was als angenehmer beschrieben wird als seine Unter-
drückung. In einem fortgeschritteneren Stadium verändert sich die
Frequenz und ein theta-Rhythmus tritt an verschiedenen Stellen des
Gehirns auf. Dieser ist eigentlich typisch für den REM-Schlaf, tritt aber
bei der Meditation in Abwechslung zu dem alpha-Rhythmus auf. Fort-
geschrittene schaffen es, während der Meditation hochfrequente oszil-
lierende gamma-Rhythmen von 40 Hz und mehr zu erzeugen. Diese
Frequenzen werden mit neuen Synchronisationen z.B. bei der Gedächt-
nisbildung assoziiert. Allerdings treten höhere Frequenzen (bis zu 200
Hz) bei nicht Meditierenden so gut wie nie auf.

Wer bestimmt die elektrophysiologisch messbare Frequenz?

Meditation ist ein bewusster Vorgang. Wenn wir das Bewusstsein eng mit der Funktion der Großhirnrinde verbinden, so
muss das Frequenzbild von der Rinde selbst beeinflusst und
moduliert werden. Das Gehirn als Organ wäre damit in der ein-
zigartigen Lage, nicht nur im Konzert des Körpers mitzuspielen,
sondern tatsächlich Soloaufgaben zu vollziehen. Das Nervensystem würde dabei über die reine Informationsweiterleitung und -
modulation hinausgehen. Doch wie kann die gleiche Struktur als

Sender und Empfänger auf der einen Seite und als Inhaltsträger auf der anderen Seite erklärt werden? Würde nichts anderes existieren, müsste die gesamte inhaltlich qualitative Seite hirnorganisch beschreibbar werden. Dies ist jedoch unmöglich. Also muss es noch etwas anderes geben, was nicht in der materiellen Grundlage des Gehirns liegt. Somit erscheint die Selbstbestimmung des Gehirns als nicht adäquate Beschreibung.

Über das Andere lässt sich naturwissenschaftlich keine Aussage treffen; es müssen neue Methoden eingesetzt werden, um dafür vernünftige Konzepte aufzustellen.

Der einzige mir bekannte methodisch ausgearbeitete Ansatz hierfür findet sich in der Anthroposophie. Alle anderen Versuche sind entweder glaubensbasiert (d.h. man muss einem gesprochenen oder geschriebenen Wort glauben) oder als geheim (qua esoterisch) für den Menschen unerreichbar gemacht.

10.3 Lässt sich das ,Ich' auf das Nervensystem reduzieren?

Ganz zu Beginn (Frage 1.1) war bereits der Aspekt der notwendigen Synthese im Gegensatz zur neuronalen Analyse angesprochen worden. Dieses verbindende Element ist im Nervensystem selbst nicht anzutreffen. Es wurde das Blut als ,Ich'-Träger genannt. Die Argumentation soll hier nun vertieft werden. Dabei muss von vornherein berücksichtigt werden, dass die ,Ich'-Identität nicht materiell quantifizierbar und bestimmbar ist. Insofern ist eine reine Strukturbeschreibung oder eine auf Strukturen basierte Funktionsbeschreibung nicht möglich. Die Verbindung

des ‚Ich' mit der Materie kann somit ausschließlich über We-
sensbeobachtungen erreicht werden.

Das Wesen des Ich. Überlegen wir uns zunächst, was wir mit
dem ‚Ich'-Begriff fassen wollen. ‚Ich' erlebt man als bewusste
Erkenntnis einer lebenden Entität im Sinne einer abgeschlosse-
nen Einheit (mit einer Grenze). Dieser Blickwinkel entsteht nur
im Zusammenhang mit einem ‚Du', ist also sozial determiniert.
Im Vordergrund steht somit die Unterscheidbarkeit von eigenem
und anderem Sein.

Descartes hat diese Unterscheidbarkeit nicht auf alle Seins-
aspekte angewendet, sondern spezifisch für den Menschen auf
das Denken. Deswegen folgert er dann in seiner berühmten
Formel: ego cogito ergo sum (Ich denke mich als ‚Ich', deshalb
existiere ich).

Das Wesenhafte des ‚Ich' ist zunächst seine Konstanz, die
jedoch dynamisch-flexibel ist. Sie ist in fortwährenden Metamorphosen begriffen und überdauert doch die Zeit. Das ‚Ich' schimmert durch die verschiedenen Verhalten als Persönlichkeit entgegen, es ermöglicht eine Biographie und erlaubt uns das ‚Ich'
im ‚Du' zu erkennen, auch wenn sich das stoffliche Gerüst verändert hat. Über das stoffliche Sensorium und seine Interpretation wird das ‚Ich' abbildbar (gespiegelt) – es wird erlebt, nicht
ausschließlich gedacht. Das Erlebnis tritt jedoch in der Kontemp-
lation stärker auf als während eines aktiven Willensprozesses.
Der denkende Anteil geht über die Wesensbestimmung des ‚Ich'
hinaus zur Tätigkeitsbestimmung: das ‚Ich' gibt sich beim Vorgang des Denkens selbst gedanklichen Inhalt (der begrifflich
fassbar ist; Imagination), es stellt sich als Denkendes dem Denken gegenüber (verbleibt somit auf der gleichen Ebene; Inspiration) und kann in dieser Ebene selbst neuen Inhalt hervorbringen

(Intuition). In diesen verschiedenen Aspekten wird sich das Ich ‚als' Denkendes seines Denkens selbst bewusst.

Das Wesen des Nervensystems. Hauptleistung des Nervensystems ist die Übersetzung verschiedenster Signale (äußere und innere) in eine Grundsprache (Aktionspotentialfrequenz) um damit die Voraussetzung zu schaffen für eine grundsätzliche Kommunizierbarkeit dieser Pluralität. Dabei werden die komplexen Signale in Einzelinformationen zerlegt, d.h. es findet eine Analyse statt (ähnlich der Spektralanalyse des Lichts an einem Kristall). Da bei diesem Vorgehen immer Teilinformationen der ursprünglichen Einheit verloren gehen, kann es nicht Aufgabe des Gehirns sein, das Ganze in sich selbst aus den Einzelinformationen ohne den fehlenden Rest neu zusammenzusetzen. Hier müsste das Gehirn kläglich scheitern (so wie die Wissenschaft, die das gesehene Bild auf die Hirnoberfläche projiziert). Es kann auch nicht Aufgabe des Nervensystems sein, aktiv im Sinne einer Willenshandlung zu werden (ein Nervenimpuls ist noch keine Bewegung und kann ohne Muskel auch zu keiner werden; der Wille äußert sich aber immer über Bewegungsaspekte). Dafür ist das materielle Grundgerüst zu statisch und bewegungsreduziert. Wenn man eine allgemeine Aufgabe für das Nervensystem aus den bisher gemachten Aussagen ableiten will, dann die, dass das Nervensystem reflektiert (spiegelt) und damit exemplarisch den Denkvorgang verkörpert. Denken ist ein artefizieller Akt, bei dem verschiedene Aspekte miteinander verknüpft werden und daraus neue Ideen abgeleitet werden. Da nur Teilaspekte beim Denken reflektiert werden, sind die Ergebnisse ein Glasperlenspiel, die niemals maßgebend für die Phänomene in der Wirklichkeit sind.

Das Wesen des Blutes. Blut ist immer im ganzen Organismus; Blut ist immer in Bewegung; es mischt sich ständig neu und zeigt doch eine schwingende Konstanz. Blut ist Träger der Wärme und greift in alle Bereiche des Körpers ein. Es bekommt eine Grenze (durch das Gefäßsystem), die es von der interstitiellen Flüssigkeit abgrenzt, erfüllt seine Aufgaben jedoch nicht alleine in den Grenzen, sondern im Zusammenhang mit dem gesamten Organismus (soziale Komponente). Die Dynamik erlaubt nur vage Vorhersagen (im Gegensatz zum Nervensystem, welches logisch-kausale Leitungsbahnketten formt), und dennoch lassen sich dauerhafte Parameter bestimmen.

Während die analytische Beobachtung des ‚Ich' in seiner Tätigkeit sich vortrefflich im Wesen des Nervensystems wiederfindet, so passt der Wesensaspekt des ‚Ich' deutlich besser mit dem Wesen des Blutes zusammen. Das ‚Ich' zeigt sich so in einer von zwei Seiten beschreibbaren Spannung: als dem Wesen nach subjektives, der Tätigkeit nach objektives Gebilde.

Eine Antwort auf die gestellte Grundfrage lautet somit: das ‚Ich' als Objektives hat eine feste funktionelle Verwurzelung im Nervensystem. Da es jedoch auch Subjektives ist, lässt es sich nicht ausschließlich auf das Nervensystem reduzieren, sondern besteht in der Interaktion zwischen Nervensystem und Blut. Es bezieht sich dabei ganz auf die funktionellen Aspekte der stofflichen Bewegung und der Wärmeverteilung.

10.4 Was bedeutet in diesem Zusammenhang der Hirntod?

Nur in einem künstlichen, nicht-natürlichen Zustand, den wir Menschen als einzige irdische Lebewesen durch unsere besonderen Fähigkeiten herstellen können, können wir biologische

Systeme in ihrer Funktion erhalten, selbst wenn wesentliche Teilaspekte ausgefallen sind.

Ein breites Spektrum dieser Fähigkeiten wird in der Notfall- und Intensivmedizin eingesetzt. So kann der Ausfall der Kreislauftätigkeit durch Herzmassage, Elektroimpulse (Defibrillation) oder durch eine Herz-Lungen-Maschine kurzzeitig ausgeglichen werden, der Ausfall der Atmung durch Beatmungsgeräte, eine Niereninsuffizienz durch Dialyse, eine Leberinsuffizienz durch Substitution und Dialyse, ein Ausfall des Verdauungstraktes durch parenterale Ernährung kompensiert werden.

Aufgrund dieser technischen Möglichkeiten kam es in den 1960er Jahren erstmals zu einer Situation, dass die natürliche Reihenfolge des Todesprozesses umgekehrt wurde: unter natürlichen Umständen beginnt dieser Prozess mit einem Kreislaufversagen, dem sich in spezifischer Reihenfolge die Funktionsverluste der verschiedenen Organsysteme anschließen. Apparativ konnte nun der Kreislauf wieder stabilisiert werden, das Gehirn hatte jedoch bereits einen irreversiblen Schaden erlitten (absterben einer kritischen Masse von Neuronen).

In kurzfristig einberufenen Kommissionen wurde dieser Zustand als Hirntod definiert – mit allen Konsequenzen, die eine Todesdefinition nach sich zieht. Warum wurde eine solche Definition nötig? Es gibt heute zwei Gründe: ein wirtschaftlicher in Bezug auf die Kosten-Nutzen-Frage und ein ethischer in Bezug auf die Möglichkeit einer Organtransplantation.

Die Reihenfolge der Funktionsverluste nach Kreislaufstillstand wird von der Versorgungsnotwendigkeit mit Sauerstoff (und Nährstoffen) bestimmt. Das Gehirn ist dabei am empfindlichsten und reagiert sowohl auf Sauerstoff- als auch auf Glucosemangel. Das Zeitintervall, bis es zu irreversiblen Schäden kommt, ist dabei von verschiedenen Parametern abhängig. Die wichtigsten sind Außentemperatur, (Luft)Feuchtigkeit, Toxine und körpereigenes Enzymmuster.

Ist der Hirntod in der modernen Medizin unvermeidbar, oder sogar gewünscht? Sowohl bezüglich der wirtschaftlichen, viel stärker aber bezüglich der ethischen Aspekte ist diese Frage anzugehen. Die erste Hälfte bezieht sich dabei auf Überlegungen, ob es schon zu einem früheren Zeitpunkt Anzeichen gibt, die darauf hinweisen, das eine irreversible Situation entstehen muss. So etwas lässt sich zunächst nur aus der genauen Beobachtung der bereits erzeugten Hirntodsituationen beschreiben.

Die zweite Hälfte der Frage bezieht sich auf den Nutzen, den die Medizin von dieser Situation hat. Er ist vielschichtig. In erster Linie ist es eine definierbare Endpunktsituation, bei der objektive Kriterien die weitere Ausführung ärztlicher Handlungen beenden. Die Verantwortung ist damit für den Arzt abgeschlossen. Ein Vorwurf auf unterlassene Hilfeleistung kann dann nicht mehr tragen. Gleichzeitig muss der Arzt auch keine weiteren Behandlungsstrategien überlegen. Durch den noch stabilisierten Kreislauf kann man über eine Organentnahme nachdenken. Da die Transplantationsmedizin einen hohen Stellenwert in den westlichen Gesellschaften einnimmt, wird dieser Nutzen der Hirntoddefinition an erste Stelle gesetzt.

Sachregister